91

新知
文库

XINZHI

Another
Person's Poison:
A History
of Food Allergy

U0241454

ANOTHER PERSON'S POISON: A HISTORY OF FOOD ALLERGY

by Matthew Smith

食物的心机

过敏的历史

［英］马修·史密斯 著

伊玉岩 译

生活·讀書·新知 三联书店

图书在版编目（CIP）数据

食物的心机：过敏的历史／（英）马修·史密斯（Matthew Smith）著；
伊玉岩译. —北京：生活·读书·新知三联书店，2018.2　（2021.4 重印）
（新知文库）
ISBN 978-7-108-06088-4

Ⅰ. ①食… Ⅱ. ①马… ②伊… Ⅲ. ①食物过敏－研究
Ⅳ. ① R593.1

中国版本图书馆 CIP 数据核字（2017）第 205047 号

责任编辑　曹明明
装帧设计　陆智昌　康　健
责任校对　张国荣
责任印制　卢　岳
出版发行　**生活·讀書·新知** 三联书店
　　　　　（北京市东城区美术馆东街 22 号 100010）
网　　址　www.sdxjpc.com
图　　字　01-2017-5918
经　　销　新华书店
印　　刷　北京市松源印刷有限公司
版　　次　2018 年 2 月北京第 1 版
　　　　　2021 年 4 月北京第 3 次印刷
开　　本　635 毫米 × 965 毫米　1/16　印张 19.5
字　　数　253 千字
印　　数　15,001－17,000 册
定　　价　38.00 元
（印装查询：01064002715；邮购查询：01084010542）

新知文库

出版说明

在今天三联书店的前身——生活书店、读书出版社和新知书店的出版史上，介绍新知识和新观念的图书曾占有很大比重。熟悉三联的读者也都会记得，20 世纪 80 年代后期，我们曾以"新知文库"的名义，出版过一批译介西方现代人文社会科学知识的图书。今年是生活·读书·新知三联书店恢复独立建制 20 周年，我们再次推出"新知文库"，正是为了接续这一传统。

近半个世纪以来，无论在自然科学方面，还是在人文社会科学方面，知识都在以前所未有的速度更新。涉及自然环境、社会文化等领域的新发现、新探索和新成果层出不穷，并以同样前所未有的深度和广度影响人类的社会和生活。了解这种知识成果的内容，思考其与我们生活的关系，固然是明了社会变迁趋势的必需，但更为重要的，乃是通过知识演进的背景和过程，领悟和体会隐藏其中的理性精神和科学规律。

"新知文库"拟选编一些介绍人文社会科学和自然科学新知识及其如何被发现和传播的图书，陆续出版。希望读者能在愉悦的阅读中获取新知，开阔视野，启迪思维，激发好奇心和想象力。

生活·讀書·新知三联书店
2006 年 3 月

致米歇尔，
你的无私，是真爱的最佳诠释

目 录

食物的心机

序言
过敏——巫术、臆想还是骗术？

导火线：演唱会上的"花生禁令"

2009 年 8 月，深受喜爱的 AC/DC 硬摇滚乐队在加拿大埃德蒙顿能容纳 6 万人的联邦体育场举办演唱会。演出前数日，《埃德蒙顿日报》（*Edmonton Journal*）刊登了一系列给粉丝的小建议，比如提前到场、搭乘公共交通工具、经过附近社区时放轻脚步等。为了保证安检程序的顺利进行，还列出了一份违禁品清单，其中包括许多常见的违禁物品，如枪支、刀具、毒品、酒精、宠物、玻璃容器等，但列在清单首位的却是令人意想不到的"危险品"——花生。①

据当地另一家报纸《埃德蒙顿太阳报》（*Edmonton Sun*）报道，禁止携带花生的规定是在收到一位母亲的投诉信后制定的。这位母亲在信中写道，她的儿子是一名年幼的花生过敏患者，此前在联邦体育场观看埃德蒙顿爱斯基摩人足球队比赛时，她的儿子对于人们在体育场内吃花生的现象深感"焦虑"。② 禁令出台以前，带壳花生在联邦体育场一直很受欢迎。然而，对于花生过敏者而言，他们离

① "City Offers Tips," *Edmonton* (*Alberta*) *Journal*, August 23, 2009.
② "Banning Nuts at a Local Stadium?" June 5, 2006, Parenting a Child with a Food Allergy, http://www.childfoodallergy.com/archives/2006/06/banning_nuts_at.html (accessed March 10, 2012).

开体育场时所经过的成堆的花生壳，以及花生壳在低处形成的"花生尘埃云"都让人望而生畏。因为他们哪怕只接触几毫克花生，就可能发生致命的过敏性休克。因此埃德蒙顿市政府（体育场的所有权人）立即采取措施，禁止人们在观看该体育场举办的包括足球赛在内的一切活动中携带花生。埃德蒙顿爱斯基摩人足球队董事长兼首席执行官里克·勒拉舒尔（Rick Lelacheur）对此表示支持。他说："花生过敏是越来越多的人正在面临的严重的医学问题。我们爱斯基摩人足球队积极响应市政府号召，也希望粉丝们尽一分力，让联邦体育场能够为所有人提供安全、健康的环境。"

勒拉舒尔对花生过敏的严重性的态度，基本上符合当代关于食物过敏的统计数据。当免疫系统对外来物质反应过度时，就会发生过敏。食物过敏则是免疫系统对食物中所含蛋白质的过度反应。医学人员认为食物过敏会引发多种不同的症状，最为严重的花生过敏反应甚至会导致过敏性休克（一种突然的、剧烈的免疫系统反应），典型特征为血压急速下降，突发皮疹或极其严重并堵塞气管的肿块，甚至致人死亡。据统计，如今北美洲有 4% 的成年人和 8% 的儿童对某种食物过敏。[1] 美国过敏、哮喘与免疫学学会（American Academy of Allergy, Asthma and Immunology, AAAAI）指出，在美国，仅花生过敏患者就有 300 余万人，海鲜过敏患者则有 600 余万人。[2] 而且，尽管经常出现在新闻头条的是花生过敏，但儿童对鸡蛋、牛奶等常见食物的过敏现象却更为普遍，以至于购物和做饭成为父母们耗时耗力的操心事。此外，尽管人们对食物过敏的认识

[1] American College of Allergy, Asthma and Immunology, "Food Allergies," http://www.acaai. org/allergist/allergies/Types/food-allergies/Pages/default.aspx (accessed March 7, 2012); National Institute of Allergy and Infectious Diseases, "Report of the Expert Panel on Food Allergy Research," June 30 and July 1, 2003, http://www.niaid.nih.gov/about/organization/dait/ documents/june30_2003.pdf (accessed March 1, 2012).

[2] American Academy of Allergy, Asthma and Immunology, "Allergy Statistics," http://www.aaaai. org/about-the-aaaai/newsroom/allergy-statistics.aspx#Food_Allergy (accessed March 4, 2012).

和预防意识在不断增强，北美洲每年还是有 150—200 人死于食物过敏反应，其中的一半由花生过敏引发，四分之一以上由核桃、胡桃等坚果引发，而且儿童所占的比例明显偏高。像花生这种表面无害的食物，却让如此之多的年轻生命受到威胁，这表明了食物过敏危险又怪异的本质，也解释了官方频繁采取严厉措施来杜绝偶然接触的原因。

让事态更加复杂的是，食物过敏反应（特别是花生过敏）的发病人数仍在上升。1997—2002 年，患有花生过敏的儿童数量增长了一倍。1998—2006 年，因为严重的食物过敏反应而入院的儿童数量增长了两倍。[1] 据统计，每年食物过敏案例的总数从 1999 年的 21000 起上升至 2008 年的 51000 起。[2] 尽管医学人员对此进行了多种解释，但至今还没有得到让人满意的答案。对于日益增长的过敏人群来说，食物过敏会不断地提醒他们，在地球人赖以生存的物质——食物面前，生命是多么脆弱。

"我闻了你的花生，死掉怎么办？"

然而，并非所有人都同意对花生这种强烈的过敏原采取预防措施。比如，埃德蒙顿的 AC/DC 乐队粉丝们在联邦体育场的"花生禁令"上产生了明显分歧。其中一方是由过敏患者组成的阵营，他们认为自己面临的危险并没有得到足够重视。在前文提到的《埃德蒙顿日报》刊登的文章留言中，一名愤怒的粉丝对认为这项禁令过于严厉的人进行了反驳：

---

[1] Amy M. Branum and Susan L. Lukacs, "Food Allergy Among U.S. Children: Trends in Prevalence and Hospitalizations," National Center for Health Statistics Data Brief, no. 10 (2008), http://www.cdc.gov/nchs/data/databriefs/db10.pdf (accessed March 1, 2012).

[2] AAAAI, "Allergy Statistics."

人们必须好好学学什么叫作过敏！我对花生制品极其敏感，全身会肿得像个气球……有一次在飞往法国的航班上，几个白痴在吃花生酱三明治……飞机不得不在 20 分钟之后紧急迫降……要知道，我当时可能会死在飞机上，而现在这帮白痴还想把花生带进演唱会……如果我闻了你的花生然后死掉怎么办？怎么办？？？①

还有患者认为，过敏反应可以致人死亡，而对于那些喜欢在场馆内吃花生的人来说，"花生禁令"又不是"世界末日"，不喜欢这项禁令的粉丝如果非常想吃花生，待在家里就可以了。还有一名粉丝理智地问道："从什么时候开始，必须得吃着花生才能欣赏 AC/DC 的演唱会了？就算是场地提出禁酒我都能理解，禁止吃花生到底有什么问题？"

然而，这些观点并没有说服另一阵营的粉丝。对于气味会引起花生过敏的说法，一名粉丝反驳道："怎么会有人对花生的气味过敏呢？你还是回医生那儿找找真正的原因吧。"另一名粉丝则质疑，为什么患有花生过敏的人不能"随身携带医药箱解决问题"。他抱怨道，他"对这种情况感到非常厌恶。不能因为一个人犯懒，没有准备妥当，就要让 6 万人被迫做出改变。人们同情过敏患者，而且已经做得够多了。地球可不是只围绕一个人转的"。还有人故意表现出了黑色幽默。一名粉丝夸张地抱怨道："要是听 AC/DC 的歌时吃不到一大袋子花生，我还不如自杀。"另一名粉丝则警告说："我就要

---

① Quoted in "City Offers Tips."尽管这名粉丝的经历听起来让人难以置信，但是乘客由于在飞机上吸入花生颗粒物而引发致敏性反应并几乎致死的案例确有发生。在近期的一起案例中，四岁的法埃·普拉滕（Fae Platten）在从加那利群岛飞往伦敦的瑞安航空的航班上，突发致敏性反应并失去意识，原因是与法埃相距四排的座位上，有一名乘客不顾机组成员的反复警告吃了花生。幸运的是，机上的急救人员给法埃注射了肾上腺素，之后她在医院很快恢复了健康。尽管造成这一危险事件的乘客被禁止在两年内搭乘瑞安航空的航班，但是此后法埃对坐飞机一直心有余悸，并请求她的父母再也不要带她坐飞机。"Selfish Flyer Almost Kills Nut Allergy Girl on Plane," *Metro*, August 15, 2014, 7.

带花生进去，没有人能拦得住我。"①

　　这是"花生禁令"中最著名的一起案例，在一定程度上反映了过敏反应本身极度夸张的特性，但联邦体育场并不是唯一禁止食用花生的场所。花生，这种曾经非常普遍，甚至必不可少的零食，如今却在许多公共场所遭遇禁令。如何兼顾和保护吃花生的人群与过敏人群各自的权益呢？这一问题引起了极大争议。在棒球场，花生和 Cracker Jack（一种用焦糖裹上花生和爆米花的零食）十分常见，尤其在第七局结束、全场高唱"带我去看棒球赛"时，更是备受欢迎，因此，这里的禁令面临着异乎寻常的压力。②多数公园没有彻底禁止花生，而是选择开辟"无花生区"，或是开放"无花生日"。比如，克利夫兰的进步球场为一些比赛提供"无花生区"，并将售票所得的部分收入捐给"食物过敏与过敏反应网"（Food Allergy and Anaphylaxis Network，FAAN）。③最近，波士顿标志性的芬威体育场也隔出了"无花生区"，然而并不是所有球迷都遵循这一禁令。一名球迷在当地商店购买了一"小"袋重两斤多的花生，并偷偷地把它带进体育场。他说："花生像是胶水一样，可以让同一区域的人团结起来。"然后，他把花生倒在其他球迷（估计对花生不过敏）的棒球帽里，与大家分享。④

　　其他相关行业也纷纷采取措施，避免出现意外的花生过敏反

①　Quoted in "City Offers Tips".

②　"Give me some peanuts and Cracker Jack. / I don't care if I never get back"["Take Me Out to the Ball Game" (Jack Norworth and Albert Von Tilzer, 1908)]. For more on the history and influence of Cracker Jack, see Andrew F. Smith, *Eating History: 30 Turning Points in the Making of American Cuisine* (New York: Columbia University Press, 2009), 123–130.

③　"Indians Peanut Aware Zone," Major League Baseball, http://mlb.mlb.com/cle/ticketing/super_groups.jsp?group=faan (accessed March 1, 2012).

④　Andrew Ryan, "Cheers from the (No) Peanut Gallery," June 12, 2011, Boston.com, http://articles.boston.com/2011–06–12/lifestyle/29650482_1_peanut-allergy-cracker-jack-fenway-park (accessed March 1, 2012).

应。① 比如，2006 年，加拿大玛氏公司（Mars）决定，在公司的所有工厂中全面禁止使用花生，并在电视广告中以"完全不含花生"作为噱头推销玛氏巧克力棒。许多商业航空公司在飞行途中也不再提供花生。除了这些自发行为，美国交通部最近正在考虑发布禁令，不仅要求航班不再向乘客提供花生，同时禁止乘客本人携带花生登机。花生相关行业难免会认为这些措施过于苛刻，但食物过敏与过敏反应网则认为，飞机内空间有限且空气不通畅，如果在这种环境中打开许多袋花生，产生的花生粉末有可能会进入血液循环，进而引发高敏感人群的过敏反应。前文提到的那名患有花生过敏的 AC/DC 乐队粉丝已经用亲身经历证实了这一点。②

加拿大运输局（Canadian Transportation Agency，CTA）则规定，加拿大航空（该国最大的航空公司）必须为患有坚果过敏的乘客提供缓冲区域。这项措施是在收到一名乘客的投诉后实施的。该乘客自称在一次飞行途中，当飞机开始供应坚果时，她不得不在狭窄的厕所里藏了 40 分钟。还有一次，仍然是这名乘客投诉说，机长强迫她签署弃权书，内容是如果她在航班上发生过敏，航空公司不承担任何责任。③ 有的乘客对这项禁令感到非常苦恼，因为这意味着他们再也无法在坐飞机时吃到加拿大航空提供的腰果了。有人愤怒地说："在飞机上吃坚果是早期商业航空服务传下来的老传统。面对这种突如其来的抵制坚果的潮流，我认为这种传统值得捍卫。"然而，

① "NY Lawsuit Says Airline Endangered Child with Peanut Allergy," June 3, 2008, eTN: Global Travel Industry News, http://www.eturbonews.com/2823/ny-lawsuit- says-airline-endangered-child-pean (accessed March 1, 2012).

② Russ Bynum, "Peanut Ban on Airplanes? FAA Considers Nut Ban on Airlines Because of Allergy," *Huffington Post*, June 12, 2010, http://www.huffingtonpost.com/2010/06/12/peanut-ban-on-airplaines-_n_610247.html (accessed March 1, 2012).

③ Paul Waldie, "Air Canada Told to Provide Nut-Free Zones," *Globe and Mail* (Toronto), January 7, 2010; Dave McGinn, "Air Canada Told to Create Nut-Free Buffer Zones," *Globe and Mail*, October 19, 2010, http://www.theglobeandmail.com/life/ the-hot-button/air-canada-told-to-create-nut-free-buffer-zones/article1764118/ (accessed March 1, 2012).

这种"历史悠久"的理由却没有打动那些持反对意见的人。一位母亲反驳说，她"四岁的女儿患有坚果过敏（包括腰果在内的所有坚果），非常严重，危及生命……只要你曾有过为自己的孩子提心吊胆的经历，可能会更加体谅我们"。[1]

在北美，吃坚果不仅是体育文化中一种有趣的传统，也是航空旅行中约定俗成且为人们所熟知的惯例。然而，为什么在欣赏棒球比赛或是坐飞机横渡大西洋时一定要吃坚果呢？体育场里可供购买的零食多种多样，赛后负责打扫看台的人无须再收拾满地的坚果壳；至于飞机上，其实多数乘客对航班免费赠送的任何食物都会感到高兴。花生爱好者们显然难以给出让人信服的解释。此外，在花生被赋予了更为重要的使命的某些场所，确切地说，在学校和幼儿园内，也被全面禁止。尽管在20世纪的大部分时间里，花生（尤其是花生酱）一直是学校餐盒中的主要食品之一，能够为学生提供质优价廉的热量、脂肪、蛋白质和膳食纤维；但是，在过去的十年中，花生却在越来越多的学校和幼儿园遭遇禁令。我在读书时，餐盒中曾经塞着涂了花生酱的三明治，而我儿子所在的幼儿园却禁止食用任何形式的坚果，其他幼儿园的情形也相差无几。有些学校则采用了更为偏激的做法，比如佛罗里达州的埃奇沃特小学，由于一名六岁的女孩患有严重的花生过敏，校方代表女孩的家长要求所有学生在进入校园之前必须洗手、漱口，甚至还雇了一只狗负责闻花生气味，以保证整个校园里都没有花生。[2] 对此，其他学生的家长用"校园禁狗"和"我们的孩子也享有权利"等标语围住学校以示抗议，他们还建议这名女孩在家自学。

这些故事不仅突显了花生过敏的严重性，也反映出过敏所引发

---

[1] Quoted in Waldie, "Air Canada Told to Provide Nut-Free Zones" (emphasis in original).

[2] "Edgewater Elementary School Parents Want Student Home Schooled over Peanut Allergy," *Huffington Post*, March 22, 2011, http://www.huffingtonpost.com/2011/03/22/peanut-allergy-edgewater-elementary-school_n_839091.html (accessed March 1, 2012).

的分歧。尽管食物过敏问题一直备受关注，但很多改进方案直到近年来才得以实施，比如改变公共卫生政策，改变食品的生产和营销方式，以及禁止人们在学校、飞机甚至是演唱会上食用花生等。在20世纪的绝大部分时间里，食物过敏并没有被作为危害公共卫生的问题来对待。很多医生都对食物过敏抱着半信半疑的态度，在他们看来，这是被误导甚至是不道德的医生在面对不好对付的家长时所使用的蹩脚借口。[①] 为什么过敏会被认为是"巫术、臆想或是骗术"呢？很多医生（也包括绝大多数的过敏医生在内）都认为，这个问题的答案通过食物过敏的案例可见一斑，正因为如此，食物过敏对于确立过敏学科在常规医学中的合法地位作用不大。[②]

了解食物过敏

从一种可疑的医学现象到一种足以改变食物生产、烹制和食用方式的严重疾病，食物过敏为什么会经历如此重大的转变？它为什么会备受争议？又为什么难以解释？还有，为什么越来越多的儿童会发生食物过敏？本书将通过追溯这一疑难杂症的历史来回答这些问题。从食物过敏史中可以看出，人们对食物过敏的理解和认知均受到许多不同因素的影响，一方面是由于界定和治疗食物过敏的难度很大，另一方面是由于食物过敏所处的政治、经济、文化和意识形态环境十分复杂。过敏医生非常重视食物过敏，因为它会影响外界对广义上过敏的认知；食品公司和制药公司同样看重食物过敏，因为它可能对公司收益构成威胁，但也可能为市场开发提供机遇。此外，为地球环境问题争论不休的环保人士及其反对者将食物过敏

---

①   Walter R. Kessler, "Food Allergy," *Pediatrics* 21 (1958): 523–524.

②   William G. Crook, Walton W. Harrison, and Stanley E. Crawford, "Allergy—The Unanswered Challenge in Pediatric Research, Education and Practice," *Pediatrics* 21 (1958): 649.

         食物的心机

视为重要论据，而食物过敏患者则希望唤起人们对食物过敏问题的关注。

由此看来，食物过敏史在很大程度上反映了 20 世纪医学科学（特别是备受争议的医学概念）不断适应各种压力和环境并逐步演变的进程。食物过敏的真相是什么？谁才是真正的食物过敏专家？这些一直是医学界饱受争议的话题，还造成过敏研究人员、食品与药品行业从业人员与卫生政策决策者之间的分歧；而食物过敏患者对于如何解释、消除自身种种令人费解的症状一直感到十分困惑。① 临床过敏医生注重在倾听、诊治患者的过程中进行归纳总结并形成理论知识，而学术研究人员与实验室工作者则倾向于应用免疫学理论进行实验，然后演绎出有关食物过敏的理论。② 上述人员在食物过敏研究方法上的差异，导致他们对食物过敏的定义也存在重大分歧。食物过敏医生倾向于采用广义上的过敏定义，他们认为食物过敏可以引发各种各样无法诊治的症状；而传统食物过敏医生则相对保守，他们将食物过敏限定为免疫机制发生明显作用的病例。这些不

① 为深入了解医学进展以及科学技术成就，参见 Ludwik Fleck, *Genesis and Development of a Scientific Fact*, trans. Frederick Bradley and Thaddeus J. Trenn (1935; Chicago: University of Chicago Press, 1979); Charles E. Rosenberg, *Explaining Epidemics and Other Studies in the History of Medicine* (Cambridge: Cambridge University Press, 1992); Harry Collins and Trevor Pinch, *Dr. Golem: How to Think About Medicine* (Chicago: University of Chicago Press, 2005)。由于患者对医学的信任逐步下降，对自身权益的保护意识不断增强，因此他们开始对医学知识产生了怀疑，参见 John C. Burnham, "The Decline of the Sick Role," *Social History of Medicine* 25 (2012): 761–776。其中最显著的例子发生在 20 世纪 90 年代末期至 21 世纪初期，当时数千名病人拒绝接种麻腮风三联疫苗，原因是他们害怕这种疫苗会引发自闭症。由于接种疫苗的人数大幅下降，导致麻疹在 2013 年席卷了威尔士斯旺西，但是仍然有人认为，这种疫苗会引发花生过敏。Collins and Pinch, *Dr. Golem*, 180–204; Heather Fraser, *The Peanut Allergy Epidemic: What's Causing It and How to Stop It* (New York: Skyhorse, 2011).

② 史蒂夫·斯特迪（Steve Sturdy）曾就医学科学与临床实践的关系发表文章，声称历史学家夸大了医学上两种思维方式之间的差异，参见 "Looking for Trouble: Medical Science and Clinical Practice in the Historiography of Modern Medicine," *Social History of Medicine* 24 (2011): 739–759。这种观点或许适用于某些医学领域，但是过敏领域显然不在此列。.

同的理解，同样反映在不同的过敏协会对于会员身份、组织宗旨的规定中，特别是保守的美国过敏学会（American Academy of Allergy，AAA；美国过敏、哮喘与免疫学学会的前身），以及更加偏重于临床经验的美国过敏学者学院（American College of Allergists，ACA；现为美国过敏、哮喘与免疫学学院，American College of Allergy，Asthma and Immunology，ACAAI）。上述几个机构如今已经整合为同一机构，但本书仍会根据当时所处的时代背景使用相应的协会名称。在第五章和第六章中，将用"学会"一词来统一指代这些协会。

　　由于围绕食物过敏的诸多争议一直难以解决，在研究中呈现出"相互对立的观点共存于临床实践中"的特点。其他有争议的医学领域也是如此，其中以精神病学最为典型。比如在 1960 年，一名焦虑症患者可能被基于神经学或精神分析学进行诊治，这完全取决于为他看病的医生。同样，当一名偏头痛或荨麻疹患者发病原因不明时，也会因为主治的医生不同，被诊断为食物过敏或是心理疾病。尽管有些精神科医生和过敏医生曾经使用多元化的方法对患者进行诊治，但是绝大多数医生在实践中仍然墨守成规。[①] 与精神病学相似，能否解决在过敏诊治方法上的分歧，不仅关系到如何对患者进行治疗，也关系到过敏研究人员能否将其研究领域纳入权威的医学科学。20世纪 70 年代，这种压力曾经促使精神病学加速脱离精神分析法，转向更加偏向于生物科学的研究方法。过敏（变态反应学）想要确立自身在医学领域的合法地位，也会在对食物过敏的种种认知中有所偏重，在花生过敏出现之后更是如此。

　　精神疾病的真实性问题一直是精神病学史上的重要问题（尤其

---

① Matthew Smith, "Psychiatry Limited: Hyperactivity and the Evolution of American Psychiatry," *Social History of Medicine* 21 (2008): 545–546, and *An Alternative History of Hyperactivity: Food Additives and the Feingold Diet* (New Brunswick, N.J.: Rutgers University Press, 2011), 15–35; Mark Jackson's description of John Freeman in *Allergy: The History of a Modern Malady* (London: Reaktion, 2006), 90–94.

　　　　　　　　　　　　　　　　　　食物的心机

是在 20 世纪 60 年代反精神病学的高潮阶段更是如此），而且越来越受到医学界的重视，但是精神科医生却一直围绕着如何解释、治疗精神疾病而争论不休。同样，对于那些对过敏感兴趣的人来说，研究了解食物过敏所面临的最大挑战就是食物过敏的定义。奥地利儿科医生克莱门斯·冯·皮尔凯（Clemens von Pirquet，1874—1929）首创了"过敏"（allergy）一词，用以描述"任何形式的变化了的生物反应"。然而，在此很久之前，已经有医生发现食物可能会使某些人出现各种难以预料的症状，并称之为"特异性反应"（idiosyncrasy）现象，但他们对这些反应的性质、严重程度及意义一直存在争议。[①]有些医生认为，食物引起的特异性反应可以用来解释哮喘、荨麻疹等疑难杂症；而其他医生则对此持怀疑态度，认为他们过于依赖病人先入为主形成的观念。冯·皮尔凯为广大医生提供了一个可以用于描述这类反应的新术语，并将这类反应与免疫系统的运作联系起来。然而，他所定义的广义的过敏并没有解决此前的争议，医学界仍然无法区分食物过敏究竟是对无害的异性蛋白的病理免疫反应，还是耐受性差，或者只是讨厌某种食物而已。因此，食物过敏的定义一直备受争议，同时也在不断发生变化，以便反映临床观察结果以及实验结果，或是呼应不同的主题（如过敏应该纳入权威的医学科学，或者食物过敏是文明病的生态学观点）。在这些大规模的讨论中，患者的亲身经历往往会被忽视，事实上他们关于自身症状的描述对于疾病的诊断才是至关重要的。

奇妙的食物过敏史

尽管过敏和精神病学存在很多相似之处，比如二者在医学界的

---

① Clemens von Pirquet, "Allergie," *Münchener Medizinische Wochenschrift* 30 (1906): 1457–1458.

处境都岌岌可危，都为各自领域带来了认识论的变化，而且一直都处于争议之中，但是过敏和精神病学的历史却存在着明显的区别。精神病学史可能在医学史上最受关注，医学史学家们试图从多种方法论和意识形态角度对其进行探索研究，而他们对过敏史的审视则刚刚开始。[①] 幸运的是，许多围绕着过敏疾病史的早期探索极具指导意义，这有助于人们更好地了解食物过敏。1994年，沃里克·安德森（Warwick Anderson）、迈尔斯·杰克逊（Myles Jackson）和芭芭拉·古特曼·罗森克兰兹（Barbara Gutmann Rosenkranz）提出从科学进步以外的角度批判地看待免疫学史。作为回应，肯顿·克罗克尔（Kenton Kroker）、伊拉娜·罗伊（Ilana Löwy）、埃米莉·马丁（Emily Martin）、理查德·科恩（Richard A. Cone）、艾尔弗雷德·陶伯（Alfred Tauber）和托马斯·瑟德奎斯特（Thomas Söderqvist）等历史学家、人类学家和哲学家则分析了免疫学中的各种观点为何以及如何随着时间的流逝而有所改变。[②] 当年的免疫学先驱者、诺贝尔奖获得者弗兰克·麦克法兰·伯内特（Frank McFarlane Burnett, 1899—1985）和尼尔斯·热尔纳（Niels Jerne, 1911—1994）将免疫学视作医学科学，原因在于它成功地解答了学科内很多迫在眉睫的

① Mark S. Micale and Roy Porter, eds., *Discovering the History of Psychiatry* (Oxford: Oxford University Press, 1994).

② Warwick Anderson, Myles Jackson, and Barbara Gutmann Rosenkrantz, "Toward an Unnatural History of Immunology," *Journal of the History of Biology* 27 (1994): 575–594; Emily Martin, *Flexible Bodies: Tracking Immunity in American Culture from the Days of Polio to the Age of AIDS* (Boston: Beacon Press, 1994); Alfred I. Tauber, *The Immune Self: Theory or Metaphor?* (Cambridge: Cambridge University Press, 1994); Richard A. Cone and Emily Martin, "Corporeal Flows: The Immune System, Global Economies of Food, and Implications for Health," *Ecologist* 27 (1997): 107–111; Kenton Kroker, "Immunity and Its Other: The Anaphylactic Selves of Charles Richet," *Studies in History and Philosophy of Biological and Biomedical Sciences* 34 (2003): 273–296; Ilana Löwy, "On Guinea Pigs, Dogs and Men: Anaphylaxis and the Study of Biological Individuality, 1902–1939," *Studies in History and Philosophy of Biological and Biomedical Sciences* 34 (2003): 399–423; Thomas Söderqvist, *Science as Autobiography: The Troubled Life of Niels Jerne*, trans. David Mel Paul (New Haven, Conn.: Yale University Press, 2003).

问题；而前述的克罗克尔等人却将免疫学解读为渗透着隐喻、政治、民族主义和参与者复杂人格的知识领域。①

过敏患者发病时免疫力低下，免疫学法则失灵，那些在免疫学史上占据重要地位的先进理念鲜少出现在病情陈述中。② 一位早期的过敏医生曾将过敏描述为"最怪异的疾病"，可能更为准确的说法是一种问题远比答案多的疾病。③ 或许正是由于这种疾病如此棘手，因此不同的治疗人员曾经尝试从截然不同的角度对过敏现象进行解读，结果仍然不尽如人意。马克·杰克逊（Mark Jackson）在其开创性的著作《过敏：一种现代疾病的历史》（*Allergy: The History of a Modern Malady*）中写道，人们倾向于将过敏解读为一种"现代文明疾病"，却难以确定其病理学的本质。④ 有些人批判富裕的城市生活方式，也有人关注化学污染物、婴幼儿喂养、饮食变化、疫苗接种甚至是精神因素。在 20 世纪中叶，不同的医生对哮喘和荨麻疹病因的解释可谓是五花八门，比如父母性情专横、同胞争宠等，甚至还有人解释说这是由于过度拥挤造成的。⑤

此外，杰克逊还探讨了过敏诊断与治疗技术（如用于测试和脱敏治疗的过敏原的提取、支气管吸入器以及肾上腺素注射器）的开发与应用对过敏的概念所产生的影响。格雷格·米特曼（Gregg Mitman）也认为过敏医生与医疗企业之间存在着密切关系，特别

---

① Niels K. Jerne, "Waiting for the End," *Cold Spring Harbor Symposium on Quantitative Biology* 32 (1967): 591–603.

② Sheldon G. Cohen, "Preface to the Third Edition," in *Excerpts from Classics in Allergy*, 3rd ed., ed. Sheldon G. Cohen (Bethesda, Md.: National Institutes of Allergy and Infectious Diseases, 2012), vii.

③ Warren T. Vaughan, *Allergy: Strangest of All Maladies* (London: Hutchinson, 1942).

④ Jackson, *Allergy*, 23.

⑤ Mark Jackson, " 'Allergy *con Amore*': Psychosomatic Medicine and the 'Asthmogenic Home' in the Mid-Twentieth Century," in *Health and the Modern Home*, ed. Mark Jackson (New York: Routledge, 2007), 153–174; Carla Keirns, "Better Than Nature: The Changing Treatment of Asthma and Hay Fever in the United States, 1910–1945," *Studies in History and Philosophy of Biological and Biomedical Sciences* 34 (2003): 511–531.

是在荨麻疹和哮喘的治疗上。[①] 这种关系起源于 20 世纪早期，当时制药公司与医生合作研发"花粉疫苗"，后来这种合作关系进一步扩展到设施开发，比如创立丹佛儿童哮喘研究所与医院（Denver's Children's Asthma Research Institute and Hospital）以便研究哮喘的生物医学疗法。[②] 然而，食物过敏与制药行业之间的共生关系发展较为缓慢，因此，食物过敏疾病的诊治与杰克逊所称的"全球过敏经济"脱离开来。[③]

显然，米特曼等过敏史研究人员倾向于从广义的生态学角度看待过敏，认为患者的发病原因既与身体状况有关，也与社会经济环境有关。他们反对传统的医学观点，认为与其他理论和疗法（如遗传体质、药物治疗等）相比，医生应该优先从环境角度去解释和治疗过敏。对于哮喘，米特曼批评医学界过于关注创立生物医学疗法（如吸入器），而没有正确认识并依照实际情况采取措施。他认为，哮喘以及其他的过敏疾病均不能"脱离自身所处的错综复杂的环境，包括身体、社会以及经济环境等"[④]。换言之，从空气污染、杀虫剂的使用到社会经济、种族的不平等，这些因素对哮喘发病率的上升、脆弱群体发病率的失衡产生了重大影响，而人们为了控制这些环境与社会经济因素所进行的努力却微乎其微。

同样，米歇尔·墨菲（Michelle Murphy）也在质疑，对于大楼病综合征（sick building syndrome）而言，为什么医学界更重视生物医学上的观点，而不是以生态学和病人为中心的观点呢？大楼病综合征出现在 20 世纪 80 年代，易感人群为在全封闭大楼（70 年代能源

① Gregg Mitman, "Natural History and the Clinic: The Regional Ecology of Allergy in America," *Studies in History and Philosophy of Biological and Biomedical Sciences* 34 (2003): 491–510, and *Breathing Space: How Allergies Shape Our Lives and Landscapes* (New Haven, Conn.: Yale University Press, 2007).

② Mitman, *Breathing Space*, 52–129.

③ Jackson, *Allergy*, 103.

④ Mitman, *Breathing Space*, 253.

危机后出现的节能建筑）里工作的女性办公室职员。[①] 墨菲认为，这种楼宇空气流通性差，复印机液体、清洗剂、化纤地毯、油漆等有毒的化学物质在办公室积聚到一起并引发了一系列病症，比如，头痛、荨麻疹和免疫系统紊乱等，其中也包括过敏。尽管有大量的患者自述作为佐证，但是医生却很难把化学物质与大楼病综合征明确地联系起来；而有些毒理学家虽然赞同墨菲的观点，但是他们即便借助设备也往往无法检测出可疑的化学物质。[②] 在这种充满着不确定性的背景下，饱受大楼病折磨的患者（其中有些人本身就是科学家）成为所谓的大众流行病学家，他们希望找到其他证据来支持自己的见解。[③] 无论如何，墨菲非常同情大楼病患者，也十分赞同他们关于环境病的观点。她解释说，自己从直觉上相信这些人的判断，而不是像医疗当局那样怀疑大楼病的真实性。有些作者则更加激进，比如彼得·拉杰茨基（Peter Radetsky）、史蒂夫·克罗尔 - 史密斯（Steve Kroll-Smith）和 H. 休·弗洛伊德（H. Hugh Floyd）等，他们对多发性化学物质过敏症进行了详细论述，并对那些声称因环境中的化学物质而罹患过敏疾病的人群报以极大的同情。[④]

在某种程度上，历史学家站在环境学家的立场看待这些问题并没有错，尤其是在医生、制药公司以及化学品厂家出于意识形态及商业利益而排斥生态学观点的时候更是如此。历史学家米特曼不仅关注新型的药物治疗，还由衷地希望通过抨击社会经济的不平等性、改善空气质量来防治哮喘，其意义已经超越了对哮喘发病率持续上

① Michelle Murphy, *Sick Building Syndrome and the Problem of Uncertainty: Environmental Politics, Technoscience, and Women Workers* (Durham, N.C.: Duke University Press, 2006), 2.

② Ibid., 107–109.

③ Ibid., 95–110.

④ Peter Radetsky, *Allergic to the Twentieth Century: The Explosion in Environmental Allergies—From Sick Buildings to Multiple Chemical Sensitivity* (Boston: Little, Brown, 1997); Steve Kroll-Smith and H. Hugh Floyd, *Bodies in Protest: Environmental Illness and the Struggle over Medical Knowledge* (New York: New York University Press, 1997).

升的原因的探讨。因此，即便某些症状与过敏疾病之间的关联仍然难以得到有效的证明，或者社会与环境因素只是在一定程度上引起过敏发作，上述措施毫无疑问仍然会在很多方面有所助益。

在对过敏的多种解读方法中，历史学家对生态学分析法青睐有加，但他们很可能会为这种以偏概全的定义方式感到羞愧。同样，尽管从环境主义角度研究过敏的做法深入人心，但基于其他理论的过敏定义也非常重要并值得研究和思考。杰克逊与前述历史学家不同，他始终把对过敏的所有认知进行同等程度的批评性分析，并形成了这样的过敏史——尽管无法提供简单答案，却对过敏这种本身错综复杂的疾病及其在西方社会中的多种含义进行了大量的解读。[①]这种方法论曾经同样用于医学史上其他分裂的、受意识形态驱动的领域，在杰克逊熟悉的精神病学领域更是如此。[②]精神病学史有几大特征，比如，掺杂政治因素、观点多种多样、争议持续不断以及研究热潮不减等。然而，对于精神疾病的理解和实践是如何随着时间的流逝而变化的呢？为什么会有这种变化？这些问题看起来非常简单，但精神病学史却始终无法给出合理的答案。换句话说，研究精神病学的历史学家在创建理论和走向政治化的过程中完全忽略了这些问题。[③]历史学家所撰写的过敏疾病史却并非如此，引用的各种早期著作充满了真知灼见和研究热情。当然，对于食品过敏等饱受争议的疾病，这些妙趣横生的解读可能经不起推敲和分析。

[①] Jackson, *Allergy*; Mark Jackson, *Asthma: The Biography* (Oxford: Oxford University Press, 2009).

[②] Mark Jackson, *The Borderland of Imbecility: Medicine, Society and the Fabrication of the Feeble Mind in Late Victorian and Edwardian England* (Manchester: Manchester University Press, 2000), and *The Age of Stress: Science and the Search for Stability* (Oxford: Oxford University Press, 2013).

[③] 举两个例子，对比一下进步主义和社会建构主义的方法：Edward Shorter, *A History of Psychiatry: From the Era of the Asylum to the Age of Prozac* (New York: Wiley, 1997); Andrew Scull, *Museums of Madness: The Social Organization of Insanity in Nineteenth-Century England* (London: Allen Lane, 1979).

食物的心机

一些研究精神病学的历史学家意识到，当理论凌驾于实际证据之上时会存在较大的风险，因此他们开创了解读精神疾病历史的新方法。比如，马克·米卡莱（Mark Micale）采用"社会身体"的方法研究癔病的历史，即通过将疾病的外部（社会）与内部（生物）病原学相结合，形成对精神疾病历史的多元化的解读。[①] 同样，由于食物过敏的社会本质与生物本质互相矛盾，导致历史学家对这一病症的认知混乱、浅薄而又僵化。米卡莱的理论框架与杰克逊的方法论存在着细微区别，但二者均为人们了解过敏的历史奠定了坚实的基础。本书在讲述食物过敏史的过程中，一方面会避免将某种思想体系凌驾于其他思想体系之上，另一方面也会摆脱教条化的研究模式。这种做法不仅有助于人们更加深刻地了解过敏的历史，也有助于让世人了解当代医学界对于这种疑难杂症所进行的广泛探索。

综　述

本书绝大部分内容聚焦于 20 世纪与 21 世纪，那么，在 1906 年冯·皮尔凯首创"过敏"一词以前，人们对于食物引起的不良反应又是如何理解的呢？了解这一点对于研究过敏大有裨益。本书第一章讨论了在过去的几个世纪中，医生是如何逐步意识到某些人在食用特定食物后会出现奇怪的症状，以及他们是如何解读这种现象的。尽管关于这些不良反应的记述并不常见，但医学界对此争议很大，这也表明 20 世纪围绕着食物过敏的种种争论在此之前已有征兆。

第二章追溯了 20 世纪初，过敏作为医学探索的特定领域是如

---

① Mark S. Micale, *Approaching Hysteria: Disease and its Interpretations* (Princeton, N.J.: Princeton University Press, 1995).

何出现的。当时医学界所形成的过敏理论互相矛盾，导致此后人们对食物过敏的理解长期笼罩在阴影中。正如第三章所述，尽管食物过敏与花粉热、宠物毛屑过敏等均属于过敏疾病，然而人们很快发现，食物过敏与其他过敏疾病所遵循的规律往往有所不同。因此，与侧重于其他类型过敏的传统医生相比，早期的食物过敏医生对食物过敏采取了不同的诊断、治疗和分类方法，而且更加依赖患者的陈述与配合。过敏领域即将出现的两大派系——食物过敏医生（从广义上定义食物过敏并认为这种疾病广泛存在）与传统过敏医生（倾向于从狭义上定义食物过敏并认为这种疾病并不多见），他们将在整个 20 世纪为如何认识、解读和治疗食物过敏而争论不休。[①]

尽管在两次世界大战之间，过敏医生中的许多先驱者已经非常重视食物过敏的严重程度，然而直到"二战"后，这一话题的争议性才逐步突显出来，相关内容将在第四章中详细论述。一些食物过敏医生，如西伦·伦道夫（Theron Randolph，1906—1995）推测食物过敏象征了人类与环境之间日趋紧张的关系。不久之后，食物过敏医生又指出，各种食品添加剂，如农药、染料、香料、防腐剂以及在食物包装中所发现的微量化学物质等，特别容易引起过敏。然而，伦道夫等过敏医生所研究的环境理论，对食物过敏被更为广泛的过敏领域所接受作用不大。特别是，当时的美国变态反应学会一方面试图在科学界树立更大的权威，另一方面则越来越依赖食物、化工及制药行业以获得资金支持，这使得环境理论更加难以被医学界接受。面对传统过敏医生的嘲笑，包括伦道夫在内的一些食物过敏医生甚至完全摒弃了过敏研究，转向了一门全新的学科：临床生态学。在这一时期，生态学理论还需要与过敏精神分析理论进行

---

① 由此可以看出整个 20 世纪过敏医生使用过的各种词汇。20 世纪 60 年代，当西伦·伦道夫等食物过敏医生从过敏领域转向临床生态学时，相关术语的使用变得更加混乱。

竞争，后者认为，许多患者所谓的食物过敏问题不过是心理问题的表现。

1966 年，随着免疫球蛋白 E（immunoglobulin E，IgE）的发现，食物过敏医生与传统过敏医生彻底决裂，相关内容将在第五章进行阐述。直到现在，学术界的免疫学者和传统过敏医生一直认为，免疫球蛋白 E 是免疫学上过敏反应的标志物，能够用来证明食物过敏医生所宣称的食物过敏实际上多为耐受性差或是心理问题。免疫球蛋白 E 的发现使传统的过敏医生进入了备受科学界认可的新时代，同时却将许多食物过敏医生推向医学实践的边缘。由于某些无良的过敏医生利用免疫球蛋白 E 推广可疑的过敏测试，导致食物过敏医生及临床生态学者进一步被边缘化。

20 世纪 80 年代，食物过敏一直饱受质疑。然而出人意料的是，食物过敏的案例却层出不穷，其中以花生过敏最为明显。到了 90 年代初期，食物过敏又重新成为医学界和媒体关注的焦点。然而，即便花生过敏使食物过敏成为公共卫生问题，慢性食物过敏患者（通常由食物过敏医生进行诊治）却依然不受重视。此外，过敏医生不但没有按病因对当时大量的食物过敏诊断案例进行分类梳理，反而极其关注脱敏治疗等生物医学疗法，导致围绕食物过敏的谜团和争议持续发酵，并滋生了许多未经检验的理论。本书结论认为，想要真正找到食物过敏及其他过敏疾病患者激增的原因，食物过敏医生与传统过敏医生应该求同存异，以更加多元化、更加开放和更加全面的方式重新审视食物过敏。

最后，还有一点不能避而不谈，即本书不仅讲述了医学史，也讲述了食物及其与健康之间令人费解的关系。对于生活在发达国家的人们而言，食物是一种矛盾的存在，它既是生活必需品，又会危及生命。暴饮暴食，食不果腹，严重偏食，还有对食物中残留的化学制品和有机物质（既包括有意使用的杀虫剂激素，也包括偶然使用的药物和细菌）的风险如何评估，这些都只是 21 世纪饮食变迁中的一小部分问题。[①] 无论如何，自希波克拉底（Hippocrates）和盖伦（Galen）以来，食物一直是治疗传统中必不可少的要素，而食物掺假则一直是令人担心的问题。[②] 或许更为重要的是，人们之所以一直对食物与健康之间的关系进行激烈的争论，一方面是由于其中牵扯到多方的利益博弈，而另一方面则是由于这一研究领域复杂难懂并涉及不同的学科。此外还有一个原因，那就是在自己的饮食方面，人们相信自己才是专家。[③] 由于"二战"后食物日益成为加工过的、含有多种化学物质的商品，因此本书的研究范围已经超越了医学范畴，进入了查尔斯·罗森伯格（Charles Rosenberg）命名的"进步病理学"（pathologies of progress）的广泛讨论中。进步病理学主要研究随着技术进步而出现的对健康的不良影响。[④]

食物过敏以及食物过敏患者的历史将在本书的论述中发挥独特的作用。这是因为食物过敏有时会被认为是特异性免疫系统紊乱，

---

① 关于食品与健康的关系，参见 Rachel Carson, *Silent Spring* (Boston: Houghton Mifflin, 1962); Joan Jacobs Brumberg, *Fasting Girls: The History of Anorexia Nervosa* (Cambridge, Mass.: Harvard University Press, 1989); Rima D. Apple, Vitamania: *Vitamins in American Culture* (New Brunswick, N.J.: Rutgers University Press, 1996); Cone and Martin, "Corporeal Flows"; Sheldon Krimsky, *Hormonal Chaos: The Scientific and Social Origins of the Environmental Endocrine Hypothesis* (Baltimore: Johns Hopkins University Press, 2000); David F. Smith and Jim Phillips, "Food Policy and Regulation: A Multiplicity of Actors and Experts," in *Food, Science, Policy and Regulation in the Twentieth Century*, ed. David F. Smith and Jim Phillips (London: Routledge, 2000), 1–16; Eric Schlosser, *Fast Food Nation: The Dark Side of the All-American Meal* (New York: Houghton Mifflin, 2001); Marion Nestle, *Food Politics: How the Food Industry Influences Nutrition and Health* (Berkeley: University of California Press, 2002); Warren J. Belasco, *Appetite for Change: How the Counterculture Took on the Food Industry*, 2nd ed. (Ithaca, N.Y.: Cornell University Press, 2007); Sander Gilman, *Fat: A Cultural History of Obesity* (Cambridge: Polity Press, 2008); and Nicholas D. Kristof, "Arsenic in Our Chicken?" *New York Times*, April 4, 2012, http://www.nytimes.com/2012/04/05/opinion/ kristof-arsenic-in-our-chicken.html?_r=1&ref=global-home (accessed April 9, 2012).

② 参考斯威尼·陶德（Sweeney Todd）的故事（《理发师陶德》主人公），19 世纪 50 年代作为维多利亚时期恐怖系列读物出版后逐渐受到关注。

③ Smith and Phillips, "Food Policy and Regulation," 1.

④ Charles E. Rosenberg, "Pathologies of Progress: The Idea of Civilization at Risk," *Bulletin of the History of Medicine* 72 (1998): 714–730.

即病人个体存在问题；有时会被认为是患者自我保护的敏感性过高，换句话说，患者就像谚语中"煤矿中的金丝雀"，一旦食物、药物和外部环境出现问题，且最终可能会对所有人造成伤害，患者就会提前出现过敏反应。本书希望通过探讨、分析甚至是消除以上两种看法所存在的巨大差异，为更好地理解、治疗过敏奠定基础，为过敏研究人员以及饱受折磨的食物过敏患者提供帮助。

第一章
食物过敏前传

食物过敏的"史前时期"

在克莱门斯·冯·皮尔凯首创"过敏"一词的 1906 年之前（后文称之为食物过敏的"史前时期"），食物过敏现象存在吗？[1] 在某些医学历史学家看来，这个问题并无不妥之处。他们认为，疾病是可以随着时间的推移而进化的生物实体（比如耐抗生素的超级病菌），但在本质上仍然会保留原有特征。于是，洞察力强的历史学家通过分析现有证据，将历史人物的症状描述与现代疾病匹配起来。目前，这种回顾式诊断方法经常被使用，因此出现了很多著名案例，其中包括英国国王乔治三世（King George Ⅲ，1738—1820）的"精神失常"，以及英国维多利亚女王（Queen Victoria）之子阿尔伯特亲王（Prince Albert，1819—1861）的绝症。[2]

---

[1] Clemens von Pirquet, "Allergie," *Münchener Medizinische Wochenschrift* 30 (1906): 1457–1458.

[2] Ida Macalpine and Richard Hunter, "The 'Insanity' of King George Ⅲ: A Classic Case of Porphyria," *BMJ* 1 (1966): 65–71; J. W. Paulley, "The Death of Albert Prince Consort: The Case Against Typhoid Fever," *Quarterly Journal of Medicine* 86 (1993): 837–841; Helen Rappaport, *Magnificent Obsession: Victoria, Albert, and the Death that Changed the Monarchy* (New York: St. Martin's Press, 2012).

回顾式诊断在一定程度上具有重要意义。通过考古来研究不同时期历史人物的病因或死因，会为人们了解历史提供巨大的启发。[1]亚历山大大帝究竟因何而死？达尔文的胃肠问题又是因何而起？医学历史学家围绕类似问题进行了言辞激烈而又无休无止的论战，同时还引发了关于如何权衡史学证据和吸引媒体关注（这也未尝不是件好事）的争议。[2]但是也有许多医学历史学家认为，依据病情描述将现代医学上的疾病套用在历史人物身上可能会产生误导，因为这样做往往意味着人们忽略了一个事实，即疾病既是生物现象，也是社会现象。[3]社会在改变，人们对疾病的观念也在改变。比如，梅毒曾被称为"肉体惩罚"，大疱疹或是法国、西班牙、意大利、基督教疾病，当时的人们认为这是一种外来的危险，最好的治疗方式是忏悔；如今，人们认识到这是一种病毒感染疾病，最好的治疗方法是使用青霉素。[4]与此相反，19世纪中期，人们认为肺病是一种上流社会容易感染的、浪漫而又时髦的疾病；到了19世纪晚期，人们则认识到这是与美国劳工移民相关的肺结核病。[5]随着人们对疾病认知的变化，患者的患病经历——无论是在病症的诊治方面，还是在社会

① Piers D. Mitchell, "Retrospective Diagnosis and the Use of Historical Texts for Investigating Disease in the Past," *International Journal of Paleopathology* 1 (2011): 81–88.

② David W. Oldbach et al., "A Mysterious Death," *NEJM* 338 (1998): 1764–1769; Fernando Orrego and Carlos Quintana, "Darwin's Illness: A Final Diagnosis," *Notes and Records of the Royal Society* 22 (2007): 23–29.

③ Andrew Cunningham, "Identifying Disease in the Past: Cutting the Gordian Knot," *Asclepio* 54 (2002): 13–34; Mark Jackson, "Disease and Diversity in History," *Social History of Medicine* 15 (2002), 323–340; Kevin Siena, "Introduction," in *Sins of the Flesh: Responding to Sexual Disease in Early Modern Europe*, ed. Kevin Siena (Toronto: Centre for Reformation and Renaissance Studies, 2005), 12.

④ Ludwik Fleck, *Genesis and Development of a Scientific Fact*, trans. Frederick Bradley and Thaddeus J. Trenn (1935; Chicago: University of Chicago Press, 1979), 6; Ida Blom, *Medicine, Morality and Political Culture: Legislation and Venereal Disease* (Lund: Nordic Academic Press, 2012), 22.

⑤ Katherine Ott, *Fevered Lives: Tuberculosis in American Culture Since 1870* (Cambridge, Mass.: Harvard University Press, 1999).

与心理层面上——都发生了深刻的变化。研究人员可以宣布达尔文的胃肠问题是由克罗恩病（Crohn's disease，20世纪常见病症）引起的，但是不论他们提供的证据多么充分，人们从这样的诊断中很难知晓达尔文及其家人是如何应对或是认知这种疾病的，也难以从中了解19世纪的医生是如何解读胃病的。因此，围绕着回顾式诊断的争论纷纷扰扰，却又毫无意义。

实际上，精神病学是回顾式诊断使用最为常见且争议最多的领域。1958年出版的短篇刊物《当代顶尖精神科医生对历史人物的回顾式诊断》（*Retrospective Diagnoses of Historical Figures as Viewed by Leading Contemporary Psychiatrists*，以下简称《回顾式诊断》）已经暴露了这种诊断方法的弊端。这本小册子从精神分析的角度对尼禄（Nero）、拉斯普京（Rasputin）等历史人物进行解读，并根据他们各自传闻中的行为而"赋予"他们某些精神疾病。比如，尼禄被诊断为"反社会型人格障碍和反社会行为（在此之前被诊断为以自我为中心、缺乏道德原则的反社会人格）"，拉斯普京则被认为是"精神变态者"。[1] 这种回顾式诊断的问题在于，早在20世纪50年代末期，采用生物学研究法的精神科医生已经提出，反对过度依赖精神分析学说解读疾病，而前述对尼禄的诊断正是案例之一。到了1980年，随着《精神疾病诊断与统计手册》（三）（*Diagnostic and Statistical Manual of Mental Disorders*）（Ⅲ）的出版，20世纪六七十年代精神科医生的常见诊断均被删除。换言之，《回顾式诊断》主要讲述的是战后精神病学史，而不是罗马帝国和俄罗斯帝国的重要历史人物。

此后数版的《精神疾病诊断与统计手册》中收录精神疾病的种类越来越多；与此同时，精神科医生在诊治精神障碍时普遍强

---

① Douglas Goldman et al., *Retrospective Diagnoses of Historical Figures as Viewed by Leading Contemporary Psychiatrists* (Bloomfield, N.J.: Schering, 1958), 4, 16.

调，这种疾病在本质上是一种神经系统疾病，因此，不论是在医学领域，还是在大众媒体中，对精神疾病进行回顾式诊断成为非常时髦的做法。① 比如，都柏林精神科医生迈克尔·菲茨杰拉德（Michael Fitzgerald）猜测，苏格拉底、达尔文、威廉·巴特勒·耶茨（William Butler Yeats）及安迪·沃霍尔（Andy Warhol）等历史人物的创造力可能源于孤独症谱系障碍。② 拜伦、莫扎特、温斯顿·丘吉尔等历史人物则被指出患有注意缺陷多动障碍（Attention Deficit Hyperactivity Disorder, ADHD, 简称"多动症"）。③

倾向于从历史的角度看待问题的精神科医生认为，回顾式诊断在某些方面令人振奋，但是它会不可避免地引发一些历史问题与医学问题。从历史的角度来说，这种以现在为中心的分析方法，淡化了不同时代、不同地区的各种社会力量对于人们认知精神疾病的影响。④ 此前癔病、神经衰弱症等精神障碍的兴起与衰落，在很大程度上是由于潜在的文化与政治变革的影响，而不是简单地由精神科医生决定这些疾病是否存在。⑤ 如今，即便是对抑郁症、多动症这些最常见的精神障碍的认知，世界各地也有显著区别，而且未来仍会如此。⑥

---

① Sami Timimi and Begum Maitra, "ADHD and Globalization," in *Rethinking ADHD: From Brain to Culture*, ed. Sami Timimi and Jonathan Leo (Basingstoke: Palgrave Macmillan, 2009), 203–204.

② Michael Fitzgerald, *Autism and Creativity: Is There a Link Between Autism in Men and Exceptional Ability?* (New York: Routledge, 2004).

③ Matthew Smith, *Hyperactive: The Controversial History of ADHD: Food Additives and the Feingold Diet* (New Brunswick, N.J.: Rutgers University Press, 2011), 24.

④ Roy Porter and Mark S. Micale, "Introduction: Reflection on Psychiatry and Its Histories," in *Discovering the History of Psychiatry*, ed. Mark S. Micale and Roy Porter (Oxford: Oxford University Press, 1994), 5–6.

⑤ David Schuster, *Neurasthenic Nation: America's Search for Health, Happiness, and Comfort, 1869–1920* (New Brunswick, N.J.: Rutgers University Press, 2011); Mark S. Micale, *Approaching Hysteria: Disease and its Interpretations* (Princeton, N.J.: Princeton University Press, 1995).

⑥ Smith, *Hyperactive*, 150–176.

对精神疾病进行回顾式诊断也给精神科医生及其患者带来了新的问题。有些精神科医生声称精神疾病的存在跨越了时间与空间，认为这些生物学现象适用于任何时代、任何地方的人，因此在他们看来，目前对精神疾病的认知不存在任何问题，而且以后也仍然如此。这种僵化、短浅的思维方式会导致精神科医生在精神疾病的诊疗实践中缺乏创造性和灵活性，并在一定程度上解释了精神疾病发病率不断上升且难以诊治的原因。

对食物过敏的回顾式诊断

那么，对精神疾病的回顾式诊断对食物过敏的"史前时期"（即"过敏"一词出现以前）有什么影响呢？研究人员在钻研医学史文献、寻找隐藏的过敏案例的过程中，同样遇到了相似的问题。首要问题在于"过敏"一词的定义与应用不断发生变化，特别是自从冯·皮尔凯发明了这个术语以后，围绕它的争论从未停歇过。冯·皮尔凯将过敏定义为"任何形式的变化了的生物反应"，既包括异常的免疫反应，比如吃了草莓之后身上出疹子，也包括正常的免疫功能，比如人体在病毒侵入后产生抗体。直到 20 世纪 20 年代之前，冯·皮尔凯发明的"过敏"一词都没有用于指代人们今天所称的过敏反应，这令事情变得非常复杂。[1] 在此之前，医学界喜欢使用法国生理学家查尔斯·里歇（Charles Richet，1850—1935）于 1902 年所发明的"致敏性反应"（anaphylaxis）一词，用以描述由于反复接触异种蛋白而导致的敏感性不降反升的案例。不过，从 20 世纪 20 年代起，"致敏性反应"一词开始仅用于描述特定类型的过敏反应，比如，对于蜜蜂叮咬、药物、乳胶以及花生等食物产生的突发性的、强烈的且通常危及生命的反应。

---

[1]　Mark Jackson, *Allergy: The History of a Modern Malady* (London: Reaktion, 2006), 10.

冯·皮尔凯发明的"过敏"一词还被灵活应用于日常对话中，用以表达对某些事物明显的厌恶情绪，而不是指真实的过敏反应，比如，"我对洋葱、塑胶枕头和山姆过敏"，或是"我对诗歌过敏"[①]。某些篮球运动员"对油漆区（三秒区）过敏"，意思是他们喜欢从外围投篮，而不是贴身肉搏带球上篮。"过敏"一词的这种用法与当代精神病学领域某些词汇的宽泛使用极为相似，比如，某人被形容为"自闭"或者"有多动症"。尽管有些专业人士对于这类词语的随意使用感到恼火，但是这种适用性恰恰说明了精神疾病所描述的行为范围广泛，从比较正常（或者略微有些奇怪）的行为延伸到病理行为（会严重影响个体应对社会或建立有效关系的能力）。这种宽泛使用也突显了围绕"过敏"一词所进行的种种争论。传统过敏医生把过敏的定义严格限制为对异种蛋白的病理性免疫反应，即典型的"致敏性反应"案例；其他过敏医生对这一术语的应用则相对宽泛，其中也涵盖了表面上与免疫系统无关的反应。在对食物过敏的回顾式诊断中，过敏的定义一直颇具争议，且在医学领域与社会大众中均不断发生变化，今后很可能仍会如此。[②]

　　在"过敏"一词出现之前的数百年间，医生与患者如何解读对食物的奇怪反应呢？对此进行研究并非毫无意义。相反，这无论对于历史研究本身，还是对于为 20 世纪的食物过敏史奠定基础，都具有重要意义。在下文中，作者将要调查食物过敏出现以前的历史，而不是研究回顾式诊断的诊疗实践，这两项工作差别很大。本书旨在说明在过敏作为一种医学现象与文化现象出现之前，人们如何理解对食物产生的奇怪反应；而不是证明这些案例就是人们今天所称的食物过敏案例。1906 年前医生如何解释食物引起的奇怪反应呢？

---

①　Ben F. Feingold, *Why Your Child Is Hyperactive* (New York: Random House, 1974), 13; "Dead Poets," an episode in *New Tricks*, BBC, October 8, 2012.

②　Jackson, *Allergy*, 214–215.

是与其他原因不明的症状采用相同的解释吗？如果它们不符合医学诊疗的常规特点，这可能意味着食物引起的不良反应不为人知（这种论断可以为当前的某些食物过敏流行病学理论提供支持）。这也可能意味着，比起数量庞大的地方传染病以及在保存不当的食物中常见的严重的病原体，食物过敏反应在临床上的重要性被医生忽视了。不管是哪种情况，这段历史对于人们理解"过敏"一词出现以后医学上的食物过敏，会产生什么影响呢？在 20 世纪之前，食物引起的怪异反应在医学讨论中可能没有占据一席之地，但是事实上它们早就为人所知并且引发了不少争议，其中有些直到现在也没有得到解决。

古人对食物的奇怪反应

在一本关于过敏的教材中，荷兰医生 W. 斯托姆·范莱文（W. Storm Van Leeuwen，1882—1933）写道：

> 毫无疑问，对食物的高度敏感性是人们最早认可的过敏方式。几乎每个人都知道，食用草莓、龙虾、螃蟹、小虾、各种鱼类，还有肉类和鸡蛋，可能会导致一些人出现不适甚至严重的症状，而其他人则可以想吃多少就吃多少，而且不会产生任何后果。希伯来人信仰的宗教有禁止食用猪肉一说，然而有趣的是，在所有常见的肉类中猪肉最有可能减轻过敏症状。[①]

正如范莱文所指出的那样，有丰富的历史资料能够表明，不同时代、不同地方的不同群体出于各种文化、经济特别是宗教原因而

---

① W. Storm Van Leeuwen, *Allergic Diseases: Diagnosis and Treatment of Asthma, Hay Fever, and Other Allergic Diseases* (Philadelphia: Lippincott, 1925), 10.

　　　　　　　　　　　　食物的心机

避讳食用某些食物。有人认为，将某些特定食物与损害健康联系起来可以在一定程度上解释人们厌恶这些食物的原因（如把食用猪肉与毛线虫病联系起来），但是他们并没有证据能够证明这种特异性反应可以在多大程度上影响人们的饮食习惯，范莱文的研究也无济于事。[①] 不过，在南太平洋卡洛琳群岛的波纳佩岛（Ponape）上却出现了例外。那里食用禁忌食物的人会出现类似于食物过敏的症状（腹泻、荨麻疹、皮炎及哮喘），其中的许多食物，特别是鱼类与贝类，都是常见的与食物过敏有关的食物。[②] 这个例子可能有其独特性，或者至少有潜在的、出于心理作用的解释，但是它确实提出了一种可能，即对某些食物的特异性反应可能会在特定的时间和地点影响人们对于这些食物的认知。

笼统地说，饮食建议（包括对特定食物引发的奇怪反应的建议）是古代许多医学哲学中的核心部分，包括中医以及希波克拉底、盖伦提出的体液之药。[③] 饮食疗法在中国古代医学中较为常见，相传中国古史传说时代的神农氏力劝孕妇不要食用鱼、虾、鸡肉等，以免皮肤溃烂。[④] 在希波克拉底与盖伦的追随者看来，饮食对于平衡四种

---

① 然而，在中国古代、古埃及以及古巴比伦的史料中涉及了大量其他类型的致敏性疾病，包括对昆虫叮咬的超敏反应和哮喘（"呼吸声音大"）等，参见 Sheldon G. Cohen, in *Excerpts from Classics in Allergy*, 3rd ed., ed. Sheldon G. Cohen (Bethesda, Md.: National Institutes of Allergy and Infectious Diseases, 2012), 2–6。

② Frederic J. Simoons, *Eat Not This Flesh: Food Avoidances in the Old World* (1961; Westport, Conn.: Greenwood Press, 1981), 37–40; 116–117; Peter Farb and George Armelagos, *Consuming Passions: The Anthropology of Eating* (Boston: Houghton Mifflin, 1980), 124–125.

③ 专研古典医学史的学者认为，古典医学的多元化程度超出了人们的认知；换言之，古典医学的成就并不限于希波克拉底与盖伦的研究成果。参见 Philip J. van der Eijk, "Medicine and Health in the Graeco-Roman World," in *The Oxford Handbook of the History of Medicine*, ed. Mark Jackson (Oxford: Oxford University Press, 2012), 21–31。然而，从某种程度上来说，本章旨在研究医学界如何应用当时被广泛认可的理论（如希波克拉底与盖伦的理论）对临床现象进行解读，因此专注于希波克拉底与盖伦的研究成果还是很有必要的。

④ Vivienne Lo and Penelope Barrett, "Cooking Up Fine Remedies: On the Culinary Aesthetic in a Sixteenth-Century Chinese *Materia Medica*," *Medical History* 49 (2005): 395–422; Warren T. Vaughan, *Practice of Allergy*, 3rd ed. (London: Henry Kimpton, 1954), 271.

体液（血液、黑胆汁、黄胆汁以及黏液）发挥了重要作用，而这四种体液又分别代表了热、寒、干、湿四种特质。尽管特定人群的体液气质类型在某种程度上具有普遍性规律，比如男性一般是热和干（黄胆汁），女性一般是寒和湿（黏液），儿童是热和湿（血液），但是由于每个个体都有其独特的体液构成，这就意味着对这个人健康有益的饮食养生法未必同样适用于另一个人。[①]

"体液说"的个体独特性意味着这种由食物引起的奇怪的特异性反应有望被纳入核心医学理论。希波克拉底是人们已知最早对这类反应进行讨论的医生之一。在如何"从医学中获取自然科学知识"的讨论中，希波克拉底突出强调了食品与饮料是怎样给不同的人带来明显不同的影响的。[②] 比如，以奶酪为例，"许多糟糕的食物和饮料会在各方面给人造成影响……根据我之前提到的例子，奶酪并不是对所有人都有害。有些人靠奶酪填饱肚子但毫发无损，对胃口的还可能强身健体；而另外一些人则会感到难以忍受"[③]。尽管希波克拉底并没有描述"感到难以忍受"的具体表现，但是他对于特异性反应背后的机制进行了猜测：

> 因此，这些人的体质不同，而且这种不同在于，身体中与奶酪为敌的成分在奶酪的影响下被唤醒并发生作用。这种体液含量越大，对身体的控制越明显，身体所承受的后果当然越严重。如果奶酪对所有身体体质都有害，且无一例外，那么它会让所有人都产生不良反应。[④]

---

① Elizabeth Craik, "Hippokratic Diaita," in *Food in Antiquity*, ed. John Wilkins, David Harvey, and Mike Dobson (Exeter: University of Exeter Press, 2003), 344–347.

② Hippocrates, *Ancient Medicine*, Part 20, Perseus Project, http://perseus.uchicago.edu/cgi-bin/philologic/getobject.pl?p.196:29.GreekFeb2011 (accessed September 17, 2014).

③ Ibid.

④ Ibid.

食物的心机

希波克拉底关于"身体……成分……被唤醒并发生作用"的描述，与我们如今所称的过于活跃的免疫系统相呼应。而个体的"体液"含量可能有所不同，则表明了希波克拉底所描述的反应可能并不是二选一的现象，而是一种统一的存在，这与希波克拉底医学的其他方面（强调饮食、锻炼、休息、沐浴、催吐药等养生法对于平衡体液的重要性）恰好吻合。①

其他经典著作中偶然提及的食物引起的奇怪反应，即便在仔细考证后发现与过敏并不吻合，却仍然可能成为食物过敏医生引用的名言警句。如，"己之蜜糖，彼之砒霜"出自古罗马诗人、哲学家、享乐主义者卢克莱修（Lucretius，公元前98—前55年）的说理诗《物性论》（*On the Nature of Things*）中。尽管这一格言经常被过敏医生引用，但是考虑到它所出现的历史环境，卢克莱修与希波克拉底描述的显然不是相同的身体特异性反应。卢克莱修指的是个体，更确切地说，他特指动物在饮食偏好方面以及食物消化能力方面的明显区别：

> 想那世间万物，
> 饮食各异；
> 己之蜜糖，
> 彼之砒霜。
> 差异甚大。
> 或饱口腹之欲，
> 或为受病之始。
> 有蛇一种，但触虫之唾液，
> 无不立死，噬己肉。
> 藜芦，剧甚毒，

---

① Craik, "Hippokratic Diaita," 347.

山羊、鹌鹑喜食之。①

　　在这个翻译版本中，从"或饱口腹之欲，或为受病之始"可以看出，卢克莱修似乎在讨论不同动物之间的区别，而不是不同的人类个体之间的区别；而且考虑到上文中"想那世间万物，饮食各异"，可以看出他根本就没有特指人类。在另一个翻译版本中，相同的章节被译为，"或视之为肉，或视之为无物；或视之为美味佳肴，或视之为洪水猛兽"；在这里，卢克莱修描述的则是人们在口味上的巨大差别。② 第一个版本与后来所出现的过敏的定义关系不大，第二个版本则显然密切贴合过敏的定义，这既说明了典籍翻译的复杂性，也说明了当一种语言环境中的词汇用于不同的语言环境时，其含义可能完全不同。因此，卢克莱修的格言也体现了 20 世纪"过敏"一词为适应时代要求而经历的变革。

　　卢克莱修对这种奇怪现象的解释与一些描述过敏机制甚至是免疫机制的比喻存在相似之处：

> 原子存于万物之中，
> 其形状各异，差别甚大，
> 万物形态各异，
> 其体态亦各异，
> 皆如此，无一例外。
> 是以以不同原子所构也。
> 且因原子之内核各异，
> 其呼吸之间隔、体内之通道、毛孔之大小皆有所不同，

---

① Lucretius, *De Rerum Natura*, trans. Alban Dewes Winspear (New York: Russell, 1956), 162–163.《物性论》有多个翻译版本，有些与温斯皮尔（Winspear）的版本相似，采用诗的形式；其他翻译版本则采用散文的形式。

② Lucretius, *On the Nature of the Universe*, trans. R. E. Latham, rev. John Godwin (1951; London: Penguin, 1994), 111.

其口、上颚亦然。

或大或小，

或为三角，

或为方，或为圆，

或为多边之形也。

因原子之移动及形状各异，

其体内之通道亦有所不同，

正如其外部之原子之结构。

是以苦涩之物变甘香，

皆因人之口味之不同也。

光滑之原子，

轻柔入人之毛孔，则味甘。

粗糙之原子入毛孔，

则味苦。[1]

　　卢克莱修关于不同形状的原子以及体内通道的描述，与 20 世纪中叶一些免疫学家对抗体产生过程的解释极为相似，其中的代表人物是诺贝尔生理学或医学奖获得者、澳大利亚微生物学家弗兰克·麦克法兰·伯内特。[2] 伯内特认为身体将自身所接触到的物质分为"自体"和"非自体"两种，[3] 当抗原（如外来细菌和病毒）被识别为非自体时，免疫系统会产生相应的抗体以便在未来保护自己。

　　在多数情况下，身体会将食物识别为"自体"，因此不会产生免

---

[1] Lucretius, *De Rerum Natura*, 163.

[2] Alfred I. Tauber, *The Immune Self: Theory or Metaphor?* (Cambridge: Cambridge University Press, 1994), 7, 91–95. 艾尔弗雷德·陶伯认为，伯内特关于自体与非自体的原始概念来源于生态学原理，特别是他提出的保持生态系统稳定性的观点，对于临床生态学运动的参与人员极具吸引力。

[3] Frank Macfarlane Burnett, *The Production of Antibodies* (Melbourne: Macmillan, 1941), 126.

疫反应；当身体错误地将某种食物识别为"非自体"时就会导致食物过敏，身体将启动过度的、甚至可能致命的免疫反应，试图以极大的代价来保护自己。卢克莱修是享乐主义者，在他倡导的原子理论中，"嘴巴与上颚"相当于一种原子免疫系统，味觉能够验证哪些食物（并引申出哪些食物原子）可以食用。他还认为，"不同的味觉器官的原子也存在着不同"。[①] 如果被身体识别为"自体"的食物原子尝起来是甜的，那么，其他尝起来苦涩的食物会被识别为"非自体"，并被身体拒绝接受。

与希波克拉底不同，卢克莱修没有明确地指出个体体质上的差异会导致截然不同的食物不良反应（这里同样取决于翻译版本）；他认为，疾病会造成身体对食物原子的感知发生变化：

> 当高烧袭来时，
> 或胆汁增多时，
> 或其他疾病来势汹汹时，
> 为何身体机能会混乱？
> 以往好食之物，
> 变得难以下咽；
> 究其原因，如今其他原子之形更为合适，
> 原子渗入毛孔，带来苦涩之味。
> 是以蜜中混入
> 苦与甜。[②]

卢克莱修并没有具体指向过敏，他所强调的是，在身体受到胁迫时原子系统的功能是如何变化的。尽管卢克莱修与希波克拉底的看法有所不同，但二人都认为，在某些人看来营养又美味的食物对

---

① R. E. Latham, "Introduction," in *On the Nature of the Universe*, by Lucretius, xv.

② Lucretius, *De Rerum Natura*, 164.

其他人来说可能截然相反。

古典时期还有其他几例与食物引起的奇怪反应相关的事件，但吻合度都不及希波克拉底与卢克莱修的研究案例。盖伦在《食物的特性》（*On the Properties of Foodstuffs*）的开篇部分写道，在某些人看来易于消化的食物，对其他人而言却难以下咽；对某些人来说，牛肉比"石头鱼"更好消化。他认为出现这类现象的原因在于"体质特殊性"。[1]同理，食用蜂蜜和扁豆也会引起完全不同的症状。

书中的其他逸事同样让人联想到"食物过敏"。比如在一个案例中，有一名婴儿喝了乳母的乳汁后全身疮肿（溃疡）。当时是"春天，食物极其匮乏"，乳母"以乡下的野菜为生"。[2]尽管这种疮肿让人联想到牛奶过敏引起的皮肤病（如湿疹），但是盖伦却坚持认为，问题并不在于乳汁本身，而在于野菜，因为当地其他人也患有类似的疮肿。事实上，很久以前就有医生不断地提到，在短时间内大量食用季节性果蔬（如草莓、芦笋等）会引起奇怪的皮肤病反应。[3]无论如何，许多研究人员都认为盖伦讲述的是牛奶过敏案例。[4]

在另一章中，盖伦表达了对食用新鲜水果的看法，提出食物对健康的影响是因人而异的。在讨论盖伦的游历经历对他营养学观点

---

[1] Galen, *On the Properties of Foodstuffs*, trans. Owen Powell (Cambridge: Cambridge University Press, 2003), 30–31.

[2] Mark Grant, *Galen on Food and Diet* (London: Routledge, 2000), 164.

[3] "Is Asparagus Wholesome?" *Lancet* 167 (1906): 1405–1406. 托马斯·莫尔爵士（Sir Thomas More）撰写的《理查德三世的历史》（*History of Richard Ⅲ*）讲述了一则关于草莓特异性反应的趣事。理查德三世知道自己对水果过敏，于是他暗中食用了大量草莓，果然出现了荨麻疹症状。然后，理查德三世指责他的政治对手之一黑斯廷斯勋爵（Lord Hastings）密谋以巫术害人，并立即将其斩首。Sir Thomas More, "Richard Ⅲ: Statesmen, Strawberries, History and Hives," in *Excerpts from Classics in Allergy*, ed. Cohen, 44–45; and *More's History of Richard Ⅲ*, ed. J. Rawson Lumby (Cambridge: Cambridge University Press, 1883), 46–47.

[4] Sami L. Bahna and Douglas Heiner, *Allergies to Milk* (New York: Grune and Stratton, 1980), 1; Arne Høst and Sami L. Bahna, "Cow's Milk Allergy," in *Food Hypersensitivity and Adverse Reactions: A Practical Guide for Diagnosis and Management*, ed. Marianne Frieri and Brett Kettelhut (New York: Dekker, 1999), 99.

的影响时，当时的古典学者维维安·努顿（Vivian Nutton）指出，"众所周知，盖伦不吃新鲜水果，他认为这会产生不好的体液"，因此，盖伦的其他食物营养性的理论可能也受到了影响。[①] 那么，"盖伦批驳或反对其他观点时，在多大程度上依赖于对自身经历的归纳总结呢？这是一个非常重要的问题（甚至有可能是唯一重要的问题）"[②]。在欧洲和伊斯兰世界，盖伦在医学领域的统治地位至少持续到 16 世纪，因此，这不仅是前现代医学研究人员所面临的问题，也对 20 世纪食物过敏学说提倡者的动机与合理性提出质疑。正如后文所述，许多食物过敏研究人员承认他们自身也是食物过敏患者。

在努顿看来，过敏不可能是造成盖伦厌恶水果的根本原因。相反，他认为水果对盖伦的影响主要是心理原因，并与他那"极其厌恶新鲜水果"的父亲有关。[③] 盖伦年轻时打破了父亲的禁忌，吃了"很多秋季成熟的新鲜水果"，结果导致"急性病，只能通过静脉放血术治疗"。[④] 他父亲去世时，盖伦的病症又一次爆发；在外求学的八年中，这种病症一直困扰着他。直到盖伦完全放弃水果后（除了少量无花果和葡萄以外），病症才彻底消失，之后他回到珀加蒙的家中继续履行自己的责任。由此可以看出，盖伦的病与他违抗父亲以及离家在外导致的负罪感不无关联。[⑤] 无论如何，盖伦对新鲜水果的态度突显了古代医生对于食物与健康之间的关系坚信不疑，并倾向

---

① Vivian Nutton, "Galen and the Traveller's Fare," in *Food in Antiquity*, ed. Wilkins, Harvey, and Dobson, 366–367. 还有人认为，罗马皇帝君士坦丁二世（Constantius Ⅱ, 317—361）拒绝食用水果的原因可能在于过敏。David Rohrbacher, "Why Didn't Constantius Ⅱ Eat Fruit?" *Classical Quarterly* 55 (2005): 323–326.

② Nutton, "Galen and the Traveller's Fare," 366 (emphasis in original).

③ Ibid., 367.

④ Ibid.

⑤ 历史学家戴维·坚迪尔科尔（David Gentilcore）发现，意大利人在文艺复兴时期对许多水果和蔬菜的体液特质提出质疑，详见 *Pomodoro! A History of the Tomato in Italy* (New York: Columbia University Press, 2010), 27–28。

于基于自身经历对饮食问题进行归纳总结。[1]

特异性反应与饮食

从古典时期一直到 19 世纪之前，人们很难在医学记录和文献中
找到有关食物奇怪反应的案例。从某种程度上来说，这段时期的空白
可以理解，因为直到 16 世纪，体液学说一直在西方医学思想中占据主
导地位。这种学说在一定程度上为个体及个体体质留出了变化的空间，
人们对特定食物的排斥可能被认为是调节体液不平衡的必然反应，不
值得大惊小怪。还有一种可能性是，食物引起的异常反应通常由食物
中毒或掺假（如将粉笔末掺到面粉中）造成，而这两种做法往往会损
害身体健康。[2] 再者，与现在相比，当时的食物种类极为有限（富裕
的家庭除外），这就意味着对特定食物产生不良反应的例子相对较少。
最后，考虑到当时地方性传染病（如天花、白喉、肺结核、伤寒等）
蔓延，人们普遍营养不良并缺乏维生素，生活环境非常糟糕，因此，
食物导致的奇怪反应并不在多数医生首要考虑的范围内。

即便如此，研究人员还是找到了医生记录下来的有关奇怪的食
物反应的案例，通常称为"特异性反应"，[3] 患者可能会呈现出多种

---

① "上午金水果，下午银水果，晚上是废铁"，这则关于水果的古老的谚语，时至今日仍然
非常流行 [*American Almanac and Repository of Useful Knowledge*, 2nd ed. (Boston: Bowen,
1833), 124; "A Word to the Non-Medical Public," *New York Times*, July 12, 1854]。

② Morton Satin, *Death in the Pot: The Impact of Food Poisoning in History* (New York:
Prometheus Books, 2007). For a nineteenth-century account of the pathological effects of
diseased meat, see Charles A. Cameron, *A Handy Book on Food and Diet in Health and Disease*
(London: Cassell, Petter and Galpin, 1871), 52–53.

③ 有时，人们把"反感"当作"特异性"的同义词，但其含义较为模糊。比如 17 世纪的作
家托马斯·布朗（Sir Thomas Browne）写道："他对于饮食、空气、体液或是其他物质都
没有反感或是特异性反应。他对法国人把青蛙、蜗牛和毒蘑菇当作食物的做法也并不感
到吃惊。"[*Religio Medici* (1643; London: J. Torbuck, 1736), 152–153.] 在这儿，布朗想说
的似乎是"憎恶"，而不是体质上的异常。他在提及法国人及其饮食时，表明这种反感不
论是对国家还是对个人而言，都是较为常见的。

明显的或不寻常的疾病症状，有时身体健康会受到影响，有时则影响不大。① 比如，阿拉伯的博学者阿维森纳（Avicenna，980—1037），又名伊本·西纳（Ibn Sīnā），讲述了"胃部特异性反应"是如何导致腹泻的。他认为："让人称道的美食却可能对某人造成伤害。"② 罗伯特·詹姆斯（Robert James）则在《医药词典》（*Medicinal Dictionary*，1743）中从广义上定义"特异性"："每个个体都有其独特的健康状态；不同的个体在固态方面及液态方面均呈现出差异性，但与此同时，还能保持良好的状况。这种体质上的特殊性，即与其他健康的个体之间的差异，被称为特异性。"③ 但是詹姆斯在这条定义下所举的例子并不是食物，而是一种用于治疗癔病的药物。他引用了英国著名医学家托马斯·锡德纳姆（Thomas Sydenham，1624—1689）的研究成果并写道："有些女性，由于某种特异性（体质上的特殊性）非常抗拒治疗癔病的药物。因为这种疗效显著的药物不仅不能让她们摆脱疾病，反而会让她们受到伤害。因此，这种药物不得不被停止使用。希波克拉底曾经说过，违抗自然的旨意是徒劳的。"④ 詹姆斯继续警告说，特异性反应"如此明显而又如此常见，如果不被重视，患者将有可能遭受生命危险"。他还补充说，其他药物和药膏也有可能在易受影响人群中引发类似反应。⑤ 关于食物特异性反应，詹

---

① "特异性"一词不仅经常用于描述个体身体的怪异性，还用于描述个体的性格、思考方式等，甚至常常用于描述某些国家的奇特之处。《时代周刊》（*Times*）和《经济学人》（*Economist*）常用"特异性"来描述爱尔兰人、威尔士人以及法国人某些让人郁闷的习惯："爱尔兰人奇怪的性情令人印象深刻——他们处处流露出特异性……能分给别人去做的事，自己肯定不做；能推到明天去做的事，今天肯定不做；别人有可能为自己去做的事，自己肯定不做。"（"Irish Prospects," *Economist*, October 31, 1846, 1417）。

② Avicenna, "Idiosyncrasies of Diet," in *Excerpts from Classics in Allergy*, ed. Cohen, 39.

③ Robert James, *A Medicinal Dictionary; Including Physic, Surgery, Anatomy, Chymistry, and Botany, in all their Branches Relative to Medicine* (London: T. Osborne, 1743), unnumbered page.

④ Ibid. (emphasis in original), referring to *The Whole Works of That Excellent Practical Physician, Dr. Thomas Sydenham*, trans. John Pechey, 9th ed. (London: J. Darby, 1729), 321.

⑤ James, *A Medicinal Dictionary*.

姆斯唯一提及的例子是甜瓜，尽管它的果肉香甜味美，但食用后却可能导致高热和胃绞痛，这是因为它性"寒湿"，且会"在胃中腐烂"。[①] 詹姆斯认为食用甜瓜后出现疾病症状的原因在于特异性反应，而与体液的特性无关。

与詹姆斯同时代的苏格兰医生威廉·卡伦（William Cullen，1710—1790）将特异性定义为"人体系统特定部位的特殊性"，他同样把特异性与药物或食物偶然引起的反应联系起来。[②] 在《关于药物学的系列讲座》（*Lectures on the Materia Medica*，1773）一书中，卡伦讲述了易感人群是如何对蜂蜜、鸡蛋和螃蟹产生特异性反应的：即便"只有少量的鸡蛋、螃蟹和C"（遗憾的是，卡伦并没有说明C代表哪种食物）也会诱发反应，出现"痉挛症状……这……只能用特异性来解释"。[③] 当时也有医生提到易感人群对牛奶的特异性，但与詹姆斯、卡伦一样，19世纪之前的研究人员并不关注人们对食物的不良反应，他们倾向于对药物引起的奇怪反应进行说明。[④]

19世纪，不论是在医学研究还是在大众文学中，特异性越来越多地与饮食联系在一起。1884年，在伦敦工作的外科医生约翰·哈钦森（John Hutchinson，1828—1913）将特异性描述为"某些个体体质的特殊性。当这种特殊性发展到极致时，初见之下会让人认为无法解释或是几近荒谬。它意味着个体的某种特性呈现出疯狂的状态"[⑤]。特异性生而有之，通常不会随着年龄的增长而"有所改变"。[⑥] 哈钦森解释说，像他这样的外科医生对药物（如奎宁、溴化物、碘化物等）导致的特异性反应比较熟悉，但他们却经常被迫讨

---

① James, *A Medicinal Dictionary*.

② William Cullen, *Lectures on the Materia Medica* (London: T. Lowndes, 1773), 20.

③ Ibid., 52–53, 148–149.

④ Samuel Ferris, *A Dissertation on Milk* (London: T. Cadell, 1785), 146–147.

⑤ John Hutchinson, *Pedigree of Disease: Six Lectures on Temperament, Idiosyncrasy and Diathesis* (London: Churchill, 1884), 22.

⑥ Ibid., 25.

论有关"食物特异性反应"的话题，因为患者经常对这种现象进行咨询。[①] 哈钦森最关注的是鸡蛋引起的特异性反应，因为

> 短短的一段时间里，好几位患者前来就诊，他们……描述了自己剧烈呕吐、情绪沮丧以及腹部疼痛的状况，而且不止一位患者在疾病发作时伴有短暂的视野缺损症状。对此他们感到十分困惑，并找我进行咨询。其中一个案例的患者是一位艺术家，他声称，自己经常会由于看不见而连续几个小时无法作画；通常双眼都会受到影响，而且经常伴随着胃部发热以及腹部不适。鉴于这些症状往往出现在早饭后一至两个小时内，经过详细研究，我确信发病原因在于患者食用了鸡蛋。当我将结论告知患者时，他立刻表示自己也有同样的猜测，但是由于爱吃鸡蛋，所以他纵容自己一个月左右吃一个鸡蛋。在彻底忌食鸡蛋后，他很快就恢复了健康。[②]

其他患者的症状则相当严重，以至于哈钦森怀疑他们是食物中毒。有些人对所有蛋类过敏，即便少量或者含在布丁中也不行；其他人则只对特定鸟类的蛋过敏，或是对以特定方式烹制的蛋过敏。

尽管哈钦森还指出茶叶、鱼、龙虾、红酒等也可能导致饮食特异性反应，但是他对鸡蛋的关注更有意义，原因如下。第一，鸡蛋是经常被提及的引起奇怪反应的食物，而且一直位于过敏原清单前列。[③] 第二，鸡蛋（确切地说是蛋白）经常被早期的实验室研究人员用于过敏研究，这说明鸡蛋易于引发过敏的特性为人所熟知。[④] 第

---

① John Hutchinson, *Pedigree of Disease: Six Lectures on Temperament, Idiosyncrasy and Diathesis* (London: Churchill, 1884), 35.

② Ibid., 35–36.

③ J. C. Dodds, "Idiosyncrasy to Eggs," *JAMA* 16 (1891): 827.

④ 首次进行这种尝试的研究人员可能是法国的生理学家弗朗索瓦·马让迪（François Magendie，1783—1855）。他给兔子注射白蛋白后，引起致命的致敏性反应。详见 *Lectures on the Blood* (Philadelphia: Haswell, Barrington, and Haswell, 1839), 248; Ana Maria Saavedra-Delgado, "François Magendie on Anaphylaxis (1839)," *Allergy Proceedings* 12 (1991): 355–356。

三，由于鸡蛋在烹制和烘焙中极为常见，因此对鸡蛋敏感的人很有可能在不知情的情况下误食鸡蛋。19世纪末的一份美国报纸报道了一个小女孩的故事，她"饮用的咖啡中绝对不能含有鸡蛋"，食用的烘焙食品中哪怕有一丁点儿鸡蛋都会引发过敏。[①] 鉴于人们在烹制食物时随时可能用到鸡蛋，因此，鸡蛋引起的特异性反应尤其难以识别，换句话说，至少在哈钦森看来，医生需要更加谨慎地对待患者的说辞。[②]

哈钦森一方面非常关注鸡蛋引起的特异性反应，另一方面也承认存在着"各种各样的"特异性案例，他认为多数患者都会在某种程度上出现怪异之处。当时医学界对食物与奇怪症状之间的关系有两种不同的看法，哈钦森代表了其中的一种，即相信个体之间存在着差异，并乐于倾听患者对自身症状的描述。更确切地说，有些医生相信的是普遍性的原理或理论，认为它们能够解释大部分临床症状；而哈钦森等医生则热衷于研究并不适用于这些规律的案例，比如与饮食特异性相关的案例。不论是讨论偏头痛、哮喘还是皮肤病，这种普遍性与特异性之间的分歧令人担忧。

偏头痛

1778年，身为医生、植物学家和贵格会传道士的约翰·福瑟吉尔（John Fothergill）向伦敦皇家医生协会（Royal Society of Physicians of London）提交了一篇论文，论述了他对偏头痛的观点。福瑟吉尔认为偏头痛是一种与恶心、呕吐和视觉障碍有关的头痛（这种病症

---

① Rose Terry Cooke, "The Household," *Fort Worth Daily Gazette*, December 6, 1885, 6.

② Hutchinson, *Pedigree of Disease*, 68. 尽管在20世纪，"特异性"一词在很大程度上可以用"过敏"一词来代替，但它有时仍然会出现在医学文献中。在汉弗莱·罗尔斯顿（Humphrey Rolleston）看来，"特异性可以定义为正常个体出现的异常反应，既有可能愈演愈烈，也有可能逐步缓解；简单地说，它描述了个体出现的反常的生理不平衡现象"[*Idiosyncrasies* (London: Kegan Paul, Trench, Trumpner, 1927), 11]。

在英语中被其他医生称为 migraine，bilious headache，hemicrania，blind-headache，megrim 等）。[1] 他本人对这种疾病并不陌生，在他看来，偏头痛十分常见，久坐不动的人比其他人更容易患病。福瑟吉尔强调饮食问题是引发这种疾病的主要原因，并解释道：

> 对某些体质的人来说，有些物质吃上一丁点儿就会导致偏头痛，比如，超出平常比例的融化的黄油、肥肉以及香料（特别是普通的黑胡椒）。肉饼通常包含上述所有物质，据我所知，人们对它的抱怨最多；馅料丰富的烤布丁和类似的食物也是如此。对不同体质的人来说，只要食物中出了一点儿岔子，他们的身体就会饱受折磨……还有一种体质特殊的人群，一旦饮用麦芽酒，几乎必然会发生偏头痛（这也可能与啤酒花的量有关）；同样，苦啤酒非但没有减轻人们的痛苦，反而使这种疾病案例增加了很多。[2]

尽管催吐剂、泻药和矿泉水有助于缓解疾病症状，但福瑟吉尔警告说：

> 也许，我们过于依赖药物学治疗与消化有关的慢性病，认为按照类似病例的处方选药抓药就足以治愈患者。但是，如果我们没有制定与处方互相配合的完整的饮食计划（从种类到数量），药效会

---

[1] John Fothergill, "Remarks on That Complaint commonly known under the Name of the Sick Head-Ach," in *Medical Observations and Inquiries*, ed. Society of Physicians of London (London: T. Cadell, 1784), 6:103; Edward Liveing, "Observations on Megrim or Sick-Headache," *BMJ* 588 (1872): 364. A number of other historical references to allergies of the nervous system can be found in Frederic Speer, "Historical Development of Allergy of the Nervous System," *Annals of Allergy* 16 (1958): 14–20.

[2] Fothergill, "Remarks on That Complaint," 108. 具有讽刺意味的是，福瑟吉尔还认为，巧克力可以替代黄油和面包成为偏头痛患者的早餐（然而在 20 世纪的大部分时间里，医学界一直认为巧克力与偏头痛发作有关）。坚迪尔科尔发现，威尼斯植物学家彼得罗·安东尼奥·米希尔（Pietro Antonio Michiel）提及的西红柿可能引起"眼病与头痛"，让人联想到偏头痛的症状（*Pomodoro!*, 12）。

由于饮食上的疏忽或随意而迅速消失。①

与同时期的许多医生一样，福瑟吉尔进一步提出，细嚼慢咽以及克制暴饮暴食（以每日两餐为宜）不仅有助于治疗"慢性和异常疾病"，也有助于养生。②

一方面，福瑟吉尔关于偏头痛的建议可以作为一般性的饮食指导，具有普遍适用性。社会学家斯蒂芬·门内尔（Stephen Mennell）发现，多数医学教材和入门书籍都会提供饮食建议，告知人们哪些食物不宜食用，哪些食物有益健康。③历史学家肯·阿尔巴拉（Ken Albala）等也详细论述了文艺复兴时期人们为保持身体健康而采用的饮食养生法，这表明欧洲人在很久之前就认为食物与健康之间具有密切的联系。④著名医生乔治·切恩（George Cheyne，1671—1743）撰写的关于神经紊乱的著作《英国病》（*The English Malady*）对后世影响深远。切恩相信饮食对健康至关重要，而且他与福瑟吉尔一样，认为人们食用的食物在特性和数量上应该与自身的生活方式相匹配。身体强健、精力旺盛的人应该食用"清淡的、简单的、偏凉的、低脂的"食物；而"体弱消瘦"之人则应禁忌"粗糙的、丰盛的、高热的食物"。⑤苏格兰政治家、农业学家约翰·辛克莱尔爵士（Sir John Sinclair，1754—1835）撰写了一部研究老年学的作品《健康与长寿的秘诀》（*The Code of Health and Longevity*），在书中，他也同意福瑟吉尔的观

---

① Fothergill, "Remarks on That Complaint," 110–114 (emphasis in original).

② Ibid., 115–117.

③ Stephen Mennell, *All Manners of Food: Eating and Taste in England and France from the Middle Ages to the Present*, 2nd ed. (Urbana: University of Illinois Press, 1996).

④ Ken Albala, *Eating Right in the Renaissance* (Berkeley: University of California Press, 2003), 241–283.

⑤ George Cheyne, *The English Malady* (London: G. Strahan, 1733), viii.

点，指出适度饮食是长寿的要诀之一。① 福瑟吉尔认为有些食物不宜食用（如融化的黄油），其他研究人员也持有类似的看法，并极力支持或反对食用某些食物。19 世纪的医生爱德华·朱克斯（Edward Jukes）在写到肠道疾病时指出，芜菁"食用意义不大，会导致无害的腹泻，价格尚可但营养价值全无"，花生"非常难以消化"，"肠胃脆弱的人应该避免食用"。② 相比之下，他认为牡蛎、生牛奶、树莓和苹果更适宜食用。朱克斯还特别关注由于会导致肠胃气胀等尴尬的生理反应而需要避讳的食物，门内尔也表示这些食物是导致许多人焦虑甚至恐慌的主要原因。③

另一方面，福瑟吉尔对偏头痛特异性的论述让人联想到 19 世纪许多关于食物过敏的争论。首先，福瑟吉尔承认自己患有偏头痛，表明这是临床医生从自身症状出发研究疾病的案例，也预示着未来许多食物过敏学说的支持者与偏头痛之间存在着密切的关联。尽管这种关联有助于在医生与患者之间建立信任与同情，但对于那些轻视临床意义的人而言，这却非常值得怀疑。在这类案例中如何确保临床医生的客观性呢？④ 其次，尽管福瑟吉尔提醒人们不良的饮食习惯（如饮食过量或速度过快）会导致偏头痛，但与此同时，他也强调了个人体质的重要性。换言之，某些人由于与生俱来的体质而无

① John Sinclair, *The Code of Health and Longevity* (Edinburgh: Constable, 1807), 223.

② Edward Jukes, *On Indigestion and Costiveness* (London: Effingham Wilson, 1831), 64–65. 考虑到豌豆与花生有关，因此，朱克斯关于豌豆的警告发人深思："由于吃了没有煮熟的豌豆，或是吃豌豆的时候没有嚼烂，引发胃痉挛继而出现死亡的情形并不少见。""胃痉挛"与过敏性反应并不完全相同，但是它显示出类似反应的严重性。

③ Mennell, *All Manners of Food*, 300–301. 简·格里格森（Jane Grigson）认为，三百年来韭葱之所以被上流社会厌弃，原因在于它们不仅会引起口腔异味，还容易引起肠胃胀气。参见 *Jane Grigson's Vegetable Book* (London: Michael Joseph, 1978)。

④ 19 世纪医生爱德华·利文（Edward Liveing）在对患有偏头痛的医生的客观性进行评价时说道："在这一点上，许多值得信赖的证人（指医生）的证词是比较可靠的，但由于其影响力有限，他们对支持大众流行观点的作用不大。此前，这种作用无疑被严重地夸大了。"[*On Megrim, Sick-Headache, and Some Allied Disorders* (London: Churchill, 1873), 45.]

法食用油腻的食物，比如融化的黄油、肉饼、啤酒花麦芽酒等，否则后果不堪设想。久坐不动的人比其他人更容易患病，但归根结底仍然在于体质的特殊性，因此他们需要在饮食上进行调整，而不是开方吃药了事。

福瑟吉尔认为饮食不当是形成偏头痛的主要原因，这一观点后来对医生和大众产生了深刻的影响。爱德华·利文（Edward Liveing，1832—1919）是英国皇家医生学院的教务主任，他在自己的研究成果中用"megrim"一词来指代偏头痛，对于当时流行的多胆汁食物会导致所谓的胆汁性头痛的观点，他是这样解释的：

> 普通大众根深蒂固地认为，他们中的多数人都是由于这种原因出现头痛……而且患者在发病时往往伴随着干呕和吐胆汁的情形，于是他们更加深信不疑。因此，在倾听这类患者对疾病症状的表述和抱怨时必须格外当心，因为他们往往会使用不严谨或日常随意的表述方式。[①]

利文的一位患者坚信引起自己偏头痛的罪魁祸首是刺激胆汁分泌的食物，更确切地说，是黄油。然而，利文在调查之后认为患者的病因很可能是家族遗传，因为她的姐姐也患有偏头痛。利文还指出，神经衰弱可能也是引起这种疾病的原因之一，这与瑞士医生塞缪尔·奥古斯特·蒂索（Samuel August Tissot，1728—1797）等人的观点不谋而合。[②] 由于当时的医生普遍从饮食角度研究偏头痛的病因，以至于利文首次听说自己的患者"从来……无法从饮食问题或是某种食物中找到发病原因"时，感到非常震惊。[③] 尽管利文相信饮

---

① Liveing, *On Megrim, Sick-Headache, and Some Allied Disorders* (London: Churchill, 1873)，44.

② Ibid., 229; K. Karbowski, "Samuel Auguste Tissot (1728–1797): His Research on Migraine," *Journal of Neurology* 233 (1986): 123–125.

③ Liveing, *On Megrim*, 6.

食可以引发偏头痛，但是他认为这并不是唯一的原因，他还对福瑟吉尔偏重从饮食角度寻找病因的做法提出委婉的批评。一位与利文相识30年的医生，一旦饮酒（包括各类圣餐酒）或是食用烤焦的油酥点心，就会发生偏头痛，然而，"由于长期以来传统思想的影响，很多人会毫不犹豫地否认饮食对发病的影响，不论饮食好坏，皆是如此"[①]。

其他与利文同时期的医生也认为，饮食与偏头痛之间的关系十分复杂且存在争议。在《医学原则与实践》（*The Principles and Practices of Medicine*）一书中，查尔斯·法格（Charles Fagge）和菲利普·派伊－史密斯（Philip Pye-Smith）解释道，尽管当时流行的胆汁理论是体液医学的"遗留产物"，"但是毫无疑问，饮食问题往往是易感人群发病的直接原因……至少有些人总是在食用特定的食物后发生偏头痛"。[②] 法格与史密斯认为，精神、身体以及视觉疲劳等因素最有可能导致偏头痛发作，患者的饮食也同样值得关注，但是没有必要禁止人们食用黄油、奶油等"刺激胆汁分泌"的食物。[③] 爱丁堡医生奥夫利·博恩·肖尔（Offley Bohun Shore）——佛罗伦斯·南丁格尔（Florence Nightingale）的堂兄，也持类似看法。他竭力主张偏头痛患者应该避免"油腻的食物"以及"佐料过多的食物"（如炖菜、油酥点心都含有大量的调味品和酱汁）。[④] 医生在诊治偏头痛时与处理其他疑难杂症并无二样，不仅要尽量顾及患者和普通大众的感受（后者往往将发病原因归结于"饮食问题"），还要兼顾疾病发病机制的理论知识。如何在两者中达到某种平衡，也是治疗食物过敏的医生在整个20世纪所面临的挑战。

---

① Liveing, *On Megrim*, 45, 241.

② Charles H. Fagge and Philip H. Pye-Smith, *The Principles and Practices of Medicine*, 2nd ed. (London: Churchill, 1888), 787.

③ Ibid., 788–790.

④ Offley Bohun Shore, *Domestic Medicine* (Edinburgh: Nimmo, 1866), 9; *Handbook of Domestic Medicine* (London: Bohn, 1855), 254.

哮 喘

还有一些慢性病，同样让患者饱受折磨，让医生束手无策，它们通常也被认为与饮食因素有关。正如马克·杰克逊所概括的那样，长期以来人们一直认为饮食对控制哮喘至关重要。实际上，从中世纪的犹太学者摩西·迈蒙尼德（Moses Maimonides，1138—1204），到患有哮喘的英国医生约翰·弗洛耶（John Floyer，1649—1734），他们在各自的理论著作中都提到了这一点。[①] 迈蒙尼德认为，食物对哮喘既有积极作用，也有消极作用。比如，狐狸肺、腌鱼等食物有助于预防哮喘；而有些"会导致体液黏稠"或"增加积痰"的食物，比如牛奶、奶酪、"新鲜多汁的水果"、辣椒、某些种类的面包、鸭肉与鹅肉，则应该被禁止食用。适量饮酒可以帮助某些哮喘患者缓解病情，过度饮酒则可能会引起哮喘发作。[②] 与之相似，弗洛耶也认为哮喘与体液不平衡有关，声称"没有哪种疾病比哮喘更需要有规律的饮食"。他除了劝诫哮喘患者忌酒，还建议他们避免"会产生黏稠乳糜、导致体液变稠、产生痰和胀气甚至阻碍呼吸的食物，如布丁、面包皮、米饭、豌豆等豆类主食，奶油、奶酪等牛奶制品，以及动物的肢体、肉冻汤和牡蛎等"。[③] 尽管弗洛耶认为哮喘患者可以食用一些肉类（如羊肉、家禽和猪肉等），但他仍然建议他们"简单

---

① Mark Jackson, *Asthma: The Biography* (Oxford: Oxford University Press, 2009), 33–55, 63–65; Moses Maimonides, "Treatise on Asthma," in *Excerpts from Classics in Allergy*, ed. Cohen, 54–55; John Floyer, *A Treatise of the Asthma* (London: Richard Wilkin, 1698), 90–99.

② Jackson, *Asthma*, 33–34. 英国医生托马斯·威利斯（Thomas Willis, 1621—1675）认为，"任何可以导致血液过热、沸腾的因素"都可以引发哮喘，"如身体或大脑的剧烈运动、外部过冷或过热、饮酒、性行为等，有时连床铺过热都有可能导致哮喘发作" [*Pharmaceutice Rationalis: or an Exercitation of the Operations of Medicine in Humane Bodies* (London: T. Dring, C. Harper and J. Leigh, 1679), 83]。

③ Floyer, *A Treatise of the Asthma*, 95–96.

饮食"、定期禁食。①

在此后的几十年中，迈蒙尼德与弗洛耶的哮喘体液学说的影响逐步减弱，但是很多医生仍然相信特定的食物与哮喘的发作存在关联。约翰·米勒（John Millar，1733—1805）、托马斯·威瑟斯（Thomas Withers，1750—1809）和罗伯特·布里（Robert Bree，1759—1839）都曾经发表过有关哮喘的文章，指出饮食会对哮喘产生一定的影响。② 此外，诱发哮喘的原因还包括天气变化、剧烈运动、灰尘、金属和矿物烟尘、便秘、焦虑、疲劳以及精神亢奋等，因此，对哮喘的治疗方式也不尽相同。③ 在一本 19 世纪出版的家庭医学词典中，作者斯潘塞·汤姆森（Spencer Thomson）认为，哮喘的这种"奇特性"意味着"即便是同一种治疗方法，也可能立竿见影，也或许毫无效果"。④ 事实的确如此。况且哮喘的病因一直被归结为"饮食问题"，因此在医学杂志、教科书和家庭医疗手册中，饮食因素被解释为哮喘的发病原因也就不足为奇了。此外，19 世纪哮喘研究权威人士亨利·海德·索尔特（Henry Hyde Salter，1823—1871）在

---

① Floyer, *A Treatise of the Asthma*, 98. 弗洛耶的著作发表两百多年后，一份纽约报纸刊登了一名年轻的波兰移民的故事。主人公住在新泽西州纽瓦克市，由于治疗哮喘的各种努力均告失败，她不得不尝试禁食。然而，在这个案例中，禁食的目的在于获得神灵启示，而不是重新平衡体液。参见 "Girl Fasting to Cure Asthma," New York Tribune, October 7, 1904。

② John Millar, *Observations on the Asthma and the Hooping Cough* (London: T. Cadel, 1769), 17, 41, 57, 73, 88; Thomas Withers, *A Treatise on the Asthma* (London: G. G. J. and J. Robinson and W. Richardson, 1786), 52, 101–106; Robert Bree, *A Practical Inquiry into Disordered Respiration* (Birmingham: Swinney and Hawkins, 1800), 144.

③ William Buchan, *Domestic Medicine* (Philadelphia: John Crukshank, Robert Bell, James Bell, 1790), 406–408.

④ Spencer Thomson, *A Dictionary of Domestic Medicine and Household Surgery* (London: Griffin, 1859), 43. 并非所有与汤姆森同时代的医学人员都相信哮喘的治疗方式多种多样。法国科学家、政治家弗朗索瓦·文森特·拉斯帕伊（François Vincent Raspail，1794—1878）倡导"通过吸烟不断吸入莰酮"[Domestic Medicine (London: Weale, 1853), 49, 101]。在 20 世纪末、21 世纪初，有些医生建议通过各种各样的香烟（从烟草、半边莲到碳酸钾、曼陀罗）治疗哮喘。参见 Mark Jackson, "'Divine Stramonium': The Rise and Fall of Smoking for Asthma," *Medical History* 54 (2010): 171–194.

其著作中也使用了这种解释方法。

索尔特是一位医生，在伦敦工作，35 岁时成为同时入选英国皇家医生学院和皇家协会的最年轻的会员。[①] 与许多研究哮喘的医生一样，他本人也是一名哮喘患者。索尔特曾经为医学杂志撰写了大量文章，并于 1860 年出版了《关于哮喘：病理学与治疗》（*On Asthma: Its Pathology and Treatment*）一书，这也是他在哮喘研究方面最重要的贡献。[②] 与汤姆森相似，索尔特着重指出哮喘具有顽固性，在他看来，如何解释哮喘的病原学是医生面临的最大挑战，[③] 这很容易让人联想到福瑟吉尔与利文的偏头痛理论。索尔特强调哮喘发作的原因有两种，一种是受到刺激即时发作（突然发作），另一种则是事先有发作倾向（往往由遗传导致）。[④] 关于前者，索尔特列出了四种发病原因：

进入呼吸道的刺激物
食物刺激（饮食问题）
远端神经元刺激
心理刺激[⑤]

尽管看似简单明了，但实际上每名哮喘患者的病因都有其独特性：

或许没有任何两名哮喘患者的发病原因完全相同，不论是哪种因素，都有人避之不及，也有人毫发无损……我认为哮喘发作的原因是最为变幻莫测的东西，几乎每个病例都有其新奇之处，也有令人费

① Alex Sakula, "Henry Hyde Salter (1823–1871): A Biographical Sketch," *Thorax* 40 (1985): 887–888.

② Henry Hyde Salter, *On Asthma: Its Pathology and Treatment* (London: Churchill, 1860).

③ Henry Hyde Salter, "On the Aetiology of Asthma," *BMJ* 132 (1859): 538.

④ Ibid.

⑤ Ibid., 539.

解之处，若是将发病原因一一罗列出来，数量将会相当惊人。①

在上述所有潜在的发病原因中，最明确的莫过于"哮喘的发作倾向……即个体自出生时就具有的哮喘特异性"②。

索尔特认为，不仅呼吸道刺激物是最常见的导致哮喘发作的原因，其中包括动物毛发（索尔特曾将自己的病症描述为"猫哮喘"）、花粉、烟尘等，饮食问题也是"原因之一，它突显了胃部与肺部之间的密切联系"。③食物不仅在"变质"之后有害，过量食用或在深夜食用同样存在问题，而且以上几种情形都会引发哮喘。④索尔特承认哮喘的发病原因尚无定论，但他坚信哮喘患者为消化不良人群，由于胃部易受刺激而不得不通过限制饮食来缓解身体不适。在他看来，哮喘患者很难拥有"强壮健康、无须特别注意的胃"。⑤因此，除了将居住地搬到远离呼吸刺激物的地方以外，对哮喘患者而言，最好的办法就是通过调整饮食来防治哮喘。⑥

在食物特征方面，容易引起索尔特本人哮喘发作的食物包括"以各种方式腌制的食物……如罐头肉、风干肉、香肠、填料和佐料……腌制姜、蜜汁橘皮、无花果干、葡萄干，特别是杏仁加葡萄干（同时食用后果极其可怕）"。奶酪、果仁、肉饼、咖啡和麦芽酒也被标记为特别容易"引发哮喘"的食物。⑦在谈及需要忌讳的食物时，索尔特的一名患者表示，"一勺腐烂的斯蒂尔顿奶酪等同于一顿大餐"；而另一名患者则表示，他的哮喘是否发作完全取决于他是否

---

① Henry Hyde Salter, "On the Aetiology of Asthma," *BMJ* 132 (1859): 538.

② Ibid., 540.

③ Ibid. 索尔特曾经在其他文章中提道："一位善于观察、勤于思考的医生曾经对我说，他认为食疗是治愈哮喘的唯一方法。"[On *Asthma*, 44 (emphasis in original).]

④ Ibid.

⑤ Ibid.

⑥ Henry Hyde Salter, "On Some Points in the Therapeutic and Clinical History of Asthma," *Lancet* 72 (1858): 223–225.

⑦ Ibid., 472 (emphasis in original).

纵容自己"习惯性地来一杯餐后咖啡"。[①] 索尔特认为，哮喘患者应该避免这类"不健康"的食物，转而选择简单、充分烹制和多样化的饮食；单调而乏味的饮食不仅会造成消化不良，而且会导致哮喘发作更为频繁。由于索尔特提倡哮喘患者每日两餐，因此他们在饮食中更加需要注重营养均衡。[②] 然而，这些普遍规律对于"具有明显的特异性反应的个案"，其效果可能会大打折扣。比如，索尔特的某些患者一旦饮用莱茵和波尔多葡萄酒就会发生哮喘，而其他患者可能只对雪莉酒和波特酒产生反应。[③]

总体来说，与索尔特同时期的研究人员没有过多地关注饮食对于哮喘的影响。从 19 世纪中晚期的家庭医疗手册中可以看出，有些作品明显受到索尔特的影响，甚至几乎逐字逐句地援引他的观点，比如威廉·约翰·罗素（William John Russell）所著的《家庭医药卫生》（*Domestic Medicine and Hygiene*）；其他人则倾向于把哮喘的发病原因归结于潮湿、寒冷的环境、紧张情绪、特殊的空气状况以及其他原因。[④] 尽管如此，饮食问题仍然是哮喘病因的常见解释，在 20 世纪更是如此。

皮肤病

与偏头痛、哮喘相似，19 世纪时皮肤病被归结于各种各样的因素，其中也包括饮食问题。英国约克郡的医生罗伯特·维兰（Robert

---

① Salter, *On Asthma*, 157.

② Ibid., 156.

③ Ibid., 47.

④ William John Russell, *Domestic Medicine and Hygiene* (London: Everett. 1878), 262; J. Kost, *Domestic Medicine* (Cincinnati: Melick and Bunn, 1868), 100; Ralph Gooding, *A Manual of Domestic Medicine* (London: Virtue, 1967), 43; Louis Fischer, "Milk Idiosyncrasies in Children," *JAMA* 39 (1902): 247-249. 至于"特殊的空气状况"，拉尔夫·古丁（Ralph Gooding）描述了几名患者的案例，他们只要在家里某个房间睡觉，就会造成哮喘发作；而在其他房间则完全没有任何问题。

Willan，1757—1812）将荨麻疹（风疹）的发病原因归结于"杏仁、蘑菇、鲱鱼、螃蟹、贝类和龙虾"；1809 年，威廉·蒂尔伯里·福克斯（William Tilbury Fox）在《皮肤病地图册》（*Atlas of Skin Diseases*）中对荨麻疹的发病原因解释如下：

> 心理情绪，神经衰弱（尤其是由于超负荷工作和精神紧张所造成的），气温的剧烈变化，刺激物在血液内循环（如痛风、风湿以及消化不良患者的尿酸，或血液中的胆汁酸）；外界刺激物对皮肤的作用（如虱子）；性功能障碍导致的反射性刺激；饮食问题，居住环境潮湿等。[①]

在饮食方面，福克斯认为贝类、猪肉、水果、蘑菇和咖啡是最常见的易于引发荨麻疹的食物。[②] 苏格兰医学教授麦考尔·安德森（McCall Anderson）同样认为上述许多食物都会导致风疹发作；同时，他还补充了几种食物，包括坚果、洋葱、大蒜、小麦、可可、猪肉和香肠等。[③] 此外，安德森的一名"医学朋友"表示，山楂、葡萄干、西梅、无花果、大枣、葡萄、豌豆、油酥糕点、茶以及烤饼上的面粉等都会引起他的风疹发作。对他来说，唯一的治疗方式是饮用白兰地或者威士忌，"事实上，如果同时喝着威士忌，那么，前面提到的食物大多都不成问题"。[④] 安德森的一位亲戚写信给他，说自己只要吃到"肉铺卖的肉"，"胃里就会长肿块"；然后，"手腕、

---

① 罗伯特·维兰讲述了一个对螃蟹极为敏感的患者的案例，患者只要闻到螃蟹汤的味道就会产生皮疹。*On Cutaneous Diseases* (Philadelphia: Kimber and Conrad, 1809), 1:306–307. 他还指出，有些患者会因为食用龙虾和蚌类发生致命反应。他的一名同事对甜杏仁"反应强烈"，对焯过的杏仁则没有不适反应。 William Tilbury Fox, *Atlas of Skin Diseases* (London: Churchill, 1877), 7.

② Fox, *Atlas of Skin Diseases*, 6.

③ McCall Anderson, "A Lecture on Nettle-Rash," *BMJ* 1197 (1883): 1107–1109.

④ Quoted in ibid., 1108.

手臂、腹股沟以及其他皮肤敏感部位会出现荨麻疹"；紧接着，喉咙和鼻腔内部会肿大，嗓音嘶哑，喉咙吞咽困难，就像得了感冒一样。[1] 尽管其他家庭成员也患有荨麻疹，但是导致发病的食物却有所不同（如大麦和燕麦等）。[2] 在信中，安德森的这位亲戚甚至得出了一个异想天开的结论，即他对肉类的特异性反应具有独特的科学价值："如果我认为值得，我会在圣神降临周展示我的能力。我要抓住一只肚里空空的鸭嘴兽，吃掉它，然后确定它到底是鸟类还是兽类。"[3]

对饮食与皮肤病之间的关联，人们众说纷纭，但像安德森的亲戚这样对自身的特异性如此笃定，委实罕见。在安德森看来，饮食是引发荨麻疹的重要原因，因此医生在对每一名患者进行诊治时，都需要凭借自身经验以及患者的密切配合来确定究竟是哪里出了问题。[4] 然而，并非所有医生都支持这种做法，很多人对皮肤病（如荨麻疹、紫癜、瘙痒、湿疹等）与饮食特异性之间的关联提出了质疑。这其中有几个原因。首先，皮肤病与哮喘、偏头痛一样难以解释和治疗。多种皮肤病（特别是湿疹）更容易在婴幼儿身上发作，这意味着在婴儿喂养和儿童营养方面可能存在着问题，甚至超出了现有的研究范畴。其次，皮肤科医生往往使用局部药物来治疗湿疹，而不是从饮食上寻找原因，这也预示了 20 世纪皮肤科医生与过敏医生之间旷日持久的争论[5]。最重要的是，皮肤病由饮食诱发的观

---

① McCall Anderson, "A Lecture on Nettle-Rash," *BMJ* 1197 (1883): 1109.

② 在某些地方，草莓被认为是荨麻疹的常见诱因。特别是在草莓被大量食用的"草莓旺季"更是如此。"The Strawberry Season and Its Lessons," *Lancet*, June 20, 1908, 1786.

③ Quoted in Anderson, "A Lecture on Nettle-Rash," 1109.

④ Ibid. 安德森承认，在某些案例中，医生无法找到风疹的发病原因。对于这类棘手的情况，他建议患者进行水疗，或是更换职业。如以上均无法实现，用醋和水进行简单的局部治疗也可以缓解症状。但安德森警告说，局部治疗难以让患者"迅速康复"。

⑤ For example, Rudolph L. Baer, "Correspondence," *Journal of Allergy* 27 (1956): 483–484; Louis Webb Hill, "Editorial: Atopic Dermatitis," *Journal of Allergy* 27 (1956): 480–482; and Louis Tuft, "Correspondence," *Journal of Allergy* 27 (1956): 293–294.

点深受普通民众认可，而这恰恰令许多医生心存疑虑。伦敦医生斯蒂芬·麦肯齐（Stephen Mackenzie）在向解读病理学协会（Reading Pathological Society）提交的发言报告中是这样描述的：

> 恐怕没有哪个研究对象可以媲美饮食与过敏之间的关联（既是诱因，也是疗法），从专业人员到普通大众都各持己见且对自己坚信不疑，特别是，普通大众对这一话题显示出浓厚的兴趣……同时，恐怕也没有哪个话题更能显示出推理的荒谬、对权威的盲从以及教育上的偏重。在对皮肤病进行研究的过程中，我们发现了大量得出错误结论的例子，然而由于医学人员缺乏仔细观察的精神和摆脱束缚自主判断的勇气，以至于浪费了无数次纠正错误的机会。[1]

麦肯齐认为，这种错误观念在对婴儿湿疹的研究中最为明显。婴儿湿疹的原因"一直……被归结于饮食不当，如过早或过多地食用淀粉类食物、过早食用肉类或肉汁、母乳不足或质量不佳以及食用保鲜乳等。毫无疑问，这些饮食必然会带来不良后果，但尚没有证据表明它们与湿疹的发作之间存在着因果关系"。[2] 在麦肯齐看来，将食物作为引发湿疹的罪魁祸首并不会缓解患者症状，而只会对患者的饮食造成极大限制。

其他医生也同意麦肯齐的观点，他们对大众所相信的皮肤病与饮食之间的关系进行了驳斥，指出某些医生的观点仍有待验证。比如，爱尔兰皇家医生学院（Royal College of Physicians of Ireland）的学员沃尔特·史密斯（Walter Smith）问道：

> 人们真的了解饮食对引发皮肤病的影响吗？他们有科学依据

---

[1] Stephen Mackenzie, "The Inaugural Address on the Advantages to Be Derived from the Study of Dermatology," *BMJ* 1830 (1896): 195.

[2] Ibid., 196.

吗？如今，不仅外行人对这种影响坚信不疑，甚至连许多专业人士也对此表示认可。而事实上，很多医生的诊疗方法相对老旧，既缺乏权威的判断，又没有扎实的知识，这就造成了在许多案例中，医生在没有充分依据的情况下出具了正式的诊断意见。[①]

苏格兰医生 W. 阿兰·贾米森（W. Allan Jamieson）承认某些食物（如季节性草莓）会引发荨麻疹以及其他皮肤病，但他不愿意过多地听信患者的说法：

> 我们必须想尽办法来拒绝患者的一面之词，哪怕是从他们的陈述中可以得到大量的信息。因为先入为主的印象以及毫无根据的推理会破坏我们的诊断，而且这些信息必然存在瑕疵。几乎在所有的案例中，患者都会直接把发病原因归结为饮食，然而，我们只要稍加思索就可以判断出饮食的作用（如果存在的话）极为微弱。[②]

贾米森的文章发表后引起了强烈反响。由于对皮肤病与饮食特异性的关系持有不同观点，医学人员分成了明显对立的两大阵营。半数的讨论人员同意贾米森的观点，即与饮食有关的皮肤病的种类屈指可数；其他人则对此进行了激烈的反驳。比如，摩根·道克莱尔（Morgan Dockerell）博士指出贾米森和史密斯的观点非常荒谬，他坚信饮食对多种皮肤病有重要影响。同时，对于是否应该相信患者的观点，讨论人员同样分为两个阵营。拉德克利夫·克罗克（Radcliffe Crocker）博士警告说："在饮食方面，听信患者带有偏见的描述是非常不明智的"。[③] 安德森对此却不以为然。利物浦医生 G.G. 斯托帕

---

① Quoted in W. Allan Jamieson, "A Discussion of Diet in the Etiology and Treatment of Diseases of the Skin," *BMJ* 1822 (1895), 1353.

② Ibid., 1351.

③ Ibid., 1353.

德·泰勒（G.G. Stoppard Taylor）表示："不同观点之间的巨大差异令人十分震惊。"[1]

* * *

  泰勒所表达的震惊本身就令人吃惊，这不仅是因为围绕食物过敏的论战即将拉开序幕，事实上早在"过敏"一词诞生（1906 年）之前，有些医生已经发现食物引起的奇怪反应令人困惑、费解，并为此争论不休。更重要的是，20 世纪导致医生之间发生重大分歧的许多食物过敏问题，早在数百年前已经出现在关于饮食与奇怪症状的关联讨论中。医生应该如何利用普遍的饮食健康规律来平衡患者的个体差异呢（如体液、体质以及特异性等）？[2] 对于患有这类慢性病并寻找治疗方法的医生来说（如分别与偏头痛、哮喘进行斗争的约翰·福瑟吉尔与亨利·索尔特），他们的经历会在多大程度上影响他们对这些疾病现象的认知呢？同样，相较于医学理论对发病原因的解释，患者自述（如安德森罗列的一系列案例）什么时候开始占了上风呢？最后，人们普遍认为饮食与慢性病之间存在关联，医生应该如何看待这类观点呢？他们会得到启发还是受到干扰呢？从食物过敏早期的历史可以看出，20 世纪前医生们一直努力解答这些问

---

[1] Quoted in W. Allan Jamieson, "A Discussion of Diet in the Etiology and Treatment of Diseases of the Skin," *BMJ* 1822 (1895), 1353.

[2] 19 世纪，美国医学界在疾病与诊治方面，经历了由强调个体特征到重视疾病普遍规律的逐步转变，参见 John Harley Warner, "From Specificity to Universalism in Medical Therapeutics: Transformation in Nineteenth-Century United States," in *Sickness and Health in America: Readings in the History of Medicine and Public Health*, ed. Judith Walzer Leavitt and Ronald S. Numbers, 3rd ed. (Madison: University of Wisconsin Press, 1997), 87–101。换言之，这一时期的美国医生认为疾病现象与个人体质密切相关。医生不得不去了解大量关于患者疾病史的信息，并相应地提供个性化的治疗方案。到了 19 世纪 80 年代，随着细菌学说与生理学的发展，治疗方法日益具有普遍性，即从面向特定患者变为面向某种疾病。这种观点的转变无疑对许多疾病的治疗都大有裨益，但它对于治疗与食物特异性有关的慢性的、棘手的疾病作用不大。

题；到了 20 世纪，这些问题仍将继续困扰他们的接班人。

在结束关于食物过敏前传的话题之前，还需要对回顾式诊断进行补充说明。正如前文所述，医学史学家使用不同时代的医学术语进行回顾式诊断存在很多风险。这种尝试极具误导性，很可能会造成以现在为中心（即以仅适用于当下的方式解读历史概念），同时也会导致人们忽视更加有意义的问题，比如，过去的医生在实践中是如何解释和治疗这些慢性疾病的呢？如今，食物过敏研究迫在眉睫的问题之一是相关的流行病学（特别是近几十年来发病人数快速增长），因此，对 20 世纪以前食物过敏是否为常见疾病进行研究也在情理之中。那么，事实真的如此吗？

或许这个问题更适于进一步细化为两个问题：在 20 世纪以前食物过敏常见吗？如果是的话，那么它是医生经常诊治的疾病吗？前一个问题的答案很有可能是相当肯定而又略带谨慎的"是的"。尽管没有证据表明，当时这类奇怪反应的比例不亚于 20 世纪上半叶食物过敏的比例，然而显然当时由食物引起的特异性反应极为常见。正如前文所述，20 世纪前与饮食和健康相关的问题范围很广，从食物中病原体的蔓延到营养不良等，这意味着对于除了中产阶级与上流社会以外的普通大众来说，对特定物质产生的奇怪反应并不是迫在眉睫的问题。

对于上面所提的第二个问题，答案则相对复杂一些。显而易见，许多医生相信某些食物引起的特异性反应可以体现在很多慢性病的症状中，比如哮喘、偏头痛以及皮肤病等。此外，还有一种可能性是，人们在对某些食物产生不良反应甚至遭受致命危险时，会直接选择避开这些食物，并从不寻求医生的帮助。这在安德森的亲戚"鸭嘴兽先生"写的信中可见一斑。他丝毫未就自己厌恶吃肉的问题寻求医生的指导，相反，他似乎非常了解自身的特异性反应。普通大众关于饮食特异性的观点得到迅速传播（有些医生对此颇有微词），这一点也可以作为佐证。20 世纪，这类通过控制饮食进行的自我诊断与自我治疗经常发生，使得食物过敏流行病学变得更加复杂。

即使没有回顾式诊断，当"过敏""致敏性"等术语在世纪之交出现时，对这类现象进行研究的专业人员显然并非从零开始。早在"过敏"一词出现以前，食物过敏现象已经普遍存在，不论医生还是患者，更不用说普通大众，对饮食与健康之间的关系，特别是对那些难以解释和有效治疗的慢性病，都有各种各样的看法。与之前的几个世纪相比，20世纪所形成的过敏定义、理论、政治学和经济学可能会完全改变人们对食物不良反应的认知方式，但是很多可能影响讨论结果的核心问题会依然存在。

第二章
食物扮演的角色

定义精神疾病存在风险。2013 年，美国精神病学协会（American Psychiatric Association，APA）在一片争议声中出版了第五版《精神疾病诊断与统计手册》。这本手册引起了许多争议（对于这本精神病学的"圣经"而言，这种情况并不少见），然而人们讨论的焦点在于，手册中精神疾病的种类竟然增长得如此之快。[①] 在 19 世纪 50 年代，一名精神科医生只需要应对 128 种诊断结果，而如今的精神科医生则需要面对 300 多种选项。其中包括比较普通和长期存在的疾病，比如精神分裂症（也有人质疑其可信度），以及非常棘手的疾病；比如破坏性情绪失调障碍（从精神病学角度对情绪化进行解读）。[②] 这是否意味着如今的人类更加疯狂？人们是否应该对精神科医生如何定义精神疾病进行更多的思考呢？

一方面，精神疾病种类剧增仅仅反映了精神病学领域的变化。在过去的 40 年中，在这一领域占统治地位的研究方法经历了从精神

①　Herb Kutchins and Stuart A. Kirk, *Making Us Crazy: DSM: The Psychiatric Bible and the Creation of Mental Disorders* (New York: Free Press, 1997).

②　R. D. Laing, *The Divided Self: An Existential Study in Sanity and Madness* (London: Tavistock, 1960); Angela Woods, *The Sublime Object of Psychiatry Schizophrenia in Clinical and Cultural Theory* (Oxford: Oxford University Press, 2011).

分析法到生物精神病学的变化：前者是将精神疾病按组分类，并逐步减少常规类别的数量；后者则倾向于区分它认为不同的每种精神疾病，反映其特定的神经机能障碍。① 另一方面，精神疾病的剧增释放出一种强烈的信号，即许多曾经被认为正常的行为特征如今被归于病态行为。历史学者爱德华·肖特（Edward Shorter）认为，精神疾病的蔓延很可能反映了人们越来越难以适应生活中的社会心理压力；其他人则认为，各种政治、经济、人口、哲学和科技因素对于产生（或创造）新的精神疾病起到了主要作用。② 不论是以上哪种情况，加之历史上某些重要精神疾病的变化（如歇斯底里症、同性恋以及多重人格障碍等），可以说过去几十年中精神疾病的判断标准已经明显放宽。事实上，世界卫生组织（World Health Organization, WHO）预测，在未来的几十年内精神疾病将成为全球范围内最常见的疾病。③

食物过敏的定义

人们对食物过敏有统一的看法吗？流行病学预测明确显示，在全球范围内，越来越多的人对食物过敏。多发性硬化症与克罗恩病等其他免疫系统疾病日益增多，意味着免疫功能障碍发病率的普遍上升可能有深层次原因，然而与精神疾病一样，如何定义食物过敏

---

① 当然，有些疾病后来逐渐不再列入《精神疾病诊断与统计手册》中，最著名的是同性恋。美国精神病学协会一直将同性恋认定为精神疾病，直到 1980 年出版了《精神疾病诊断与统计手册》（三）之后，才将其从常规类别中删除（1986 年该手册修订后，自厌型同性恋也被删除）。

② Allan Young, *Harmony of Illusions: Inventing Post-Traumatic Stress Disorder* (Princeton, N.J.: Princeton University Press, 1995); Edward Shorter, *A History of Psychiatry: From the Era of the Asylum to the Age of Prozac* (New York: Wiley, 1997); David Healy, *The Antidepressant Era* (Cambridge, Mass.: Harvard University Press, 1997); Matthew Smith, *Hyperactive: The Controversial History of ADHD* (London: Reaktion, 2012).

③ World Health Organization, *Mental Health Atlas* (Geneva: World Health Organization, 2011).

食物的心机

对于确定患病群体具有重要作用。[1] 正如精神科医生和普通大众对于如何定义各种精神疾病存在大量分歧，使得人们对精神疾病发病率的预测存在不确定性，长期以来过敏医生与其他医生也在为食物过敏的定义争论不休。20 世纪关于食物过敏定义的争议往往围绕两大主题。

首先，同时也是最重要的，人们能够在多大程度上证明假定的食物致敏反应会引发潜在的免疫机制；换言之，是否有证据能够证明免疫系统出错并对异性蛋白采取了生理保护措施，就像接触到有害的病原体而产生的保护性免疫反应一样。有些医生认为（显然并不包括所有的医生）只有符合上述标准，才能把对食物的异常反应解读为食物过敏。当找到这类证据时，这种反应通常会被称为"真正的食物过敏"；[2] 当证据不足时，这种反应会被认为是"食物不耐受"而不予理会。[3] 有些医生则反对这种狭义的、从免疫学角度做出的定义，他们倾向于从广义上定义食物过敏，在他们看来，要么是这类证据的重要性被人为夸大了，要么是对用来证明"真正的食物过敏"的免疫机制理解不当。免疫系统的运作方式可谓是非常神秘复杂的，因此致敏反应可能不仅表现为免疫功能障碍。

这些差异背后存在着另一个问题，即有关食物过敏的临床经验与实验室研究结果之间的矛盾与冲突。通常来说，临床医生并不在意患者的症状属于"真正的食物过敏"还是"食物不耐受"，他们更关注的是究竟哪种食物存在问题，然后对症下药，从患者的饮食中去掉这些食物。相反，实验室研究人员则密切地关注患者的症状，以便准确地找出食物过敏背后作用的免疫机制，并对免疫和人体生

---

[1] Mark J. Tullman, "Overview of the Epidemiology, Diagnosis, and Disease Prevention Associated with Multiple Sclerosis," *American Journal of Managed Care* 19 (2013): S15–20; J. Burisch and P. Munkholm, "Inflammatory Bowel Disease Epidemiology," *Current Opinion in Gastroenterology* 29 (2013): 357–362.

[2] Walter R. Kessler, "Food Allergy," *Pediatrics* 21 (1958): 523–525.

[3] Ibid.

理学的相关情况进行解读。尽管曾经有大量临床医生对食物过敏进行调查研究，也有许多医生相信在实验室获得的认知有助于改进临床实践，然而从过去到现在，围绕食物过敏定义的纷争显然一直受到理论与实践之间巨大差异的影响。比如，在第二版《食物过敏与食物不耐受》（*Food Allergy and Intolerance*）的前言部分，编者提出"更好地理解内脏的'具体部位'及其与免疫系统之间的关系"，将有助于改进食物过敏的临床治疗。他们还认为在某些案例中［如系统性念珠菌病，一种有争议的与肠易激综合征（IBS，一种常见的肠道疾病）相关的酵母菌感染］，"尽管概念可能存在问题，不过根据经验进行饮食管理能够有效治疗这种疾病"。[1] 念珠菌和某些症状之间的关系可能从未通过实验得到证明，但是对于临床医生和患者而言，当他们发现旨在抑制真菌生长的食疗方案确实能够缓解症状时，有没有实验室证据都变得无关紧要了。

这种理论与实践之间存在巨大差异的例子还出现在《关于食物不耐受与食物厌恶的报告》（*A Report on Food Intolerance and Food Aversion*）中，这是 1984 年由英国皇家医学院与英国营养基金会联合委员会共同发表的报告。委员会提出了三个定义，以描述个体对食物的异常反应：

- 食物不耐受："对特定食物（或原料）产生的不舒服的、可反复发作的反应，既缺乏心理根据，也没有已知的生理基础"；
- 食物过敏：食物不耐受的一种形式，"对某种食物或者成分产生的异常免疫反应"；
- 食物厌恶："在食用某种食物时出现的心理问题，如果食物伪装成其他形式则没有问题"。[2]

---

[1] Jonathan Brostoff and Stephen J. Challacombe, "Preface to the Second Edition," in *Food Allergy and Intolerance*, 2nd ed. (London: Saunders, 2002), x.

[2] Royal College of Physicians/British Nutrition Foundation, "A Report on Food Intolerance and Food Aversion," *Journal of the Royal College of Physicians* 18 (1984): 83–123.

这些定义看起来简单明了，但有些过敏医生认为，"即便如此，临床医生仍然难以做出诊断"，导致"食物致敏反应案例不断增长，发病原因或归结于农业、工业上的食物加工程序，或归结于化学物质的使用（以促进动物生长、腌制或保存需要配送的食品原料与产品）"。① 换言之，官方定义在纸上看起来很明确，但是在实践中难以应用，不仅造成食物过敏案例快速增长，而且导致人们对致敏反应的深层次原因产生了许多"未被证实的猜测"，大多源于对环境以及新近出现的文明病的担忧。②

此外，在围绕食物过敏的种种争论中，由于临床医生倾向于从狭义上定义食物过敏，造成了后来这种疾病在流行病学上的重要性受到忽视。比如，在 20 世纪 60 年代初期，一些医生曾试图对不同类型的"超敏反应"进行说明，③ 其中一个原因就是出自对"过敏一词使用不准确"的担心。④ 英国免疫学者盖尔（P. G. H. Gell，1914—2001）与库姆斯（R. R. A. Coombs，1921—2006）就此描述了四种类型的超敏反应：

- 致敏反应，指立即释放药理活性物质，比如组胺，并引起免疫反应；
- 细胞溶解，细胞表面的抗原与抗体发生结合，造成该细胞被破坏；
- 炎症，由于抗原或抗体过多而引起；

---

① Michael M. Marsh, "Intestinal Pathogenetic Correlates of Clinical Food Allergic Disorders," in *Food Allergy and Intolerance*, ed. Brostoff and Challacombe, 267.

② Ibid.

③ 在 20 世纪的前 20 年中，"致敏反应"与"过敏"这两个词的用法与含义发生了很大的变化。本书还用了更具有普遍性的"超敏反应"一词来描述免疫系统对外来物质发生过度反应的现象。

④ Mark Jackson, *Allergy: The History of a Modern Malady* (London: Reaktion, 2006), 122.

● 与细胞相关的反应，由白细胞（而不是抗体）调节产生的滞后
反应。[1]

　　尽管盖尔和库姆斯的分类得到广泛认可，但对于食物过敏与食物不耐受所涉及的四种反应，保守的过敏医生坚决要求进一步对食物过敏的定义进行限定，他们往往忽略第二种、第三种和第四种反应，只关注第一种反应，即致敏反应。[2] 正如上述例子所示，在历史上食物过敏的定义一直受到传统过敏医生的操控，以适应他们预先形成的关于过敏的概念。

　　食物过敏的定义为什么会引发如此之大的争论与分歧？又为什么会如此棘手？为了更好地解释这些问题，人们有必要追溯到"过敏"与"致敏反应"两词刚刚出现的19世纪末及20世纪初。从20世纪初直到今天，围绕食物过敏发作次数所进行的种种争论，一直以出现在20世纪前十年的过敏定义观点为基础，提出这些观点的代表人物包括法国医生、生理学者里歇，奥地利儿科医生冯·皮尔凯以及鲜为人知的爱尔兰医生弗朗西斯·黑尔（Francis Hare，1858—1928）。[3] 从许多方面来看，这些研究人员的个人及专业背景有所不同，受到同僚的尊重与赏识程度也各不相同。里歇是一名在实验室工作的生理学者，出身于一个知名的科研工作者家庭，并于1913年

---

① P. G. H. Gell and R. R. A. Coombs, *Clinical Aspects of Immunology* (Oxford: Blackwell, 1963), 317; William E. Fickling and Duncan A. F. Robertson, "Immunologically Mediated Damage of the Gut," in *Food Allergy and Intolerance*, ed. Brostoff and Challacombe, 296–299; Jackson, *Allergy*, 122.

② Fickling and Robertson, "Immunologically Mediated Damage of the Gut," 296–299; Jackson, *Allergy*, 124.

③ 在"过敏"与"致敏反应"这两个词出现的几十年前，这些概念，特别是关于炎症与"自我破坏"的观点，已经出现在许多研究人员的著作中。参见 Ohad Parnes, "'Trouble from Within': Allergy, Autoimmunity, and Pathology in the First Half of the Twentieth Century," *Studies in History and Philosophy of Biological and Biomedical Sciences* 34 (2003): 425-434。

因在致敏反应方面的工作成果获得诺贝尔生理学或医学奖。冯·皮尔凯是一名儿科医生，平时也从事学术研究，他所发明的"过敏"一词历经近 20 年才被医生广泛使用。[1] 1929 年，他与妻子一同自杀，原因至今是个谜。[2] 而三人中名气最小的黑尔是一名身兼多职的临床医生，从伤寒症到酗酒的治疗，都在他关注的范围之内。一些食物过敏医生与临床生态学者认为，黑尔是食物过敏及其分支——临床生态学真正的创始人。尽管里歇、冯·皮尔凯与黑尔之间存在着许多差异，但他们的理论与猜想为食物过敏出现之后的诸多争论制定了规则。最重要的是，他们把传统过敏医生与思想更加自由的过敏医生区分开来，前者倾向于从狭义上看待食物过敏，而后者则认为食物过敏是慢性疾病的普遍原因。到了 60 年代，临床生态学者提出，食物过敏显示了走向工业化的人类与自然环境之间完全脱节的现象。

本书将在后文讲述自食物过敏出现以来直到 20 世纪末，里歇、冯·皮尔凯与黑尔的思想对过敏医生理解、诊治食物过敏所产生的影响。过敏（以及食物过敏）在西方医学快速变迁的时代具有重要的临床意义。这一时期，西方医学走向专业化、专门化并快速扩张，关于医学实践与理论的国际交流日益频繁；更重要的是，在许多案

---

[1] 里歇在某种意义上是文化复兴运动末期的代表人物，他的兴趣极为广泛，包括历史、诗歌、社会主义、和平主义、航空以及唯心论（或者用他自己的话来说，心理玄学现象与其他方面不同，这是对"事物真实的本质"的研究）。里歇曾就此发表文章，并在序言中写道，科学能够为科学现象提供事实（如重力、怀孕），但是它却难以解释这些现象发生的根本原因。1905 年，也就是爱因斯坦的"奇迹年"，里歇特别撰文对物理学进行了嘲讽，他认为这一领域无法解答关于"为什么"的问题。里歇最著名的成就是在一定程度上为如何理解过敏建立了理论基础，但对这种疾病同样难以给出确切的解释，因此，里歇对这类问题的关注耐人寻味。Charles Richet, "Preface," in *Metapsychical Phenomena*, by J. Maxwell (London: Duckworth, 1905), xv–xxii, and *Traites de métapsychique* (Paris: Librairie Félix Alcan, 1922); Jacqueline Carroy, "Playing with Signatures: The Young Charles Richet," in *The Mind of Modernism: Medicine, Psychology, and the Cultural Arts in Europe and America, 1880–1940*, ed. Mark S. Micale (Stanford, Calif.: Stanford University Press, 2004), 217–249.

[2] For some insights into von Pirquet's death, see Jackson, *Allergy*, 52–53; and Richard Wagner, *Clemens von Pirquet: His Life and Work* (Baltimore: Johns Hopkins University Press, 1968), 184–202.

例中，医生为患者所提供的治疗与说明都有明显改进。同时，这也是充满了重大分歧与各种不确定性的时代：新旧思想激烈交锋，临床医生努力将理论创新转化为医疗突破，争论蔓延到全国并愈加激烈。1906 年"过敏"一词诞生，之后不久其他与食物过敏对立的概念也纷纷涌现，并与围绕细菌学、免疫学、生理学（甚至还包括如何有效地获取医学知识）的争论交织在一起。因此，人们对食物过敏的认知融入了更加深刻的甚至是哲学层面的重大问题，如认识论、个体的本质、与健康相关的平衡问题，以及人类与自然之间的关系等。

致敏反应与"体液的人格性"

20 世纪初，"致敏反应"与"过敏"作为医学词汇中新出现的两个术语，一方面对某些临床医学现象进行了说明，另一方面却又造成医学人员对数百年来一直困扰他们的哮喘、花粉症、偏头痛以及食物特异性等现象的理解更为混乱。尽管当时"致敏反应"与"过敏"都被用来描述对昆虫叮咬、花粉、食物以及其他外来物质的致敏反应，但是，无论是在准确的定义方面，还是在免疫、免疫功能障碍和个体特征的含义方面，二者都有明显区别。这种内在差异，以及过敏医生、其他医生与普通大众对这两个术语的用法，对当时围绕食物过敏的种种争论产生了重大影响。

1901 年，受摩纳哥王子艾伯特一世（Prince Alber I）邀请，里歇和他的法国朋友、动物学者保罗·波提尔（Paul Portier，1866—1962）参加了"艾利丝公主号"游艇之旅，并就葡萄牙僧帽水母进行研究，以便为经常被这种水母蜇伤的潜水者、游泳者以及王子本人，研制一种保护性抗血清。[①] 他们在船上为一些实验用的狗注射非致死剂量

---

① G. Mario Rojido, "One Hundred Years of Anaphylaxis," *Allergología e immunología clínica* 16 (2001): 364–368.

的僧帽水母毒素，然后发现这些狗会在第二次注射后死去。[①] 这个发现实属偶然，因为有些狗被二次注射，是为了减少实验所需动物的数量以削减成本；然而它们对不同毒素的不同反应引起了里歇与波提尔的兴趣。[②] 他们在返回巴黎之后继续进行研究，重点关注海葵毒素对狗的影响，并留心观察二次注射带来的后果。同样的现象又出现了。他们还发现，"毒素所引起的死亡通常是缓慢、逐渐发生的"，这一过程最长可达三至四天；然而，在第一次注射以后幸存下来的狗却会"在第二次注射以后的短时间内突然死亡"，即便第二次注射剂量极小，或是与第一次注射相隔时间较长，结果仍然如此。[③] 里歇发明了"致敏性反应"一词来描述这种现象〔取希腊语中的 ana（对抗）与 phylaxis（保护）构成〕。

不久之后，波提尔不再关注致敏反应，转而研究海洋生物学，里歇仍然继续对这种现象进行调查。历史学者伊拉纳·洛依（Ilana Löwy）等人指出，法国生理学者弗朗索瓦·马让迪（François Magendie，1783—1855）早在数十年前就曾发现，兔子在被第二次注射白蛋白后会迅速死亡；罗伯特·科克（Robert Koch，1843—1910）和美国实验病理学者西蒙·弗莱克斯纳（Simon Flexner，1863—1946）也曾经得到过类似的观察结果。[④] 然而，里歇与他们的区别在于，他愿意去探索致敏反应的意义，以及如何利用致敏反应来解决与人体

---

① Ilana Löwy, "On Guinea Pigs, Dogs and Men: Anaphylaxis and the Study of Biological Individuality, 1902–1939," *Studies in History and Philosophy of Biological and Biomedical Sciences* 34 (2003): 403; Paul Portier and Charles Richet, "De l'action anaphylactique de certains venins," *CR Societé Biologie* 54 (1902): 170–172.

② Löwy, "On Guinea Pigs, Dogs and Men," 403.

③ Ibid.; Charles Richet, "Nobel Prize Lecture," December 11, 1913, http://www.nobelprize.org/ nobel_prizes/medicine/laureates/1913/richet-lecture.html (accessed July 8, 2013).

④ Löwy, "On Guinea Pigs, Dogs and Men," 404–405; Stephen R. Boden and A. Wesley Burks, "Anaphylaxis: A History with Emphasis on Food Allergy," *Immunological Reviews* 242 (2011): 247.

生理学、免疫学有关的难题。[①] 不过，这一点却经常被人们忽视。里歇关注的核心问题是人体的独特性，并在实验室环境中以人类最好的朋友为模型进行研究。

洛依由此提出了令人信服的观点，即从里歇用狗进行实验这一事实，可以看出生理学研究人员与免疫学者是如何理解致敏反应和过敏的。由于狗在身体外形和个体特征上比豚鼠等实验对象更容易区分，因此它们会呈现出更加明显的个体差异。对里歇这样的生理学者而言，这种"实验室动物（主要指狗和猫）的个体差异是重要的实验数据"。里歇认为，在实验中狗会经历致敏反应四个独立的阶段，从第一个阶段的轻微瘙痒、打喷嚏到最后一个阶段的致命性心血管、呼吸创伤症状；[②] 而其他狗则不会出现任何症状。他还认为，豚鼠的用处不大，因为"它们对致敏反应极其敏感"，而且经常在注射完成后几秒内出现终末期心力衰竭。[③] 免疫学者和细菌学者经常使用豚鼠等小型啮齿类动物做实验，"在他们的研究中，实验动物的个体差异……与其说是'信号'，还不如说是'干扰'"，当他们需要评估血清在血清疗法（通过注射免疫血清治疗传染病）中的有效性和安全性时，这种实验对象不利于形成一种标准化的、可复制的动物模型。洛依认为，"对不同实验模型的忠实呈现，在很大程度上造成了免疫学所解释的过敏与生理学所解释的过敏出现了越来越大的差异"，意味着那些"希望使'个体独特性'（医学术语为'特异性反应'）研究成为基础科学的正当学科"的科研工作者，最终将会"放弃此前的种种尝试"。[④]

里歇希望他所强调的个体独特性能够在一定意义上与古典医学理论，尤其是与体液说联系起来。1910 年，里歇在国际生理学大会上发言，题目为"关于古代体液说与现代体液说的演讲"（"An Address on

---

① Löwy, "On Guinea Pigs, Dogs and Men," 418–420.

② Richet, "Nobel Prize Lecture."

③ Ibid.

④ Löwy, "On Guinea Pigs, Dogs and Men," 401.

Ancient Humorism and Modern Humorism")。他强调，每个个体"体液独特性"或"化学构成"都非常重要，它们有助于解释为什么在同样的环境中不同的人会对不同的物质产生反应。[1] 食物可能是这些物质之一。洛依认为，里歇对"与食物相关的致敏反应"尤为关注，因为它"证明了……致敏反应不仅仅是实验室中人为操作的结果或是血清疗法带来的医源性副作用，更是一种重要的病理生理现象"。[2] 里歇认为：

> 一直以来，有些人会对芝士、草莓、鱼类、贝类、鸡蛋甚至牛奶过敏。如今看来，这些人在食用这些食物时所出现的症状与致敏反应所导致的结果极为相似，如急性胃痛、呕吐、腹泻、疝气、红疹、荨麻疹、严重的瘙痒，还有心脏不适与高烧等。其实这些都是致敏反应现象，并已经成为常见的病理现象。[3]

因此，食物过敏等疾病既是有趣的临床现象，也有力地突出了个体独特性的重要性，对医学研究人员与临床医生来说具有重大意义。[4] 里歇在 1913 年的诺贝尔奖获奖感言中说道，他提出的体液的个体独特性的理念，

> 是一种全新的想法。直到现在人们还在认为……年龄相同、种

[1] Charles Richet, "An Address on Ancient Humorism and Modern Humorism," *BMJ* 2596 (1910): 924.

[2] Löwy, "On Guinea Pigs, Dogs and Men," 408.

[3] Richet, "Nobel Prize Lecture." Charles Richet, *L' Anaphylaxie* (Paris: Librairie Félix Alcan, 1912), 124–127.

[4] 当时其他的研究人员，如美国生理学研究人员米尔顿·罗西瑙（Milton J. Rosenau，1869—1946）、约翰·安德森（John F. Anderson，1873—1958），在实验室中同样用食物诱发动物的过敏症状，认为这类研究有助于他们了解临床医生的工作："如果有人一旦吃到某种蛋白质就会出现相似的敏感反应，这种现象对于我们研究某些令人关注或费解的案例（比如一吃到海鲜或者其他食物就会习惯性地突然发作，甚至出现严重的症状），是否会有所启发呢？"A Review of Anaphylaxis with Especial Reference to Immunity," *Journal of Infectious Diseases* 5 (1908): 85–105.

族相同、性别相同的个体，从化学的角度来看，他们的体液必定是完全相同的。然而事实并非如此。每个具有生命的个体，尽管与同一物种的其他成员极其相似，但是仍然具有自身独有的特征，因此他才会成为他自己，而非别人。这意味着今后对整个物种的生理学进行研究是远远不够的，医学人员还要从事一种难度极大且鲜为人知的生理学研究，即个体独特性研究。[①]

在职业生涯后期，里歇与他的儿子共同撰写了一本关于食物致敏反应的书。在前言部分，里歇再次强调了个体独特性的重要性："研究结果使我相信，不同的食物致敏案例并不存在一致性。如果医学人员希望全面地了解这个复杂的问题，那么他需要对每个临床案例进行单独研究。"[②]

里歇提出的对个体独特性及其与生理学的关系同时进行研究的观点，让许多食物过敏研究人员深受启发；但是洛依认为，这种研究方法后来未被实验室的研究人员所采用。里歇从免疫学角度对身心关系进行的研究也毁誉参半。里歇本人非常关注心理玄学，或许正因为如此，他与伊万·帕夫洛夫（Ivan Pavlov，1849—1936）等同时期的研究人员对于生理现象中的身心关系显示出浓厚兴趣。[③]19

---

① Richet, "Nobel Prize Lecture." 欧哈·帕尔内（Ohad Parnes）发现，里歇的体液独特性的观点，类似于奥地利精神科医生阿尔弗雷德·阿德勒（Alfred Adler，1870—1937）提出的"心理独特性"的观点，特别是其中的"特异性神经衰弱"（或"心理超敏反应"）的概念（"Trouble from Within"，435-436）。里歇非常关注为什么个体会对不同的外来物质发生不同的反应；同样，阿德勒想要"了解引起各种各样神经质状况的机制是什么"，特别是个体为什么会在安全的环境中出现过度反应。

② Charles Richet, "Foreword," in *Alimentary Anaphylaxis (Gastro-intestinal Food Allergy)*, by Guy Laroche, Charles Richet Fils, and François Saint-Girons, trans. Mildred P. Rowe and Albert H. Rowe (Berkeley: University of California Press, 1930), 22.

③ 里歇对于心灵与身体的关系的关注，有助于解释他为什么喜欢用狗做实验。狗的"智力发展水平很高，是人类驯化得最好的动物"，因此它们必然会成为"生理学实验的牺牲品"。里歇并不是由于铁石心肠才将人类最好的朋友陷入致敏死亡，为了避免误解，本书需要指出的是，里歇为所有用于实验的狗取了名字，当它们在研究的过程中死去时，他也会"悲伤不已"。

世纪末细菌学与疾病特异性研究逐步兴起，还出现了对灵丹妙药的需求；与此同时，医学界仍然非常关注个体对外来病原体的敏感性（因为每个病原菌的种子都需要在肥沃的土壤中才能茁壮成长）。^① 当时的公共卫生改革与健康机构（如英国国家肺病预防协会，National Association for the Prevention of Consumption in Britain）提出，个体的敏感性与情绪状态必然会受到环境状况的影响。^② 历史学者奥特尼尔·德罗尔（Otniel Dror）在研究英美医学后发现，许多科研工作者相信实验动物的情感体验会影响他们的实验结果，随后他们发明了记录、管理和控制这些情绪的方法。^③ 他们还对食物过敏问题进行了深度解读，指出之所以相同剂量的过敏原会导致个体出现不同的致敏反应，是因为患者的各种情绪（包括后来被称为"压力"的情绪）作用的结果。^④

过敏：任何形式的变化了的生物反应

里歇曾经强调，个体独特性（包括心理层面与化学层面）对医学人员了解人体生理学至关重要，并认为可以通过致敏反应对此进行合理解释。尽管里歇本人自信满满（他曾经获得过诺贝尔奖且极具影响力），但是不断出现的超敏反应概念对里歇的观点和"致敏反

① Michael Worboys, *Spreading Germs: Disease Theories and Medical Practice in Britain, 1865–1900* (Cambridge: Cambridge University Press, 2000).

② Ibid., 284; Löwy, "On Guinea Pigs, Dogs and Men," 419.

③ Otniel Dror, "The Affect of Experiment: The Turn to Emotions in Anglo-American Experiment," *Isis* 90 (1999): 205–237.

④ Ben F. Feingold et al., "Psychological Studies of Allergic Women: The Relation Between Skin Reactivity and Personality," *Psychosomatic Medicine* 24 (1962): 195–202; Mark Jackson, "'Allergy *con Amore*': Psychosomatic Medicine and the 'Asthmogenic Home' in the Mid-Twentieth Century," in *Health and the Modern Home*, ed. Mark Jackson (New York: Routledge, 2007), 153–174, and *The Age of Stress: Science and the Search for Stability* (Oxford: Oxford University Press, 2013).

应"一词的使用提出了挑战。洛依解释说，这在一定程度上是由于与里歇同时期的医学人员，比如乌克兰裔法国人、免疫学家亚历山大·拜丝莱德卡（Alexandre Besredka，1870—1940）等，从细菌学与免疫学等不同理论角度对超敏反应进行研究，并摆脱了对生理学的依赖。里歇自称"不折不扣的体液学者"，拜丝莱德卡则忠实地支持俄罗斯动物学家埃利·梅奇尼科夫（Elie Metchnikoff，1845—1916）的细胞理论。梅奇尼科夫"认为免疫本质上是细胞现象"，他强调在免疫防御过程中细胞及其结构发生了变化，但是在这一过程中并没有伴随着抗体的形成。[①]

医学人员为将致敏反应学说应用于临床实践所进行的尝试，以及对超敏反应的临床发现，使得围绕里歇的观点所进行的争论不断发酵。不久以后，在19世纪90年代初，德国生理学者、1901年第一个诺贝尔生理学或医学奖获奖者埃米尔·冯·贝林（Emil von Behring，1854—1917）与日本生理学者北里柴三郎（Shibasaburo Kitasato，1853—1931）合作研制了首个有效的白喉抗毒素血清（含抗体的血清）。采用血清疗法的临床医生发现，有些患者在再次接受抗血清注射后产生了严重的反应（血清病）。[②] 在首个案例中，一名两岁的德国儿童由于发生严重的反应而死亡。由于当时注射白喉抗毒素血清的初衷是为了预防疾病，而不是治疗疾病，使得这场悲剧更加令人心痛。[③] 拜丝莱德卡在《致敏反应与抗致敏反应》（*Anaphylaxis and Anti-Anaphylaxis*）一书中指出，血清病引起了许多家长对血清疗

---

① Jackson, *Allergy*, 29–30; Löwy, "On Guinea Pigs, Dogs and Men," 410; Alexandre Besredka, *L' histoire d' une idée* (Paris: Masson, 1921); and Alfred I. Tauber, *The Immune Self: Theory or Metaphor?* (Cambridge: Cambridge University Press, 1994). 曾获诺贝尔生理学或医学奖的埃利·梅奇尼科夫也曾经提出，乳酸菌能够降低肠道中有毒细菌的数量，让人延年益寿，参见 *The Prolongation of Life: Optimistic Studies*, ed. P. Chalmers Mitchell (New York: Knickerbocker Press, 1908). 梅奇尼科夫本人身体力行，每天喝一杯酸奶。

② Jackson, *Allergy*, 30–31; Alexandre Besredka, *Anaphylaxis and Anti-Anaphylaxis and Their Experimental Foundations*, ed. S. Roodhouse Gloyne (London: Heinemann, 1919), 1–3.

③ Wagner, *Clemens von Pirquet*, 57.

法的质疑，"他们对这种疗法提出了十分严重的指控，细数了因致敏反应造成的、让人唯恐避之不及的灾祸"。[①] 在 20 世纪的最初十年，拜丝莱德卡致力于开发能够有效预防致敏反应并且更加安全的血清治疗技术（拜丝莱德卡将其称为"抗致敏反应"）。他意识到，极低剂量的血清并不总会引起致敏反应；事实上，某些实验动物在多次接受小剂量注射后会产生血清抗体。有些研究人员将这种现象描述为"致敏反应免疫力"。拜丝莱德卡将之称为"抗过敏反应"，字面意思是"对个体保护性抵抗的抵抗"。[②]

从一方面来看，拜丝莱德卡的抗致敏反应理念与当时临床实践中的进展基本保持同步。大体上在拜丝莱德卡进行实验的同时，有些临床医生，比如英国的伦纳德·努恩（Leonard Noon，1877—1913）和约翰·弗里曼（John Freeman，1876—1962）、美国的卡尔·克斯勒（Karl Koessler，1880—1925）和罗伯特·库克（Robert A. Cooke，1880—1960），开始进行让花粉症患者"脱敏"的尝试。他们不断地给花粉症患者注入微量的花粉提取物，再渐渐地增加剂量，然后逐步减轻患者的超敏反应。[③] 伦敦医生艾尔弗雷德·斯科菲尔德（Alfred Schofield，1846—1929）甚至在 1908 年撰写了关于患者如何摆脱鸡蛋过敏的报告。[④] 脱敏过程对于过敏治疗具有重大意义，这也是区别食物过敏与其他过敏临床诊治方法的因素之一。[⑤] 然而，从另一方面

---

① Besredka, *Anaphylaxis and Anti-Anaphylaxis*, 1–2.

② Arthur Silverstein, *A History of Immunology*, 2nd ed. (London: Elsevier/Academic Press, 2009), 188.

③ Jackson, *Allergy*, 74–76.

④ Alfred T. Schofield, "A Case of Egg Poisoning," *Lancet* 171 (1908): 716.

⑤ Jackson, *Allergy*, 56–95; Gregg Mitman, *Breathing Space: How Allergies Shape Our Lives and Landscapes* (New Haven, Conn.: Yale University Press, 2007), 56–62, and "Natural History and the Clinic: The Regional Ecology of Allergy in America," *Studies in History and Philosophy of Biological and Biomedical Sciences* 34 (2003): 491–503. 免疫学者、历史学者阿瑟·西尔弗斯坦（Arthur Silverstein）认为，"脱敏"一词实际上是一种"误称"，因为医生在治疗过程中并没有降低患者身体对过敏原的敏感性，而是创造了具有"阻碍作用"的抗体，使得过敏原不起作用。Silverstein, *A History of Immunology*, 189.

来看，抗致敏反应有别于里歇的观点，它体现了从不同角度对免疫与致敏反应之间的关系的理解。在拜丝莱德卡看来，"致敏反应与抗致敏反应在本质上是相同的……致敏性休克不过是一种突然的、不可控的脱敏反应"。[①] 里歇强调指出，由于抗体的产生，以何种方式接触某些物质会改变个体的化学成分；而拜丝莱德卡则认为，"致敏反应或者免疫反应并不是基于体液抗体的化学成分"，而是反映了"靶细胞对病原菌的接受程度或是对毒素的反应能力"。[②]

尽管拜丝莱德卡在"一战"开始后不再研究致敏反应，但是他所提出的致敏反应与抗致敏反应均属于相同的生理过程的观点，为冯·皮尔凯的研究和"过敏"一词在整个 20 世纪的应用做了铺垫。[③] 冯·皮尔凯是一名奥地利儿科医生，既从事实验研究，又在学术机构任职，他是约翰·霍普金斯大学（Johns Hopkins University）首位儿科教授，并从 1909 年至 1911 年一直担任这一职务，后回到了欧洲。[④] 冯·皮尔凯在他开设的维也纳诊所采用血清疗法，由于诊所的一些小患者饱受血清病折磨，他逐渐对隐藏在血清病背后的运行机制产生了浓厚的兴趣。在与匈牙利儿科医生贝拉·希克（Béla Schick，1877—1967）共同开展的研究中，冯·皮尔凯发现，"血清病的临床特征并不是抗血清的直接产物，引发这些症状的原因是以'抗原和抗体相碰撞'为特征的超敏反应"。[⑤] 尽管冯·皮尔凯承认，"用于预防疾病的抗体同时也可能是引起这种疾病的元凶，这种观点刚开始听起来确实非常荒谬"，但是与拜丝莱德卡一样，他也认为只有在医

① Löwy, "On Guinea Pigs, Dogs and Men," 411; Alexandre Besredka, "Du mécanisme de l'anaphylaxie vis-à-vis sérum de cheval," *Annales de l'Institute Pasteur* 4 (1908): 496–508.

② Löwy, "On Guinea Pigs, Dogs and Men," 412.

③ 更多内容可参见 Jackson, *Allergy*, 10–11, 27–28, 33–44, 52–55。

④ 1921 年至 1922 年冬天，冯·皮尔凯还担任耶鲁大学西利曼学院的讲师。Clemens Pirquet, *An Outline of the Pirquet System of Nutrition* (Philadelphia: Saunders, 1922), 7. 值得注意的是，他在出版的书籍中删掉了名字中的"冯"字，以淡化他的德国姓氏。

⑤ Ibid., 37.

学人员忽视了"免疫与超敏反应之间的相似性"时才会发生这种情况。[①] 为了对正常的免疫反应与病态的免疫反应进行概括，同时将二者联系起来，冯·皮尔凯提出了新的术语——"过敏"，该词来源于希腊语的 allos（改变）与 ergon（反应），意指"任何形式的变化了的生物反应"。[②] 冯·皮尔凯认为，"过敏"一词既涵盖了正常的免疫反应，也包括了异常的免疫反应，并由此衍生了"过敏原"一词，即"一种外来物质，在初次或多次进入身体时导致身体机体的反应发生变化"。[③] 冯·皮尔凯所强调的"初次或多次"接触明显将他与里歇区别开来，后者强调致敏反应往往是在二次接触后造成的。

马克·杰克逊认为冯·皮尔凯首创的"过敏"一词，一方面"便于人们理解……生物反应"；另一方面反映了长期以来临床医生识别的特异性现象，包括由昆虫叮咬、花粉与食物引起的超敏反应等。[④] 这一术语起初受到了严厉的批评，他本人也认可这一点。[⑤] 比如，里歇认为"过敏"一词"毫无用处"；美国免疫学者罗伯特·库克和阿瑟·科卡（Arthur Coca，1875—1959）认为，"过敏"既包括正常的生理性免疫应答，也包括病理性免疫应答，会使人发生混淆，因此，此前通用的"致敏反应"一词更加合适。[⑥] 当时的大多数医生与医学

---

① Clemens Pirquet, *An Outline of the Pirquet System of Nutrition* (Philadelphia: Saunders, 1922), 37–38.

② Ibid., 38; Clemens von Pirquet, "Allergie," *Münchener Medizinische Wochenschrift* 30 (1906): 1457–1458.

③ Quoted in Wagner, *Clemens von Pirquet*, 64.

④ Jackson, *Allergy*, 38; von Pirquet, "Allergie." 冯·皮尔凯将食物超敏反应也列入了过敏最常见的临床表现之一。他在关于如何建立更加有效的儿童营养体系的文章中，尽管提到了一些营养性疾病，却丝毫没有涉及食物过敏。不幸的是，冯·皮尔凯的作品在 20 世纪 20 年代初期发表以后，他所倡导的"皮尔凯营养体系"不仅不受欢迎，还"引发了强烈的抗议"，并被许多人"嘲笑"（这些遭遇有助于人们理解他的痛苦）。其中争议最大的是，冯·皮尔凯建议用"能母"（nem）一词取代卡路里，作为食物营养价值的单位。毫无疑问，与此前的"过敏"一词相比，"能母"没有大获成功。von Pirquet, *Outline of the Pirquet System*; and Wagner, *Clemens von Pirquet*, 152–162.

⑤ Jackson, *Allergy*, 40.

⑥ Ibid. 具有讽刺意味的是，科卡和库克介绍自己的术语更加混淆了过敏的定义。"On the Classification of the Phenomena of Hypersensitiveness," *Journal of Immunology* 8 (1923): 163–182.

研究人员似乎也同意这类批判性意见，至少在 1906 年至 1926 年间，"致敏反应"一词的使用远远超过"过敏"。[1] 由于当时的医学人员对这一术语疑虑重重，免疫体液说与免疫细胞说之争未见分晓，而且里歇作为诺贝尔奖得主自信满满、地位稳固，儿科医生冯·皮尔凯相对来说谨小慎微，这一切造成了直到 20 世纪 20 年代，医生仍用"致敏反应"一词来指代未来将由"过敏"一词取代的病症。[2]

不过，这种偏见终究得以扭转。从一定程度上来说，这是因为过敏作为一种临床专业发展迅速，因此"过敏"一词在临床实践中获得了广泛应用。到了 20 世纪 20 年代中期，"过敏"已经被用于描述各种各样的症状，小到对食物、昆虫叮咬、霉菌的反应，大到哮喘、花粉症等疾病。1929 年，冯·皮尔凯去世；同年，医学界创建了《过敏期刊》（*Journal of Allergy*），并取代《免疫学期刊》（*Journal of Immunology*）成为过敏研究人员发表文章的首选刊物，这有力地反映了"过敏"一词地位的变化。[3] 在食物超敏反应方面，"致敏反应"一词越来越多地（但并非绝对地）与致敏性休克联系在一起。致敏性休克是指一种即刻发作的、有时会危及生命的致敏反应，典型症状为迅速肿胀（尤其是面部、咽喉和胸部）、恶心、皮肤斑疹、心血

---

[1] 比如，通过 PubMed（提供生物医学方面信息的文献数据库）可以发现，在 1906 年到 1926 年间发表的文章中，有 82 篇标题中带有"致敏反应"一词，而研究过敏的文章只有 16 篇。在之后的十年间（1926—1936 年），有 30 篇关于致敏反应的文章，以及 67 篇关于过敏的文章。通过对这类文章的主题进行具体分析可以清楚地看出，随着时间的推移，"致敏反应"一词的使用越来越准确。尽管 PubMed 仅仅收录了部分文章，但它们极具代表性，从中可以看出，该词的用法发生了明显的转变。参见 www.ncbi.nlm.nih.gov/pubmed。

[2] 拜丝莱德卡、朱尔斯·博尔代（Jules Bordet, 1870—1961）和埃米尔·罗斯（Émile Roux, 1853—1933）等研究人员甚至抱怨"致敏反应"一词被用在"与其完全无关的症状上"。Roux, quoted in Kenton Kroker, "Immunity and Its Other: The Anaphylactic Selves of Charles Richet," *Studies in History and Philosophy of Biological and Biomedical Sciences* 34 (2003): 285.

[3] Jackson, *Allergy*, 78–79.

管问题以及呼吸困难等。[①]"致敏反应"一词用法的变化，在 1926 年《加拿大医学协会期刊》（*Canadian Medical Association Journal*）刊登的《食物致敏反应》（"Food Anaphylaxis"）一文的案例中可见一斑：在"吃了四分之一个桃子后"，35 岁的"P 女士"立刻出现了典型的食物致敏反应症状：

> 她口中的水果立刻引起了"蚁行感"（蚂蚁在皮肤上爬行的感觉）以及呕吐。片刻之后，喉咙和胸部出现窒息感，并伴随大口喘息，胸骨深处有"瘙痒感"，心跳显著加快。不久之后患者出现痛苦的鼻炎症状（鼻堵塞和鼻黏液），伴随着眼睑和嘴唇肿大。两到三小时之后，症状减轻，患者感到疲惫、身体虚弱。这种状态一直持续了两到三天。[②]

"P 女士"的医生还提到，患者在食用香蕉、苹果、树莓、核桃和阿司匹林以后也会发生类似反应。该医生还把这些不良反应的发作与患者三年前怀孕时的情形联系起来，当时"她特别想吃新鲜水果，吃得随心所欲，毫无节制"。他还补充说，患者可以食用煮熟的水果，并且没有哮喘、花粉热等其他过敏疾病史。[③]

在临床医生看来，对食物超敏反应中的"致敏反应"一词进行限定后，这个术语更加简单易懂。由于"致敏反应"被严格限定用于致敏性休克病例（恰好是里歇在实验中引起的反应），因此医生会非常清楚某种反应是否属于"致敏反应"。能否做出明确的诊断，在一定程度上取决于食物致敏反应症状（尤其是典型的肿胀）是否易

---

① 与食物过敏有关的肿胀往往并不局限于脸部、喉咙与胸部。1929 年，一则引人注意的报道讲述了一位妇女的故事，她的症状出现在臀部、大腿、左臂上，特别是左脚肿得很厉害，一次是吃了草莓后出现的，另一次则是吃了西瓜之后。参见 H. A. Callis, "Food Allergy: Two Unusual Cases," *Journal of the National Medical Association* 22 (1930): 14–15。

② J. C. Lindsay, "Food Anaphylaxis," *CMAJ* 16 (1926): 58.

③ Ibid.

于识别且是否严重，但更重要的是，患者在食用某种特定食物后会在多短的时间内出现这些症状。由于人们普遍了解食物致敏反应即刻发作的特点，导致许多患者从来不会为这种病症就诊。[①]

然而，临床医生及其患者所面临的问题在于，并非所有的食物超敏反应案例都是致敏反应案例。正如第一章所述，长期以来人们一直把偏头痛、哮喘、皮肤病等慢性疾病与食物特异性联系在一起。这些特异性反应不仅在症状上与致敏反应有所不同，而且它们往往会延迟发作，因此研究人员要证明特异性反应与可疑食物之间的联系就更加困难。比如，在某个案例中，患者在饮用脱脂乳六小时后才出现荨麻疹及肠胃不适的症状，后来脱脂乳被认定为罪魁祸首。[②]在医学报告中，也有进食超过 24 小时以后延迟发作的案例。[③]而且这种"亚急性或慢性疾病"患者所呈现的症状经常与其他疾病的症状相似，这意味着医生在找到真正病因前，很可能会对患者做出一系列不准确的诊断。[④]此外，技术方面的问题也会导致食物过敏比其他过敏更加难以诊断和治疗。然而，造成所有这些难题的深层次原因是里歇与冯·皮尔凯在食物过敏定义方面的分歧。这个分歧引发了旷日持久的争议，至今尚无定论。

到了 20 世纪 30 年代，里歇的"致敏反应"一词已经不再是超敏反应的统称，而是越来越明确地指向食物超敏反应中的致敏性休克，但这并不意味着人们忘记了这个术语的原意。里歇认为致敏反应是指一种明显的病态，它与个体独特的"体液的人格性"密切相关。[⑤]此外，它是病态免疫反应的绝佳案例，即身体对本不应被识

① Warren T. Vaughan, "Minor Allergy: Its Distribution, Clinical Aspects, and Significance," *Journal of Allergy* 5 (1935): 184–196. Vaughan and his distinction between "fortunate" and "frank" sufferers of allergy are discussed in chapter 3.

② Callis, "Food Allergy," 15.

③ Warren T. Vaughan, "Allergic Migraine," *JAMA* 88 (1927): 1383–1386.

④ A. M. Kennedy, "A Note on Food Allergy," *BMJ* 3729 (1932): 1167–1169.

⑤ Richet, "Nobel Prize Lecture."

别为威胁的外来物质，甚至是自身的组织无端发生攻击，如多发性硬化、类风湿性关节炎以及红斑狼疮等。[①] 弗兰克·麦克法兰·伯内特曾就免疫系统做过这样的比喻，致敏反应就是一种身体自己犯错的疾病，它把同盟误认为敌人，把自己误认为非己。[②] 里歇认为致敏反应是与心理独特性相似的体液独特性，"体液中含有大量难以解释的物质……在不同的个体中存在的比例也不尽相同，因此，体液上的差异绝不亚于心理上的区别"。[③] 由此可以看出，里歇认为这类反应的背后毫无逻辑可言，更确切地说，他认为在临床实践中遇到的这类患者往往是自身出了问题，仅此而已。[④]

从许多方面来说，食物致敏从临床角度为里歇的"致敏反应"一词提供了完美的例证。这不仅是因为这类反应所呈现的突发的、强烈的且经常危及生命的症状与实验中狗的反应如出一辙，还因为这两类反应都具有特异性与怪异性的本质特征。同一种物质，对健康群体而言是营养成分，为什么会对其他个体造成不良反应呢？[⑤] 如果身体对蜜蜂叮咬或者血清产生过度反应，或许还能理解……但为什么会是食物呢？不论是"P女士"的桃子还是花生，食物过敏一直是

---

① Parnes, "'Trouble from Within,'" 439–449.

② Frank Macfarlane Burnett, *The Production of Antibodies* (Melbourne: Macmillan, 1941), 126.

③ Richet, "Address on Ancient Humorism and Modern Humorism," 924.

④ 到了1913年，里歇为"致敏反应"一词提供了革命性的解读，他认为这种现象尽管令个人深受折磨，但实际上却能使整个人类受益。致敏反应"是一种保持人类化学完整性（纯洁性）的机制，以免有可能改变人类特性的微生物入侵者带来潜在的伤害"（Kroker, "Immunity and Its Other," 274）。

⑤ 除了最初里歇所提出的猜测，近年来其他人员也对这类反应提出了进化论假说。N. Bottini et al., "Malaria as a Possible Evolutionary Cause for Allergy," *Allergy* 54 (1999): 188–189; P. N. Le Souëf, J. Goldblatt, and N. R. Lynch, "Evolutionary Adaptation of Inflammatory Immune Responses in Human Beings," *Lancet* 356 (2000): 142–144; J. A. Jenkins, H. Breiteneder, and E. N. Mills, "Evolutionary Distance from Human Homologs Reflects Allergenicity of Animal Food Proteins," *JACI* 120 (2007): 1399–1405; A. Daschner, C. Cuéllar, and M. Rodero, "The Anisakis Allergy Debate: Does an Evolutionary Approach Help?" *Trends in Parasitology* 28 (2012): 9–15; and T. A. Platts- Mills, "Allergy in Evolution," *Chemical Immunology and Allergy* 96 (2012): 1–6.

一种令人困惑、恐慌且难以解释的现象，表明了患者自身（或者至少是他们的免疫系统）出现了严重的功能失常。在那些深受里歇的致敏反应理念影响的临床医生看来，问题不仅在于患者的特殊性与特异性，还在于他们的免疫系统失常。食物致敏反应为病理性免疫反应提供了清晰且不容置疑的证据。临床医生在对患者声称的食物不良反应进行诊治时，必须有证据直接表明患者免疫系统功能失常，才可以断定患者确实出现了食物过敏问题，而不是对某种食物不耐受或者反感。尽管致敏性休克以外的症状（荨麻疹、嘴唇肿胀等不太严重的症状）可以为免疫功能失常提供佐证（前提是患者在食用可疑食物后立即出现相应症状），而且某些临床测试也可以为免疫系统的介入提供证据（这一点往往存在争议），但是对于传统过敏医生来说，食物致敏反应逐步成为食物过敏的象征。由于能够引起致敏反应的食物种类有限，传统过敏医生据此得出了这样的结论：食物过敏是具有特定症状的、较为罕见但又非常严重的疾病。

对此，食物过敏医生则不以为然，他们支持冯·皮尔凯的观点，即过敏是"任何形式的变化了的生物反应"。首先，冯·皮尔凯的"过敏"一词具有一定的开放性，涵盖了各种可能出现的症状。这也是思想开明的食物过敏医生不同于传统过敏医生的地方。他们反对将食物过敏限定为突发性的致敏反应，提出任何慢性的、难以用其他方法解释的症状都可能是食物过敏的表现。当食物过敏作为过敏学科的一个分支独立出现在临床实践中时（尽管当时尚未得到正式认可），临床上支持类似论断的证据也在大量增加。冯·皮尔凯的过敏定义在措辞上可能与食物过敏医生的开放性研究不无关系，但他的过敏定义同时涵盖了正常的免疫反应与病态的超敏反应，这一点尤为可贵。这种灵活性还反映出许多食物过敏医生倾向于从"生态学与生物学的角度"看待过敏。随着战后食品加工行业与食用化学品的发展，许多临床生态学者（如西伦·伦道夫等）开始重视引发过敏的环境因素。[1] 换言之，与深受里歇影响的传统过敏医生不同，食物过敏医生不仅将过敏视作病态的免疫反应，还认为这是"在环境与生态遭受大规模破坏时，身体在面临危险的情况下做出的完全恰当的保护性反应"。[2] 这种将过敏视为"文明病""进步病"的观点还引发了对人类合理膳食的激烈讨论，并受到了广泛关注。[3] 比如，英国精神科医生理查德·麦卡尼斯（Richard Mackarness，1916—1996）在《别全放在心上》（*Not All in the Mind*）中提出了"石器时代饮食法"，认为人类尚未具备足以匹配农业大发展的食物消化能力（如小麦和牛奶），因而导致了许多无法解释的慢性健康问题，其中也包括了他在书名中所暗示的心理疾病。[4] 含有谷物、乳制品、精制糖和化学物质的工业化饮食并不会使每个人都出现超敏反应，但这种现象警告人类，所谓的文明饮食法存在着潜在的威胁，或者从广义上来说，人类与环境之间还存在着隔阂。

疾病中的食物因素

尽管冯·皮尔凯的过敏定义本身极具开放性，但是在许多人看来，伦道夫、麦卡尼斯等医生还是严重夸大了冯·皮尔凯的原意。不过，由于长期以来人们一直用"过敏"一词来比喻各种令他们极

---

[1] Jackson, *Allergy*, 43. 安妮·玛丽·穆林（Anne Marie Moulin）认为，冯·皮尔凯大而全的定义难以持续。Anne Marie Moulin, *Le dernier langage de la médicine: Histoire de l'immunologie de Pasteur et Sida* (Paris: Presses Universitaires de France, 1991), 391. 但在许多食物过敏医生和临床生理学者看来，这个定义完全没有问题。

[2] Jackson, *Allergy*, 23. 这种想法并不局限于食品添加剂，还包括污染的空气中的微粒、现代家庭与办公场所的化学物质，以及渗入土壤和饮用水的农药。Michelle Murphy, *Sick Building Syndrome and the Problem of Uncertainty: Environmental Politics, Technoscience, and Women Workers* (Durham, N.C.: Duke University Press, 2006); Mitman, *Breathing Space*.

[3] Jackson, *Allergy*, 23; Charles E. Rosenberg, "Pathologies of Progress: The Idea of Civilization at Risk," *Bulletin of the History of Medicine* 72 (1998): 714–730.

[4] Richard Mackarness, *Not All in the Mind: How Unsuspected Food Allergy Can Affect Your Body AND Your Mind* (London: Pan Books, 1976).

度厌恶的事物，这种夸大倒也不足为奇。[①] 还有更重要的一点是，冯·皮尔凯（更不用说里歇）并非是世纪之交唯一被食物过敏医生（尤其是临床生态学者）推崇的理论家。在 1902 年里歇描述致敏反应以及 1906 年冯·皮尔凯发明"过敏"一词之前，黑尔出版了两卷《疾病中的食物因素》（*The Food Factor in Disease*，1905），对食物过敏医生与临床生态学者造成深远影响。黑尔生于都柏林，在纽卡斯尔接受教育，是一名内科医生。黑尔曾经在布里斯本总医院担任外科住院医生助手，在澳大利亚查特斯堡医院担任院长，后来又在贝肯汉姆诺伍德疗养院（位于伦敦南部，收治瘾君子和酗酒者）当院长。[②] 由于在布里斯本总医院使用冷水浴疗法"战胜了"伤寒，再加上他对患者身体情况关心备至，黑尔在 19 世纪 80 年代已经小有名气。[③]

黑尔对伤寒的治疗方法有两点可取之处，这两点对他有关"疾病中的食物因素"的研究产生了一定的影响。首先，从黑尔提倡的冷水浴疗法可以看出，他注重为高烧的伤寒患者降低体温。尽管他的批评者和许多患者都认为这种疗法"令人生厌"，"野蛮"而"粗暴"，但他仍然坚持认为，对伤寒患者而言，"体温过高本身就是危险之源"，由此解释了他采取这种"残酷的治疗方法"的原因。[④] 一方面，黑尔对体温的关注反映了当时的医学人员对炎症的担忧；事实上，最初提出这种担忧的是德国病理学家朱利叶斯·科恩海姆（Julius Cohnheim，1839—1884）与卡尔·魏格特（Carl Weigert，

---

① 比如，西约克郡奥西特市的一家咖啡厅，店主是一名黑人，她发现来店里的人总会诧异于她的肤色，并对此感到反感，于是在门上贴了一则告示："对黑人过敏者勿入。" "Ossett Café Owner 'Warns' Customers She Is Black," *BBC News*, July 10, 2013, http://www.bbc.co.uk/news/uk-england-leeds-23260860 (ac- cessed July 18, 2013).

② "Francis Hare: Noted Physician Passes," *Brisbane Courier*, March 20, 1929.

③ Ibid; F. E. Hare, *The Cold-Bath Treatment of Typhoid Fever* (London: Mac-millan, 1898).

④ Hare, *Cold-Bath Treatment of Typhoid Fever*, v–ix, 1–5.

1845—1904）。[1] 另一方面，这也预示了黑尔对营养学上的高血质的关注（高血质是古典体液学理论中的一种疾病，特征是饮食过度，来源于希腊语 pureia）。高血质是由于食物摄入与能量消耗之间的不平衡造成的（如在剧烈运动的过程中），并呈现出各种慢性症状。[2]黑尔认为营养或食物能量过剩就像体温过热，可以解释许多慢性的、原因不明的健康问题，而"含碳"的食物，比如糖、淀粉、酒精和碳水化合物等，问题尤为严重。黑尔认为患者往往对这类含碳的食物有强烈的食欲，并把他们对这类食物的兴趣与酗酒者的酒瘾相提并论（这是他在诺伍德疗养院时经常提及的话题）。[3] 食物过敏医生深受黑尔的影响，他们后来将过敏患者对致其发病的食物的欲望解释为一种"食物上瘾"；正如黑尔的观察结果，这会导致患者进入一种恶性循环，即大量摄入糖分和淀粉食物，然后逐步出现慢性疾病症状。[4]

　　黑尔还强调，他之所以支持使用冷水浴疗法治疗伤寒，这在很大程度上源于临床经验，而与任何理论知识无关。相传黑尔对热病的研究得益于威廉·奥斯勒爵士（Sir William Osler，1849—1919）、卡尔·冯·利贝麦斯特（Carl von Liebermeister，1843—1901），尤其是德国医生恩斯特·勃兰特（Ernst Brandt，1827—1897），但黑尔还是认为，"对于这项工作，我唯一的资质在于我本人所积累的大量经验，我已经为 2000 余位热病患者进行过诊治"。[5] 然而，或许是由于冷水浴疗法所遭受的质疑，黑尔在启动新的重点工作并开始研究饮食与疾病之间的关系时，努力脱离这种单纯的归纳法。黑尔曾在介绍《疾病中的食物因素》时声称要在临床归纳与理论演绎中保持平

---

[1]　Parnes, "'Trouble from Within,'" 432–433.

[2]　Francis Hare, *The Food Factor in Disease* (London: Longmans, Green, 1905), 1:3.

[3]　Francis Hare, *On Alcoholism: Its Clinical Aspects and Treatment* (London: Churchill, 1912).

[4]　Theron G. Randolph, *Environmental Medicine: Beginnings and Bibliographies of Clinical Ecology* (Fort Collins, Colo.: Clinical Ecology, 1987), 79–81.

[5]　Hare, *Cold-Bath Treatment of Typhoid Fever*, vii.

衡，但同时又强调，自己的主要目标是建立一种以生理学为基础的理论，以便解释他的观察发现。归纳法与演绎法之间的矛盾是食物过敏史上反复出现的主题，这两种观点的对立也鲜明地体现在美国两大过敏机构中，即美国过敏学者学院与美国过敏学会。像黑尔这样的临床医生以及阿瑟·科卡这样的食物过敏医生，非常希望就饮食与疾病之间的关系创建一种理论，而某些过敏医生如约翰·弗里曼和本·范戈尔德（Ben F. Feingold，1899—1982），则积极寻求在临床经验总结与实验室实验结果之间达到某种平衡，但是他们对于在多大程度上达到平衡仍然存在争议。[①]

虽然黑尔"采用的是归纳法"，不过事实上，他的代表作中有大量的案例分析（附录共收录了 86 个病例，篇幅超过 100 页），这些临床病例对他的推崇者产生了重大影响。[②] 许多临床医生逐渐意识到食物是引发各种令人费解的慢性疾病的罪魁祸首，黑尔也是突然开始关注"疾病中的食物因素"的。1889 年，黑尔在澳大利亚治疗一名超重的男性患者（体重在 95 公斤到 100 公斤之间），在为患者制定的食谱中，黑尔限制摄入脂肪、碳水化合物和酒精，鼓励他多吃蛋白质。[③] 之后黑尔与这位患者失去了联系，直到两年后在北苏格兰与他偶遇。这位患者

> 告诉我，从那以后他一直严格遵循我开的饮食处方，但这并不是因为肥胖，当时他的体重已经下降到 69 公斤到 76 公斤之间；他之所以这样做是为了周期性头痛不再发作。那时我才第一次知道，

---

① Arthur F. Coca, *Familial Nonreaginic Food-Allergy* (Springfield, Ill.: Thomas, 1943); Jackson, *Allergy*, 90–91; Matthew Smith, *An Alternative History of Hyperactivity: Food Additives, and the Feingold Diet* (New Brunswick, N.J.: Rutgers University Press, 2011), 15–35.

② 黑尔后来还在书中承认，他的高血质理论几乎完全是以间接证据为依据的。Hare, *The Food Factor in Disease*, 1:vi, 360–361; Randolph, *Environmental Medicine*, 84.

③ 这类低碳水化合物、高蛋白的饮食法由来已久，近来主要有阿特金斯饮食法（Atkins diet，诞生于四十多年前）和南海滩饮食法（South Beach diet）。

他自从孩提时代就患有严重的头痛，每隔一个月、三周或是两周就会发作一次。尽管看了许多医生，也吃了许多药，他的病情却始终没有缓解，后来索性就不再看医生了。[1]

黑尔起初认为，患者在接受饮食处方后"偏头痛"有所缓解只是一种巧合，然而不久之后他遇到了另一位患者，"自从开始饮食疗法之日起，他的偏头痛再也没有发作过，但是在中断治疗两周以后，偏头痛再次复发，并且从那时开始不定期发作。当时他除了饮食外，其他习惯都没有改变"。[2] 因此，黑尔断定至少某些偏头痛案例为"食物疾病"，"原因是日常食物中的某种物质未被组织消化，并在血液中不断累积，导致身体每隔一段时间定期发作一次"。[3] 有一次，黑尔"严肃地考虑"了高血质的临床意义，他认为"这一研究有助于将大量孤立的、令人费解的临床发现联系起来并进行解读"。[4] 在撰写《疾病中的食物因素》之前，黑尔一直为患者开具低脂、低碳水化合物的饮食处方，并已经积累了六年的经验。他声称："在我看来，这些案例成效之快、效果之明显是难以超越的。"[5]

黑尔还指出，由于饮食不当而引起的高血质与大量的慢性疾病有关，包括哮喘、痛风、湿疹、肥胖、消化不良、黏膜炎（感冒）、癫痫等，还有一系列的精神疾病。比如，黑尔的一位患者是"上了年纪的先生"，他抱怨自己"患有严重的精神抑郁"。这位老人——

> 胃口极佳，而且从他当时没有任何不适症状来看，他的消化能力很强。老人的早餐先是粥、加糖的牛奶，然后是鸡蛋和培根，也

---

① Hare, *The Food Factor in Disease*, 1:2.

② Ibid. (emphasis in original)

③ Ibid., 3.

④ Ibid., 4.

⑤ Ibid., 2:376.

可能是排骨或牛排，还有面包、黄油和橘子果酱。他越抑郁，早餐吃得越多……结果，他的抑郁进一步加重。黑尔给他制订了清淡的（即少碳水化合物的）早餐：不喝粥，不吃糖或面包；可以吃一小块排骨或牛排，或是一个鸡蛋加一点培根；再加上不超过半盎司的吐司。患者改变饮食结构后，抑郁症状立刻消失了，而且再也没有复发。①

黑尔所倡导的食物与精神疾病之间存在关联的观点，早在 20 世纪头五年已经在其他医生（特别是儿科医生）的著作中有所反映，这标志着一场关于食物过敏与精神疾病的关系的激烈争论即将开始。②

　　为了进一步完善自己在高血质方面的研究结果，黑尔还参考了许多医生撰写的关于饮食与慢性疾病的关系的著作。神经科医生赛拉斯·韦尔·米切尔（Silas Weir Mitchell，1829—1914）建议通过禁食或牛奶餐来治疗神经衰弱，黑尔对此进行了探讨；此外，他还引用了约翰·福瑟吉尔和爱德华·利文对偏头痛的研究结果，以及亨利·海德·索尔特对哮喘的研究。黑尔凭借一己之力，对专研不同疾病的研究人员的饮食假说进行整理，寻找其中的关联，并将其与自己的临床经验相对照，最后综合而成一个包罗万象的理论，解答了食物会引起许多截然不同的慢性疾病的原因。正因为如此，黑尔被许多食物过敏医生尊为这一学科真正的奠基人（当然冯·皮尔凯与里歇也功不可没）。③ 不过，如果对黑尔的高血质理论进行分析，人们会发现它与食物过敏概念形成的过程很少有相似之处（除了同样将许多疾病归结于饮食原因以外）。首先，黑尔并没有从免疫学或是毒理学的角度看待高血质，反而在很大程度上从古典的体液不平衡理

---

① Hare, *The Food Factor in Disease*, 2: 213–214.

② B. Raymond Hoobler, "Some Early Symptoms Suggesting Protein Sensitization in Infancy," *American Journal of Diseases of Children* 12 (1916): 129–135.

③ Randolph, *Environmental Medicine*, viii, 80, 191.

论出发分析这种疾病，除了开具饮食处方外，他还建议患者锻炼身体。黑尔特别提到，各种形式的医疗放血或是非故意放血（如月经或是单纯地流鼻血）有时会自然缓解疾病症状（对偏头痛与精神疾病治疗而言更是如此）。[1] 气候变化与禁食也会让患者的症状有所好转。[2] 然而，之后的食物过敏医生并不关注这些差异，他们仅仅注意到黑尔关于食物与慢性疾病的关系的观点，即许多令医生及其患者束手无策的慢性疾病是由饮食问题引起的。比如，西伦·伦道夫曾经对黑尔取得的成就津津乐道，他认为黑尔"在这一时期，几乎观察了过敏、生态病引起的各种各样的局部与全身的症状表现，这显然是极其了不起的成就"。[3]

有时饮食疗法并不起作用，对此黑尔往往会归咎于患者。比如，35 岁的"B 女士"患有偏头痛，然而，即便饮食疗法比常规的药物疗法效果更好，她却不愿意控制饮食。对此黑尔写道："她当然清楚自己有能力避免疾病症状（头痛），但与持续的饮食控制相比，她选择了间歇性的头痛惩罚。"[4] 在另一个偏头痛案例中，患者中止了饮食疗法，因为"她对症状的改善很容易感到满足，并且不断打破本应遵守的饮食规则"。[5] 有些患者认为，黑尔的饮食建议容易遵循，但是达到他所要求的运动量却相当不易。一名哮喘患者抱怨道，走在墨尔本"又长又无趣的大街上"感觉"一点儿都不愉快"。然而，一旦他没有按照治疗要求完成傍晚行走，很快就会感到不舒服。[6] 黑尔还指责患者在疗效不佳时易于冲动、缺乏耐心，甚至对医生产生怀疑。[7]

① Hare, *The Food Factor in Disease*, 2:86, 215, 360–364.

② Ibid., 72, 368, 374.

③ Randolph, *Environmental Medicine*, viii, 89.

④ Hare, *The Food Factor in Disease*, 2:407–408.

⑤ Ibid., 413.

⑥ Ibid., 430.

⑦ Ibid., 435, 436–437.

这些失败的案例表明，只有患者与医生充分配合，饮食疗法才能发挥作用。在黑尔看来，首先患者要提供"准确的生平疾病史……从婴儿时期开始"。尽管黑尔声称，除了"彻底的体检"以外，这种"生平疾病史也必不可少"，但是他也承认，后者"对于诊断来说，不像从前那样对医生那么重要"。[①] 类似的对患者病史的依赖也出现在其他食物过敏医生的临床治疗中，他们无法像诊治其他过敏的过敏医生那样，使用许多新型的诊断工具。

黑尔的初衷是创建一种理论来解释高血质，但《疾病中的食物因素》一书却向后来的食物过敏医生与临床生态学家展示了知识归纳法的价值。这些案例单独来看缺乏说服力，集中到一起却非常令人信服。不论是伤寒、哮喘还是酗酒，都可以从黑尔的上千个案例中寻找到答案。为了使这种归纳法更加有效，黑尔认为有必要对每位患者的病史、身体状况和嗜好进行全面研究，最后归纳出具有普遍性的答案：冷水浴能够治疗伤寒，低碳水化合物和运动锻炼能够缓解偏头痛，逐渐减少饮酒比直接戒酒的效果要好一些。对于饮食不当为什么会引发偏头痛、癫痫或抑郁的问题，黑尔给出的答案可能回归到了古典体液说，不过尽管如此，黑尔仍然强调食物才是重要的致病因素。对于食物过敏医生与临床生态学者来说，黑尔提供了令人信服的证据，证明饮食是所有慢性疾病研究的起点。

＊　＊　＊

耐人寻味的是，到了"一战"初期，里歇、冯·皮尔凯与黑尔不约而同地远离了归纳研究法，里歇专注于唯心论，冯·皮尔凯转而研究儿童营养学，黑尔开始治疗酗酒者和瘾君子。这种巧合是三位学者为数不多的相似点之一，他们在对特异性问题开展研究时采取

---

① Hare, *The Food Factor in Disease*, 2:393.

了完全不同的角度和方法。对于里歇而言，他的医学发现迅速得到了认可，并因此于 1913 年获得诺贝尔奖。作为一名生理学者，他认为特异性反应证明了人类（与狗）均具有独特的体液特征（与心理特征极其相似），是由个体与环境相互作用而形成的。致敏反应可能是一种病理免疫反应，但是它也清晰地表明，每个人类个体在生理学上都是独一无二的。从这个意义上来说，致敏反应理论是对与细菌学说相关的简化论和决定论的反击，在这一时期被奉为灵丹妙药。但是，不论是广义上的致敏反应（20 世纪初的二十年间一直如此），还是里歇所概括的特定的临床现象，这些理念均有其局限性，尤其在食物过敏方面更是如此。在传统过敏医生看来，里歇提出的致敏反应理论，以及后来的"致敏反应"等术语，限定的只是由于饮食问题而发生的一些病理反应。如果这些案例是"真正的食物过敏"，必须出现突发的、严重的反应，最重要的是，还必须清晰地表明免疫系统的介入。尽管从里歇最初发表致敏反应方面的文章开始，食物过敏的概念就一直存在，然而在过去的二十年中，随着花生过敏（典型的食物致敏反应）案例的急剧增长，这类概念再次出现在人们的视线中。

相比之下，冯·皮尔凯将"过敏"定义为"任何形式的变化了的生物反应"，这为后来的食物过敏医生开启了更加广阔的视角，来研究食物引起的奇怪反应。[①] 尽管冯·皮尔凯首创的"过敏"一词（及其准确的定义）终将被医学界所接受，但这一过程用了二十年之久。起初，冯·皮尔凯在使用被奉为灵丹妙药的血清疗法治疗儿童患者时，发现这种疗法存在风险，于是开始关注超敏反应。他对过敏的理解，一方面受到亚历山大·拜丝莱德卡的观点的影响，即免疫包括保护性免疫与病理性免疫；另一方面则是源于他在维也纳担任临床

① Michelle Jamieson, "Imagining 'Reactivity': Allergy Within the History of Immunology," *Studies in History and Philosophy of Biological and Biomedical Sciences* 41 (2013): 356–366.

医生的经验。冯·皮尔凯被称为"天才"，正因为他具有"聪明的想法和突然出现的灵感"，他才能够把血清病与食物特异性以及其他外来物质联系起来，不过这同样归功于他的临床经验。[①] 冯·皮尔凯发现，预示着血清病的"剧烈的、发痒的、类似于荨麻疹的皮疹"，与由于"草莓和甲壳类动物"特异性反应而引起的症状比较相似；他在临床实践中曾多次遇到过这类反应。[②] 同样，与"致敏反应"一词相比，临床医生最终选择了定义更为灵活的"过敏"一词，因为它从表面看来能够解释多种慢性疾病。在 20 世纪二三十年代，食物过敏医生逐步积累了大量的临床证据，证明了食物过敏的临床意义，而冯·皮尔凯的定义的适用性也得以充分展现。

尽管黑尔关于食物和疾病的关系的理论与免疫学无关，而且许多食物过敏医生直到"二战"以后才读了他的《疾病中的食物因素》（西伦·伦道夫发现很难找到这本书），然而，他的理论最终还是对许多医生（尤其是对临床生态学感兴趣的医生）产生了巨大的影响，他们在诊断食物过敏案例时往往会忽视免疫系统的介入。[③] 伦道夫、麦卡尼斯等临床生态学家对黑尔的高血质体液理论兴趣不大，他们感兴趣的是他的食物上瘾理论，以及他所提出的大量难以治疗的慢性疾病（包括精神疾病）与饮食有关的观点。临床生态学家希望能够把食物过敏的根源以及他们所推断的人类与环境的关系理论化，但与此同时，他们也佩服黑尔的临床实践经验，并希望能够复制他的经历。最终，黑尔的崇拜者认为，最重要的是能够帮助患者缓解身体的不适症状，而不是验证理论的正确性。

尽管背景与职业均有所不同，但是里歇、冯·皮尔凯与黑尔创建的理论与术语，为 20 世纪过敏领域长期存在的争论奠定了基础。尽

---

① Wagner, *Clemens von Pirquet*, 56, 63.

② Ibid., 56, 65.

③ Randolph, *Environmental Medicine*, 81–82.

管在随后的几十年中，科技、经济与政治因素也对这些争论产生了巨大的影响，但是围绕食物过敏的每一场争论都与如何定义过敏、如何在临床实践中应用过敏的定义有关。致敏反应指的是狭义上的食物过敏，局限于某些反应乃至特定的食物反应。传统过敏医生更看重里歇的致敏反应理论，他们认为食物过敏的比例被严重夸大了。而冯·皮尔凯的定义则拓展了过敏领域，其中涵盖了大量的疾病症状（特别是各种慢性疾病）。尽管这一定义遭到传统过敏医生的百般阻挠，但许多医生仍然坚信食物过敏是广泛存在的临床现象，并坚持使用这一定义。此外，还有些医生（包括20世纪60年代远离了过敏研究的临床生态学者）甚至认为冯·皮尔凯的"过敏"一词也有所欠缺，因而，他们从免疫系统理论转向了黑尔的理论。他们相信黑尔通过归纳法得出的观点：食物对许多慢性健康问题都具有重要作用，其中也包括精神疾病。根据定义的不同，食物过敏的意义也会发生很大的变化。

第三章

最奇怪的病症

这可不能吃！

海伦·摩根（Helen Morgan，1904—1989）在其1939年出版的《这可不能吃！》（*You Can't Eat That!*）一书中提出："一个新的时代即将来临——医学界将会承认，即便简单的食物也会引起疾病暴发，轻则造成皮疹，重则导致死亡，症状各异。"[①]这部作品被《美国医学协会杂志》（*Journal of the American Medical Association*）勉强冠以"关于食物过敏的另一著作"。摩根是宾夕法尼亚州家政学家、诗人，她在描述这种情况时说道：

> 把"这可不能吃"挂在嘴边的人已达数百万之多。他们一直大胆地坚持自己的说法，并得到了医生的支持（然而十年前，率先对"饮食风尚"冷嘲热讽的也是医生）。如今，医生们认识到过敏患者对某些食物高度敏感，也就是说，他们对常见的、无害的食物的反应和大多数人不同。一个人如果患有过敏，吃一口西芹就可能肿成

---

① "Book Notices," *JAMA* 113 (1939): 446; Helen Morgan, *You Can't Eat That! A Manual and Recipe Book for Those Who Suffer Either Acutely or Mildly (and Perhaps Unconsciously) from Food Allergy* (New York: Harcourt, Brace, 1939), 3.

气球，吃了巧克力坚果圣代就可能出现皮疹。①

摩根指出，很多曾对食物过敏避之唯恐不及的"冷酷而傲慢的"医生，如今却对它表现出"热血青年般的热情"。他们认为"医学上的一些疑难杂症"有望找到"灵丹妙药"，解决"癫痫、口腔溃疡、消化不良、关节炎、感冒、神经炎、鼻窦炎、唇疱疹、结膜炎"等健康问题。② 尽管摩根承认上述症状并不一定都与过敏有关，而且很多人认为食物过敏就像"麻将牌和编织物"一样平常，但是她坚持认为，即使是轻视食物过敏疾病的医生也不得不承认，美国患有食物过敏的人口超过 7%。③

　　《这可不能吃！》本质上是一本食谱，不过，它对于 20 世纪前几十年中，临床医学与普通大众围绕食物过敏所进行的种种讨论和争论，总结得相当到位。摩根准确地描述了普通大众对于食物过敏的"强烈兴趣"，以及很多医生对这种狂热的忧心忡忡。她还明确地指出，在食物过敏案例中，医生仍然极其依赖患者的想法来确定导致过敏的食物。"医生会坦率地告诉患者，没有患者的配合，医生会完全没有头绪。过敏治疗对患者配合程度的要求远胜于其他任何疾病。医生是福尔摩斯，患者必须得是华生，诊治过程就像一个游戏，然后得到结果。"④ 摩根承认，食物过敏经常被认定为"文明病"，"敏感人群"为此饱受折磨，那些"比普通人更加脆弱、更加文明的人"深受其害。同时，摩根还指出，这种"怪异且难以理解"的医学现象可能伴随着人类的起源而出现。具有讽刺意味的是，这种高

①　Morgan, *You Can't Eat That!*, 3; Donna St. George, "Helen Morgan Brooks, 85, a Poet and Teacher for Many Years," *Philadelphia Inquirer*, October 19, 1989, http:// articles.philly. com/1989–10–19/news/26115824_1_poetry-collection-poems- family-and-love (accessed August 8, 2013).

②　Morgan, *You Can't Eat That!*, 5, 25.

③　Ibid., 4–6.

④　Ibid., 28.

度敏感性"从未超越祖先在丛林中生存的本能……尼安德特人正是依靠这种本能嗅到老虎靠近的气息"。[1]

尽管摩根提出的食物过敏出现于史前的说法有些夸张，但是她确实抓住了食物过敏的本质：矛盾性、复杂性与分裂性。她还创造性地提出以患者为中心的理念，并描述了医生对于难以确诊食物过敏原因的挫败感，以及在做出正确诊断后却找不到"替代食物"的无力感。[2] 为摩根的作品写序的是梅奥诊所的胃肠病医生、医学专栏作家沃尔特·克莱门特·阿尔瓦雷斯（Walter Clement Alvarez，1884—1978）。他在序言中指出，食物标签往往存在着不完整、不准确以及过于混乱等现象。[3] 摩根表示，食物过敏患者的"病情可能会得到缓解"，但是他们仍然会感到"受到很多限制，并因此影响心理健康。比如家人冲向草莓酥饼或是视线瞄向西瓜时，食物过敏患者会突然生闷气"。[4] 此外，他们还要应对由于特殊的饮食而引起的羞耻感，因为"多数美国民众反对人们限制饮食"，认为他们"虚弱、神经质或自以为是"。更糟糕的是，很多医生认为声称自己患有食物过敏的人实际上患有疑病症，并因此建议他们咨询精神科医生。《这可不能吃！》旨在为食物过敏患者提供帮助，让他们在这个冷漠无情而又充斥着危险食物的世界，能够应对营养方面和情感方面的困难。

从很多方面来说，《这可不能吃！》出版前后的数十年间正是食物过敏研究与临床应用的高峰。尽管围绕食物过敏的争论高潮迭起，但在此后的数十年间，医学界却一直难以对这一阶段的特点进行总结。摩根和阿尔瓦雷斯发现，虽然有些医生以怀疑的眼光审视声称患有食物过敏的人，但是传统过敏医生将这类症状完全视为心理作用的情形并不多见。而且，从阿尔瓦雷斯愿意支持摩根的作品这一

---

① Morgan, *You Can't Eat That!*, 5–6.

② Ibid., 7.

③ Walter C. Alvarez, "Foreword," in *You Can't Eat That!*, by Helen Morgan, xv.

④ Morgan, *You Can't Eat That!*, 7.

点也不难看出，在20世纪三四十年代，食物过敏话题在美国医学界已经具有一定的地位。

阿尔瓦雷斯对食物过敏的兴趣可能源于他本人对鸡肉的过敏反应，而梅奥诊所的创始人之一威廉·梅奥（William Mayo，1861—1939）则对棉花籽油过敏。从两位医生对上述诊断结果的接受程度可以看出，对很多颇具影响力的医生而言，食物过敏可以为一些疑难杂症提供合理解释。[①] 阿尔瓦雷斯由于研究食物过敏而受到一些同行的指责，但梅奥却鼓励他继续研究并撰写研究成果，阿尔瓦雷斯等人也不负所托。[②] 事实上，梅奥本人的棉花籽油过敏极其严重，他甚至不能去餐厅或者别人家里就餐。在20世纪30年代以及40年代初期，除了数百篇相关医学文章的发表外，食物过敏还成为大量书籍的主题：食谱类书籍（如摩根的作品）；以普通大众为目标的科普书籍，如沃伦·沃恩（Warren T. Vaughan，1893—1944）所著的《过敏：最奇怪的病症》（*Allergy: Strangest of All Maladies*）；还有教科书类，如艾伯特·罗（Albert H. Rowe，1889—1970）撰写的作品等。[③] 从1910年起，很多报纸的健康专栏作家也开始探讨这一话题，如巴特尔克里克疗养院的创始人兼谷物早餐发明者约

[①] Walter C. Alvarez, *Incurable Physician: An Autobiography* (Kingswood: World's Work, 1963), 64, 148. 除了胃肠疾病，阿尔瓦雷斯认为自己的鸡肉过敏问题还会引发疲劳、神经紧张以及做噩梦等症状。

[②] Ibid., 148; Walter C. Alvarez, *How to Help Your Doctor Help You When You Have Food Allergy* (New York: Harper, 1941); "Puzzling Nervous Storms Due to Food Allergy," *Gastroenterology* 7 (1946): 241–252; and "The Production of Food Allergy," *Gastroenterology* 30 (1956): 325–326.

[③] Myra May Hass, *Recipes and Menus for Allergics: A Cookbook for the Harassed Housekeeper* (New York: Dodd, Mead, 1939); Warren T. Vaughan, *Allergy: Strangest of All Maladies* (London: Hutchinson, 1942); Albert H. Rowe and Albert H. Rowe Jr., *Food Allergy: Its Manifestations and Control and the Elimination Diets, a Compendium with Important Consideration of Inhalant (Especially Pollen), Drug, and Infectant Allergy* (1931; Springfield, Ill.: Thomas, 1972); Albert H. Rowe, *Clinical Allergy Due to Foods, Inhalants, Contactants, Fungi, Bacteria and Other Causes* (London: Baillière, 1937), and *Elimination Diets and the Patient's Allergies: A Handbook of Allergy* (London: Kimpton, 1941).

翰·哈维·凯洛格（John Harvey Kellogg，1852—1943），约翰·霍普金斯大学医学生、儿童专家伦纳德·基恩·赫什博格（Leonard Keene Hirshberg）。他们认为食物过敏是引起呼吸、胃肠和皮肤疾病的原因。[①]

1933 年，《美国兽医协会杂志》（*Journal of the American Veterinary Medical Association*）中的一篇文章讲述了医学史上最离奇的食物过敏案例，一头在白令海峡被捕的海象幼崽由于对牛奶过敏而出现了健康问题。这头名为"玛丽"的小海象在被送到圣选戈动物园后，由于动物园没有海象奶，而且也不了解"海洋哺乳动物母乳"的构成，因此饲养员每天喂它 24 罐每罐 400 多毫升的炼乳奶，导致小海象出现了流口水、结膜炎、分泌黏液、胃痛、出皮疹、脱毛、呼吸不均匀等症状。当不再喂这种炼乳奶后，再加上玛丽开始长牙并逐渐能够食用鱼和甲壳类动物，它的"症状迅速缓解了"，很快成为动物园"深受欢迎的明星"，甚至还出现在电视节目中。[②]

食品行业迸发的商机也反映出人们对食物过敏的认识与日俱增。食品商开始迎合那些对主食（如小麦、鸡蛋、谷物、牛奶等）过敏

[①] 凯洛格对食物过敏的兴趣似乎源于以其他营养学为基础的健康咨询实践与理论。"Good Health Question Box," *Evening Public Ledger* (Philadelphia), November 16, 1917. 赫什博格撰写了很多健康咨询类书籍，并为全国多家报纸的医学专栏供稿，他在事业上成绩显著。"Dr. Hirshberg Gets 4 Years in Prison," *New York Times*, May 12, 1923; and Leonard Keene Hirshberg, "Beauty, Only Skin Deep, Is Divine Stamp of Health, That Needs Preservation," *Washington Times*, May 24, 1915; "Why You Eat Some Foods with Pleasure and Are Unable to Enjoy Others," *Washington Times*, May 31, 1916; "Nature Provides Means to Conquer Bacteria and All Their Poisons," *Washington Times*, August 7, 1916. 当然，也有些健康专栏作家同样关注食物过敏，不过他们的言辞要温和许多。"Notes and Gleanings," *New York Times*, July 13, 1913; William Brady, "Health Talk: Eczema," *Ogden (Utah) Standard*, March 17, 1917; Uncle Sam, M.D., "Health: Hay Fever, Asthma, Hives, Etc.," *Ogden Standard*, August 10, 1920; "Causes of Asthma," *Times* (London), January 16, 1929.

[②] C. R. Schroeder, "Cow's Milk Protein Hypersensitivity in a Walrus," *Journal of the American Veterinary Medical Association* 83 (1933): 810–815. 关于狗的食物过敏案例参见 R. Povar, "Food Allergy in Dogs (A Preliminary Report)," *Journal of the American Veterinary Medical Association* 111 (1947): 61–63。

的人群。[①] 摩根写道：

> 在加利福尼亚州奥克兰市有一家面包店，供应各种低致敏性的甜点。美国最大的麦片生产商最近推出了一款全黑麦早餐。俄亥俄州的食品商发明了一种特别的加工方式使牛奶变得无害：通过加热牛奶去除其中所含的草或者苜蓿的成分，这些成分来自牛的食物，能够引起某些人发病。食品商也在发掘黄豆的潜在价值，除了食品行业传统用途外，它还可以在过敏患者的饮食中代替牛奶、黄油和肉类。婴儿食物也得到精心调制，在外观上与小报喜欢宣扬的压缩食品药丸相似，在成分上混合了婴儿所需的矿物质与维生素，且不含导致皮疹的物质。[②]

20 世纪 40 年代，《过敏期刊》等医学杂志还刊登了一些为食物过敏者定制的特色食物的广告，如 Ditex 燕麦片（一种不含鸡蛋、牛奶、小麦、谷物和大麦的曲奇，成分包括燕麦片、棉花籽油、苏打、盐、蔗糖和人工调味品等）、Ry-Krisps（一种不含鸡蛋、牛奶和小麦的薄脆饼干，由罗尔斯顿·普瑞纳公司生产）、Allerteen（一种枫糖味代乳品）以及 Mull-Soy（一种黄豆制品，代乳品）。[③] 摩根提醒人们，"除此之外，食品商对过敏患者饮食需求的关注少得可怜"；她推荐人们到不同国家、民族的食品商店购物，比如到中国人的超市买面粉，到犹太人的店铺买土豆粉等。[④] 阿尔瓦雷斯也建议食物过敏患者，

> 充分利用大城市里的外国市场，即以来自其他国家的移民为主

---

① Alvarez, *How to Help Your Doctor Help You When You Have Food Allergy*, 50; Morgan, *You Can't Eat That!*, 7.

② Morgan, *You Can't Eat That!*, 7.

③ 在另一本针对全科医生的过敏手册中，罗尔斯顿·普瑞纳公司帮助撰写了一些食品配方。Samuel Feinberg, *Allergy in General Practice* (London: Kimpton, 1934), viii.

④ Ibid., 56–57.

要客户、销售来自其他国家的食物的商店。它们的优势在于，敏感人群从未吃过这类食物，而且，从植物学上来说，外国食物的来源与满足普通美国人饮食需求的食物相比差别很大，因此，患者发生过敏的可能性极小。[1]

可列入替代食品清单的包括西班牙的鹰嘴豆，中国的栗子粉、荔枝坚果、竹笋、绿豆芽、佛手柑，中东的枣，佛罗里达州的木瓜，拉普兰德的驯鹿肉以及夏威夷的芋头粉（阿尔瓦雷斯的出生地）。或许有一天，"美国一百余万过敏患者能够坚定地团结在一起……获得来自世界各地各种各样的新食品，或装于罐中，或装于盒中，标签清晰准确……"，尽管这一天尚未到来，但是至少食物过敏患者多了一些选择。[2]

尽管普通大众、医学界和商界对食物过敏的关注度有限、接受度较低，然而显然自1910年起，食物过敏就从根本上与其他过敏疾病区别开来。过敏医生很快地意识到，与花粉、动物皮屑和粉尘过敏不同，食物过敏不能依靠皮肤测试得到可靠的诊断结果，也无法有效、安全地进行脱敏治疗，只能主要依靠严格的饮食排除法来确定患者需要避免哪些食物。在采用皮肤测试和脱敏疗法时，患者需要接受被动的诊断与治疗，而饮食排除法则依赖于患者的病情描述与配合才能达到疗效。因此，食物过敏医生与患者（或患儿的父母）之间建立了共生的合作关系，也就是说，他们会倾听患者的病情自述，而不是像其他医生那样，认为他们患有疑病症或身心失调而拒绝为他们诊治。同时，患者会相信医生对病症的解释，并接受医生开具的处方，特别是在医生出具的饮食建议初见成效，或是自称患有食物过敏的食物过敏医生引用亲身经历时更是如此。由于食物过敏难以诊断，加之食物过敏医生与患者之间的信任基础比较薄弱，

---

[1] Alvarez, *How to Help Your Doctor*, 40.

[2] Ibid., 43.

很多重要的食物过敏医生在预测食物过敏蔓延的风险时持惊人的悲观态度。在两次世界大战之间，食物过敏医生越来越怀疑食物过敏是很多慢性健康问题的潜在成因，并因此激怒了传统过敏医生。

皮肤测试是否有用？

对于赫伯特·林克尔（Herbert Rinkel，1896—1963）、西伦·伦道夫和迈克尔·泽勒（Michael Zeller，1900—1977）共同撰写的关于食物过敏的著作《食物过敏》（*Food Allergy*），纽约市过敏医生、前美国过敏学会主席威尔·斯佩恩（Will Spain）在书评中予以嘉许，并对诊断食物过敏的困难进行了解释。斯佩恩认为，比起其他各种"临床敏感问题……食物过敏是最难解决的"，这主要是因为在医生诊治的患者中，"至少有一半无法通过皮肤测试法"确认为食物过敏。[①] 因此，他们不得不极度依赖患者的自述，而患者恰恰不具备"陈述问题的客观性，因为他们会把自己对各种食物的幻想、猜测与好恶，当成对特定食物过敏的证据"。[②] 这些因素，再加上食物过敏的症状本来就容易与其他疾病的症状"相似"，导致这个问题"难以轻易地找到解决方案"。[③]

大多数情况下可以通过皮肤测试法快速、准确、安全地确认患者对哪种物质过敏。[④] 1907 年，冯·皮尔凯在测试人体对结核菌素（一种肺结核预防注射中用到的抗原）的反应时开创了皮肤测试法，即将小剂量潜在的过敏原（如花粉或蛋白）注射至皮下，然后等待观察皮肤是否会突然出现荨麻疹或红肿等反应。这种皮肤测试方法经美国过敏医生艾萨克·钱德勒·沃克（Issac Chandler Walker，1883—1950）改进后，很快成为过敏医生识别绝大多数过敏原以及

---

① Will C. Spain, "Book Review of *Food Allergy*," *Quarterly Review of Biology* 28 (1953): 97–98.

② Ibid., 97.

③ Ibid., 98.

④ 过敏测试的另一种常见形式是结膜测试，操作方法为向患者眼中滴入少量过敏原。这种形式的过敏测试仍在使用中，通常仅限于眼部受到影响而皮肤测试法无法识别的过敏。

评估其严重性的主要方法：过敏原越强大，荨麻疹越严重。[1] 最终诞生了一系列皮肤测试法：抓伤测试，即使过敏原渗入过敏医生抓伤的皮肤部位；点刺测试，即通过点刺针将过敏原注入皮肤；皮内测试，即将稀释的食物提取物注射到皮下。[2] 在确诊后（如患者对某种花粉过敏），过敏医生将对患者进行脱敏治疗，即将微量的同种花粉提取物注射到患者体内，经过一段时间缓慢增加剂量，使患者对这种过敏原产生抵抗力（通常称为脱敏疗法）。最终，患者在现实环境中能够在一定程度上忍耐过敏原的存在。因此，皮肤测试法不仅是一种诊断方法，也是治疗过程的第一步。

直到 20 世纪 30 年代初期，多数医生都接受通过皮肤测试法来诊断食物过敏的方法，认为这样可以准确找出过敏原。出生在新泽西州的医生、心脏病专家乔治·弗雷德里克·莱德劳（George Frederick Laidlaw，1871—1937）于 1917 年在参与有关花粉症与饮食的关系的讨论时曾解释道："对于患者来说，不论他曾经在什么时候因任何一种食物引起中毒（或者是我们今天所称的致敏），他的血液中或皮肤上会一直循环或依附着对这种食物的反应物质，一旦再次遇到这种食物就会出现皮肤发红、肿胀。"[3] 为了进行这项实验（通常称为抓伤测试），莱

---

① Mark Jackson, *Allergy: The History of a Modern Malady* (London: Reaktion, 2006), 42, 46–47.

② 如今，除了点刺测试和皮内测试外（传统的抓伤测试由于过程痛苦且可靠性存疑已经不再使用），斑贴测试也是方法之一。由于皮肤测试法对食物过敏的测试结果不够准确，通常三种测试法会在诊断中同时使用。Francis J. Waickman, "Food Allergy/Sensitivity Diagnosed by Skin Testing," in *Food Allergy and Intolerance*, ed. Jonathan Brostoff and Stephen J. Challacombe, 2nd ed. (London: Saunders, 2002), 831–836.

③ George Frederick Laidlaw, *The Treatment of Hay Fever by Rosin-Weed, Ichtyhyol and Faradic Electricity, with a Discussion of the Old Theory of Gout and the New Theory of Anaphylaxis* (New York: Boericke & Runyon, 1917), 119. Oscar M. Schloss, "A Case of Allergy to Common Foods," *American Journal of Diseases of Children* 3 (1912): 341–362; "Eczema and Protein Hypersensitiveness," *JAMA* 67 (1916): 207; Fritz B. Talbot, "Asthma in Children Ⅱ: Its Relation to Anaphylaxis," *Boston Medical and Surgical Journal* 175 (1916): 191–195, and "The Relation of Food Idiosyncrasies to the Diseases of Childhood," *Boston Medical and Surgical Journal* 179 (1918): 285–288.; P. Wodehouse, "Preparation of Vegetable Food Proteins for Anaphylactic Tests," *Boston Medical and Surgical Journal* 175 (1916): 195–196.

德劳将"纯食物蛋白"混合在5%的溶液中，并将反应结果与乳糖控制注射进行对比。他确信这类测试"简单而无害，只要抓痕不太深、蛋白没有注射到皮下即可。如果注射到皮下或是抓痕很深，食物蛋白可能像花粉蛋白一样危险。如果上述蛋白被迅速吸收并进入血液循环，而患者恰好对其中的某种蛋白过敏，则可能发生严重的过敏性休克"。[①]

其他人对此表示赞同，但认为对食物过敏的诊治值得冒险。1921年，英国医生阿瑟·赫斯特（Arthur F. Hurst，1879—1944）在文章中将皮肤测试法作为诊断由食物过敏引起的哮喘的常规方法。[②]1922年，明尼苏达州的儿科医生 W. 雷·香农（W. Ray Shannon）撰写了一篇关于儿童食物过敏神经系统症状的文章，对成功运用皮肤测试法的情况进行了描述。三年后，香农的同事乔治·派尼斯（George Piness，1891—1970）与海曼·米勒（Hyman Miller）也推荐使用皮肤测试法。[③]伦敦医生阿瑟·莱瑟姆（Arthur Latham）曾经这样解释，尽管医生"通过仔细检查患者病史、全面询问患者生活习惯及饮食情况，能够获取大量信息"，但是他们"只有通过皮肤测试才能获取准确的信息"。[④]从表面上看，皮肤测试能够为发生免疫反应提供某种证据，表明患者对某种食物过敏。

然而仍然有人对此心存疑虑。一位评论人员指出："皮肤敏感测试的结果偶尔会非常准确。不过大多数时候都会模棱两可或让人感

---

① Laidlaw, *The Treatment of Hay Fever by Rosin-Weed, Ichtyhyol and Faradic Electricity, with a Discussion of the Old Theory of Gout and the New Theory of Anaphylaxis*, 120 (emphasis in original).

② Arthur F. Hurst, "An Address on Asthma," *Lancet* 197 (1921): 1113–1117.

③ W. Ray Shannon, "Neuropathic Manifestations in Infants and Children as a Result of Anaphylactic Reaction to Foods Contained in Their Dietary," *American Journal of Disease of Children* 24 (1922): 89–94; George Piness and Hyman Miller, "Allergic Manifestations in Infancy and Childhood," *Archives of Pediatrics* 42 (1925): 557–562; Hyman Miller, George Piness, and Willard F. Small, "Allergic Eczema of Infancy and Childhood: Application of Skin Testing," *California and Western Medicine* 54 (1941): 267–269.

④ Arthur Latham, "An Address on Some Aspects of Bronchial Asthma," *Lancet* 199 (1922): 261–263.

到十分困惑。"[①] 单纯地从诊断的角度来看，主要问题在于测试结果中经常出现假阳性或假阴性。在某些案例的皮肤测试中会导致风疹发作的食物，在采用其他测试方法时则不会出现任何临床症状（如口服测试法）；有时还会出现相反的情况：在单独的食物测试中被确定为会导致某些过敏反应的食物，在皮肤测试后却没有引起异常反应。假阳性或假阴性的风险在于，它让很多食物过敏医生认定皮肤测试毫无用处。如果结果不准确，为什么还要让患者（多数为儿童）被迫接受这种痛苦的测试呢？[②]

对于这些假阴性与假阳性的解释多种多样。其中最显而易见的解释是，被摄取的食物在进入血液之前已经被消化，且部分已被新陈代谢，因此其化学成分与皮肤测试所用的纯食物提取物存在差异。比如，吸入小麦粉尘后发生过敏反应的人，在皮肤测试中通常会对小麦呈阳性反应；而在食用小麦后显示出过敏症状的人，在这类测试中往往呈阴性反应。[③] 食物过敏医生还认为食物提取物的质量存在问题，事实上，这种批评的声音一直存在。直到 1972 年，著名的英国过敏医生弗兰克兰（A. W. Frankland，生于 1912 年）还在抱怨："不幸的是，我们所使用的测试溶液（从免疫学上来看）纯度不足。"[④] 30 年后，弗兰克兰对此依旧感到不满，声称"近期一项调查显示，市场上核桃的皮肤点刺测试溶液中，只有五分之一含有足量的核桃蛋白"。[⑤] 此外，皮肤测试还存在着固有的技术问题，会导致假阴性与假阳性的错误结果。测试中抓痕的深浅本身就难以标准化，

---

① John H. Stokes, quoted in Howard Fox and J. Edgar Fisher, "Protein Sensitization in Eczema of Adults," *JAMA* 75 (1920): 910.

② 20 世纪 80 年代初，当时只有八岁的我接受了全面的皮肤过敏测试，过程并不愉快。至于结果，粉尘与霉菌轻度过敏，后来也没有治疗。

③ Warren T. Vaughan, *Practice of Allergy*, 3rd ed. (London: Kimpton, 1954), 276.

④ A. W. Frankland, "Allergy: Immunity Gone Wrong," *Proceedings of the Royal Society of Medicine* 66 (1972): 3. 直到 2014 年，弗兰克兰仍然健在，而且还在坚持行医。

⑤ A. W. Frankland and R. S. H. Pumfrey, "Acute Allergic Reactions to Foods and Crossreactivity Between Foods," in *Food Allergy and Intolerance*, ed. Brostoff and Challacombe, 416.

因此往往会导致假阳性反应；而在点刺测试或皮内测试中，刺得过深则会导致假阴性。[1]

不过，食物过敏医生之所以对皮肤测试的准确性持保留态度，归根结底还是由于有关食物过敏的定义的争论。如果过敏医生与传统过敏医生一样，将食物过敏的定义限定为能够明确证明免疫系统参与的案例，那么，皮肤测试呈阳性反应是真正的食物过敏的必要指标之一。如果他们与多数食物过敏医生一样，采用更宽泛的食物过敏定义，那么皮肤测试仅能检测出一小部分过敏案例。弗雷德里克·斯皮尔（Frederic Speer，1909—1985）曾于1975年对此予以解释："一派采用狭义的定义，其支持者坚持把食物过敏限定为在皮肤测试中（或在其他客观的测试方法中）显示抗原/抗体反应的案例。另一派则采用广义的定义，其支持者认为无论实验结果是否为阳性，任何能够引起典型的、清晰的过敏表现的反应都是过敏。"[2]斯皮尔倾向于采用第二种广义的观点，他指出，如果过敏医生坚持认为过敏患者必须呈现阳性的皮肤测试结果，那么，由于隐藏的过敏原（通常以牛奶、玉米、鸡蛋等常见食物的形式存在）而饱受折磨的患者则遭到了忽视。[3]这类食物过敏尤其难以识别，不仅因为它们是常见食品，还因为它们是烘焙食品、调味汁和食品原材料。

这场持续了40余年的争论最终导致过敏领域分化为不同阵营并针锋相对，对此，20世纪70年代中期，斯皮尔曾撰文进行反思。尽管这种分裂根源于20世纪头十年中一系列与超敏反应（以及对特异性反应的不同见解）有关的新词汇与定义，然而，皮肤测试问题却是首次引起重大分歧的原因之所在。20世纪40年代初期，很多食物过敏医生（如艾伯特·罗、赫伯特·林克尔、西伦·伦道夫与阿

---

[1] Waickman, "Food Allergy/Sensitivity," 831, 834.

[2] 斯皮尔补充道，类似的困惑与争议也是最初促使冯·皮尔凯创造"过敏"一词的原因。参见"What Is Allergy?" *Annals of Allergy* 34 (1975): 49–50。

[3] Ibid., 50.

瑟·科卡等）曾分别独立地做出判断，认为皮肤测试对于诊断食物过敏作用不大，其他人也一致同意这种测试准确性不高。[1] 奥克兰医生艾伯特·罗（曾在一本 1931 年的教材中对皮肤测试法的使用提出批评，是早期的批评者之一）在 1944 年写给伦道夫的信中表达了对皮肤测试法的担忧："我认为这一点非常重要，因此你可以看到，在我那本讲述饮食排除法的书的第一页，就对皮肤测试法不可靠的问题进行了论述。"[2] 该书的书名"饮食排除法与患者的过敏疾病"明确地反映出罗所认可的过敏诊治方法，而罗专门设计的饮食排除法不仅深受大众喜爱，也得到食物过敏业内人士的认可（但在其他领域的口碑可能有所不同）。[3]

　　20 世纪 40 年代初，伦道夫在密歇根大学医学院的过敏诊所担任负责人。他要求患者在家中使用饮食排除法，以确认他对患者的皮肤测试结果与患者在实行饮食计划后自身的观察结果是否一致。自那以后，伦道夫开始质疑皮肤测试的准确性。当时患者反馈了很多不一致的地方，他们不由得产生了这样的疑问："如果针对食物过敏的皮肤测试并不可靠，那您为什么还要对我们进行测试呢？"[4] 伦道夫认为这个问题很有道理，于是召集包括儿科、耳鼻喉科与内科实习医生在内的同事开会，并向他们询问，皮肤测试法与摄取食物测试法（即要求患者在诊所内摄入少量可疑的食物过敏原）、饮食排除法相比，哪种信息来源更加可靠。大家一致认为，皮肤测试法用处较小，因此伦道夫在同事的支持下决定"把皮肤测试法所用的食物

① G. H. Oriel, *Allergy* (London: Bale and Danielsson, 1932), 55; Feinberg, *Allergy in General Practice*, 112, 275.

② Rowe and Rowe, *Food Allergy*, vii; quoted in Theron G. Randolph, *Environmental Medicine: Beginnings and Bibliographies of Clinical Ecology* (Fort Collins, Colo.: Clinical Ecology, 1987), 28.

③ Rowe, *Elimination Diets and the Patient's Allergies*. 罗所设计的饮食法常被认为很矛盾，参见 Alice D. Friedman, "Management with the Elimination Diet," in *Introduction to Clinical Allergy*, by Ben F. Feingold (Springfield, Ill: Thomas, 1973), 162–170。

④ Randolph, *Environmental Medicine*, 19.

提取物扔到水槽中（字面含义）"。① 后来伦道夫在重新评估这个决定时回忆道："把皮肤测试法与食物提取物一起丢掉（字面义和引申义）的做法是大有裨益的，这一点已经得到了认可。"②

对于林克尔、伦道夫与泽勒合著的《食物过敏》，有篇评论写道，三位作者"完全摒弃"了各种类型的皮肤测试，因为它们"在食物过敏诊断中不够准确"。③ 尽管事实并非尽然如此。三位作者明确提出，皮肤测试法可以与其他诊断手段结合使用，并为如何有效地使用皮肤测试法给出建议。不过，基于多年积累的临床经验和实验结果，他们相信其他技术手段更加可靠。一项针对 659 名患者的研究表明，对于三位作者认定的 14 种最常见的食物过敏原（如小麦、谷物、鸡蛋、牛奶、咖啡和苹果），用皮肤测试法诊断下列疾病的准确率为：哮喘，38%；湿疹，34%；胃肠道过敏，20%；荨麻疹，不足 19%。④ 而对小麦等特定食物的过敏反应更加难以通过皮肤测试法进行诊断。尽管"采用食物提取物进行皮肤测试时错误时有发生"，"不过这种方法一直在临床中使用，只是人们过于强调偶然发生的皮肤反应以及临床敏感反应"，这令三位作者非常感慨。⑤

尽管皮肤测试法存在着多种缺陷，但有些食物过敏医生（如颇具影响力的沃伦·沃恩）对待皮肤测试法与食物过敏的态度却显得模棱两可。他们认为，尽管皮肤测试法在用于诊断食物过敏时，其准确性不及对吸入性过敏的诊断，但是测试结果可以与采用其他方法所获得的资料（如家族过敏史、患者证词以及饮食排除法等）一同作为证据。沃恩指出，在"完全依赖与全盘否认皮肤测试法这两个极端"之间，"更多的工作人员选择采取折中态度，他们一方面承认

① Randolph, *Environmental Medicine*, 19.

② Ibid., 20.

③ Spain, "Review of *Food Allergy*," 98.

④ Herbert J. Rinkel, Theron G. Randolph, and Michael Zeller, *Food Allergy* (Springfield, Ill.: Thomas, 1951), 144–145.

⑤ Ibid., 146.

这种方法在食物过敏测试中存在缺陷，但另一方面又认为合理运用这种方法会大有裨益"。[①] 换言之，在诊断疑难杂症时，所有测试手段都可以作为参考。

沃恩对皮肤测试法持审慎态度，这种方法在早期的过敏领域一直饱受争议，这在一定程度上是因为它不仅是一种诊断方式。如果某位医生拒绝使用皮肤测试法，也就是说他采取了一种激进的立场，使他与他的众多同事日渐疏远。[②] 首先，当时美国的过敏学者正在努力将过敏学认定为独立的医学学科，因而这种广义的、自由的过敏概念越来越被认为缺乏科学性。尽管某些过敏医生对于医学界对皮肤测试法的看法有所了解，但是这种方法依然是合理的、可量化的诊断方法，而且更为重要的是，它把临床实践中的过敏与免疫学联系在一起。[③] 从某种意义上说，拒绝在食物过敏诊断中采用皮肤测试法，就是切断了过敏学与合法的医学科学之间的联系。

此外，把用于食物过敏测试的提取物"扔到水槽中"，可谓是远离了"全球过敏经济"（即为皮肤测试与脱敏治疗研发过敏原提取物的药品市场）。[④] 皮肤测试法与脱敏治疗不仅意味着提供医疗服务，也牵涉到药品（过敏原提取物）的研发与销售。格雷格·米特曼以花粉症为例解释道，在 20 世纪 20 年代，美国医药公司迅速利用英国过敏医生伦纳德·努恩与约翰·弗里曼在脱敏治疗上的重大发现，在全美进行大规模的花粉调查，以确认各地最容易导致问题的植物过敏原。[⑤] 随后，努恩与弗里曼又研制了花粉提取物，过敏医生购买之后用于对患者实施测试。这样一来，皮肤测试法、脱敏

①   Vaughan, *Practice of Allergy*, 275.

②   Ibid., 272, 275–276.

③   William B. Sherman, "Presidential Address," *Journal of Allergy* 29 (1958): 274–276; Max Samter, "Presidential Address," *Journal of Allergy* 41 (1960): 88–94.

④   Jackson, *Allergy*, 103.

⑤   Gregg Mitman, "Natural History and the Clinic: The Regional Ecology of Allergy in America," *Studies in History and Philosophy of Biological and Biomedical Sciences* 34 (2003): 494–510.

治疗与其他过敏治疗方法（如抗组胺药物、皮质类固醇药物以及支气管扩张药物，对食物过敏医生来说用处不大），将传统过敏医生的工作与医药公司的研发、营销活动联系起来。[①] 尽管它们之间的共生关系会对哮喘等疾病的研究、界定与治疗产生重大影响，但直到 20 世纪 90 年代花生过敏出现之前，食物过敏研究并未受到实质影响，也就是说，食物过敏医生没有像传统过敏医生那样享受到资金支持或金钱诱惑。[②]

最后，皮肤测试法极具危险性，尤其是可疑的食物过敏案例更是如此。1921 年曾发生过一起令人震惊的案例。当时，两名克利夫兰儿科医生通过皮肤测试法检测一名一岁婴儿湿疹与哮喘发作的原因。男婴被注射鸡蛋提取物后，出现了大块风疹块，并伴有"极度严重"的呼吸困难与皮肤发青，以至于医生不得不注射肾上腺素以挽回婴儿生命。显然，患儿对鸡蛋过敏，然而几天之后医生们再次给他注射了鸡蛋提取物，并把他独自留在诊疗室。五分钟后他们回去时才发现婴儿已经停止呼吸，于是再次使用了肾上腺素，幸运的是，婴儿活了过来。最不可思议的是，在这两位儿科医生看来，从这件事中唯一需要吸取的教训就是在进行皮肤测试时，手边要准备肾上腺素。[③] 不过其他患者就没有这么幸运了，早在 1929 年，各种医学杂志就开始收录类似的死亡案例。[④]

---

① Jackson, *Allergy*, 127–138.

② 有人认为，战后精神科医生与医药公司之间也形成了类似的关系。米特曼曾经撰写过一部作品，就这种关系对医生认识、治疗哮喘的影响进行了详细并略带煽动性的阐述。Gregg Mitman, *Breathing Space: How Allergies Shape Our Lives and Landscapes* (New Haven, Conn.: Yale University Press, 2007).

③ H. J. Gerstenberger and J. H. Davis, "Report of a Case of Anaphylaxis Following an Intradermal Protein Sensitization Test," *JAMA* 76 (1921): 721–723.

④ R. W. Lamson, "So-Called Fatal Anaphylaxis in Man: With Especial Reference to the Diagnosis and Treatment of Clinical Allergies," *JAMA* 93 (1929): 1775–1778. 后来的过敏医生也就皮肤测试法的危险发出警告。"News and Notes," *JAMA* 282 (1963): 207; and Feingold, *Introduction to Clinical Allergy*, 148–149.

饮食排除法与其他诊断方案

由于皮肤测试法效果不佳，食物过敏医生不得不通过其他方法确定引起患者发病的食物。最常见的方法是饮食排除法，即患者遵医嘱控制饮食，主要以低过敏性食物为主。对过敏诊治来说，这种方法从表面上看既直观又明显；然而由于不同的食物过敏医生对此理解各异，且在实际应用中患者的情况又迥然不同，因此实际上饮食排除法的使用相当复杂。最大的挑战在于设计合理的食谱，在提供人体所需营养的同时，避免所有可能引起反应的食物，还要为日后将要测试的可疑食物确立基准。一旦饮食法生效且症状消失后，食物过敏医生就会在患者的饮食中加入常见的食物过敏原，同时患者会在饮食日记中记录出现的任何反应。食物种类会不断增加直至查明病因为止。至少有一名过敏医生支持使用"饮食添加法"这一名称，因为在诊治过程中食物种类在不断增加。[1]

在对患者实施的饮食排除法中，最著名的是出现在 1927 年左右的"罗饮食法"，由加利福尼亚州奥克兰梅里特医院的艾伯特·罗发明，并在此后的几十年中不断被修改。[2]罗于 1923 年与乔治·派尼斯、格兰特·塞尔福里奇（Grant I. Selfridge, 1864—1951）一道，协助创建了西方花粉症、哮喘与过敏疾病研究协会（Western Society for the Study of Hay Fever, Asthma, and Allergic Disease）。在 20 世纪 20 年代，罗开始怀疑食物过敏可能是很多慢性疾病的内在原因。[3]他认为几乎所有食物都能引发过敏反应，而且"当患者的饮食中去除

---

[1] Orville H. Brown, quoted in Alfred H. Rowe, "Gastrointestinal Food Allergy: A Study Based on One Hundred Cases," *Journal of Allergy* 1 (1929–1930): 173.

[2] Ibid., 172–177.

[3] Alfred H. Rowe, "Food Allergy: Its Manifestations, Diagnosis, and Treatment," *JAMA* 91 (1928): 1623–1631, and "Gastrointestinal Food Allergy," 172–177; Randolph, *Environmental Medicine*, 27; Jackson, *Allergy*, 77.

引起过敏的食物后，食物过敏原很可能会在血液中停留数天甚至数周"，因此，与其他医生发明的饮食法相比，罗饮食法疗程更长、限制更多。[①] 同时，鉴于现代医学关注维生素、矿物质等营养物质的重要性（一种新的研究领域），饮食排除法至少要满足基本的营养需求，特别是在给儿童开处方时更应如此，这一点至关重要。[②]

尽管罗本人认为罗饮食法营养搭配合理，但其他人普遍对这种疗法及其疗效提出了质疑。[③] 在一篇措辞激烈的文章《我们必须为何而战》（"With What We Must Contend"）中，一位匿名医生不点名地严厉斥责了"某位在美国西北部工作的过敏医生"（很有可能是罗，从饮食法的内容到工作地点奥克兰都符合文中的指控）。在一名三岁女孩的案例中，虽然皮肤测试显示她对猫毛、羽毛、丝绸和粉尘过敏，但为了治疗她的哮喘，罗却将她的饮食限制为"整米脆饼、黑麦、大米、竹芋粉，用油、白醋凉拌的长叶莴苣、四季豆、菠菜、香蕉、梨、苹果汁、葡萄汁、糖、盐、黄油以及（少量）牛羊肉"。文章作者认为，罗的饮食处方并没有使患者的症状得到丝毫改善，而且不遵循饮食处方时也不会出现其他症状。在文章结尾的提问中，作者的愤怒显而易见："一个小女孩在近两年的时间里，只能吃十几种食物，而且在此期间她的感染次数不断增加，感染程度也日益严重，那么为什么还要让她接受这种不均衡膳食呢？为什么？"[④]

这位匿名医生对罗及其饮食法的敌意，一定程度上很可能是因

---

① Quoted in Randolph, *Environmental Medicine*, 28.

② For more on the emergence and influence of vitamins, see Rima D. Apple, *Vitamania: Vitamins in American Culture* (New Brunswick, N.J.: Rutgers University Press, 1996).

③ The nutritional adequacies of elimination diets are still discussed, as in Michael M. Marsh, "Elimination Diets as a Diagnostic Tool," in *Food Allergy and Intolerance*, ed. Brostoff and Challacombe, 817–829.

④ "With What We Must Contend," *Annals of Allergy* 19 (1961): 193–95. 范戈尔德针对多动症患者提出的无食品添加剂饮食方案，也被指责存在营养不足的问题。Matthew Smith, *An Alternative History of Hyperactivity: Food Additives, and the Feingold Diet* (New Brunswick, N.J.: Rutgers University Press, 2011), 137.

为罗在将自己的饮食法推销给患者与医生方面大获成功。20 世纪 30 年代初，罗饮食法广泛应用于过敏诊所和全科医生门诊；据说到了 20 世纪 60 年代，罗的诊所收入已经接近 20 万美元。[①] 这种商业上的成功可能与他的态度有关："批评于我而言不过是耳旁风。"[②] 显然，人们对罗饮食法的看法褒贬不一，有些医生对此极为推崇。一名医生在《达拉斯医学杂志》（*Dallas Medical Journal*）上发表文章写道，罗饮食法不仅达到饮食排除法的所有标准，效果显著，而且"食物种类全、味道佳"，暗示这种饮食法易于被患者接受。[③] 还有一名医生在文章中抱怨，"普通的皮肤测试法在检测造成疾病发作的摄入食物时，作用甚微甚至毫无用处"，因而他建议患者尝试罗饮食法。[④]

然而受自身条件所限，且由于治疗周期过长，罗饮食法等饮食排除法难以推行。比如，1929 年在对罗提出的胃肠道过敏治疗的讨论中，乔治·派尼斯指出，尽管罗的案例"效果惊人"，但这有赖于大量"艰苦工作与持续观察"，同时还需要患者长期坚持，因此这类饮食法并不理想。[⑤] 派尼斯曾在洛杉矶儿童医院过敏门诊使用过皮肤测试法，在他看来，通过饮食排除法来确定哪种食物是造成患者过敏反应的原因，实在是太难了。亚历山大·斯特灵（Alexander Sterling）认为，罗所发明的饮食法应当获得"各种荣誉"，但他也对确诊所需的时间提出质疑："就我个人来讲，我觉得这种方法难以推

① J. H. Baumhauer, "Allergy in Children with Particular Reference to Food Idiosyncrasy; Report of Cases," *Journal of the Medical Association of Alabama* 2 (1932): 195–202; Louis Tuft, *Clinical Allergy* (Philadelphia: Saunders, 1937), 175; Friedman, "Management with the Elimination Diet," 162–170; Richard Mackarness, *Not All in the Mind: How Unsuspected Food Allergy Can Affect Your Body AND Your Mind* (London: Pan Books, 1976), 27.

② Quoted in Randolph, *Environmental Medicine*, 95.

③ Janet A. Caldwell, "The Manifestations of Food Allergy," *Dallas Medical Journal* 19 (1933): 51–53.

④ Cleveland White, "Acneform Eruptions of the Face: Etiologic Importance of Specific Foods," *JAMA* 103 (1934): 1277–1279.

⑤ Quoted in Rowe, "Gastrointestinal Food Allergy," 176.

行。我想知道，通过排除法需要多长时间才能确定，患者的病因是否真的是我们所怀疑的食物。"① 对患者而言，他们很难严格遵循这种饮食排除法。食物过敏的狂热支持者、田纳西州儿科过敏医生威廉·克鲁克（William G. Crook，1917—2002）承认："我的患者在实行饮食排除法时好像遇到很多问题。尽管他们拿到了我写的书和其他指导材料，但还是经常不知所措。他们总是无法正确地操作……不论我多么仔细地告诉他们，哪些食物应该远离，哪些食物应该添加，他们仍然搞不清楚。"② 皮肤测试法至少能在几分钟内提供些许证据，而且不用依赖患者的配合，与之相比，很多临床医生认为应用饮食排除法弊大于利，也就不足为奇了。

由于饮食排除法与皮肤测试法自身存在问题，研究人员又提出了新方法。有些只是对饮食排除法的微调，调整后可提升诊断准确性或诊断效率，比如伦道夫。他要求患者禁食长达四天，以确保患者体内所有的食物蛋白荡然无存。当伦道夫开始怀疑环境中的化学物质是慢性疾病的诱因时，他把这类疾病命名为"多发性化学物质过敏症"（multiple chemical sensitivity），患者需要处于密闭的环境中，绝无可能接触可疑的化学物质。③ 摄入测试（又称个别食物测试）则属于对皮肤测试法的调整，最早由美国病理学家威廉·沃德尔·杜克（William Waddell Duke，1883—1946）在《过敏、哮喘、花粉症、荨麻疹以及类似及相关症状》（*Allergy, Asthma, Hay Fever, Urticaria, and Allied Manifestations of Reaction*）一书中提出。④ 尽管杜克没有详细说

① Rowe, "Gastrointestinal Food Allergy," 176.

② William G. Crook to Theron G. Randolph and other allergists, undated, Box 7, Folder 20, Theron G. Randolph Papers, 1935–1991, H MS c183, Harvard Medical Library in the Francis A. Countway Library of Medicine, Center for the History of Medicine, Boston.

③ Randolph, *Environmental Medicine*, 79, 110, 114–115.

④ William Waddell Duke, *Allergy, Asthma, Hay Fever, Urticaria, and Allied Manifestations of Reaction* (London: Kimpton, 1925); Rinkel, Randolph, and Zeller, *Food Allergy*, 125; Leandro M. Tocantins, "William Waddell Duke: Notes on the Man and His Work," *Blood* 1 (1946): 455–477.

明到底如何进行这类测试，但堪萨斯市食物过敏医生赫伯特·林克尔在谈及 1927 年至 1933 年间他负责定期治疗的一个胃肠过敏案例时，提供了测试细节。[①]

患者首次求助于林克尔时年龄为 26 岁，他从 1927 年夏天开始感到上腹不适。同年 11 月患者病情恶化，被诊断为急性阑尾炎并实行阑尾切除术。病症持续一年后被诊断为消化性溃疡，林克尔采用伯特伦·西皮（Bertram W. Sippy，1826—1924）博士所发明的养生法——西皮疗法对其进行治疗。患者禁食五天，之后每小时适当饮用牛奶、奶油，并进行抗酸管理。[②] 西皮疗法使患者暂时得以好转，然而不久之后他又复发了。在此后的四年中，患者先后被诊断为溃疡破裂、急性肠梗阻，并接受了四次手术。然而这些治疗方案都没有缓解他上腹不适的症状，一些参与治疗的内外科医生开始猜测患者的问题实际上是身心问题。1932 年 11 月，林克尔最终使用个别食物测试法测试了患者对小麦、鸡蛋和牛奶的过敏反应，他发现上述每种食物不仅会造成患者腹痛（与此前出现的、被误认为其他疾病的症状一致），还会引起他恶心、头痛、鼻腔难受、口腔发痒等症状。[③] 这些食物的皮肤测试结果均呈阴性，由此证实了摄入测试的可行性。

林克尔的案例表明了个别食物测试法显而易见的效用，同时也准确地反映了未被诊断出来的食物过敏带来的挫败感、医源性危险，以及外科医生通过实行阑尾切除等手术缓解患者症状的想法。1949 年，加利福尼亚州儿科过敏医生本·范戈尔德（20 世纪 70 年代因倡导无食品添加剂的范戈尔德饮食法治疗多动症而毁誉参半，他被

---

① Rinkel, Randolph, and Zeller, *Food Allergy*, 125, 346–347.

② Bertram J. Sippy, "The Sippy Treatment for Gastric Ulcer," *Journal of the National Medical Association* 16 (1924): 105–107.

③ Rinkel, Randolph, and Zeller, *Food Allergy*, 350–351; Herbert J. Rinkel, "Gastro-Intestinal Allergy: Concerning Mimicry of Peptic Ulcer Syndrome by Symptoms of Food Allergy," *Southern Medical Journal* 27 (1934): 630–633.

称为传统过敏医生）同样认为，造成每年一百余万儿童"无区别地"接受扁桃体切除术以及腺样体切除术的多数疾病，实际上由未被发现的过敏引起。[1] 实施手术后，这些过敏症状往往会进一步恶化。在其他案例中，医生在实施胆囊切除术（摘除胆囊）、子宫切除术（可能为了缓解疑似心理因素）后，患者的症状并没有好转。[2] 范戈尔德认为，医生首先应该排除过敏的可能，而不是不假思索地把患者推给外科医生进行侵入性治疗。

林克尔的个别食物测试法也许能够帮助患者避开不必要的手术及其他治疗措施，当然这种方法也有缺点。首先，它对于摄入可疑食物后立即出现反应（通常为一小时内）的案例效果最好。[3] 如果像很多食物过敏医生预料的那样出现过敏反应延迟，那么它的测试效果就大打折扣了。而且与皮肤测试法相似，这种测试法也有引发严重反应的风险。林克尔测试法建议患者将可疑食物"均分成几份"并在五分钟内吃完，如果没有出现任何症状，就在一小时后再吃一半或四分之一的量。[4] 如果患者确实对某种食物过敏，这种分量足以使患者出现反应。在前面提到的林克尔的胃肠过敏患者案例中，牛奶测试引发了极其严重的症状（如类似于过敏性休克的症状），需要使用麻黄碱和盐溶液才能缓解。[5] 有一名接受玉米摄入测试的患者，出现了头部剧痛、发冷、神经机能病等"极其严重的症状"，并持续了四天；还有一名接受牛奶摄入测试的患者，由于引发了"极其严重的后果而需要静脉注射氨茶碱（用于治疗哮喘的支气管扩张剂）"。[6]

---

[1] Ben F. Feingold, "Tonsillectomy in the Allergic Child," *California Medicine* 71 (1949): 341–344, and *Why Your Child Is Hyperactive* (New York: Random House, 1974); Smith, *Alternative History of Hyperactivity*.

[2] Vaughan, *Practice of Allergy*, 131–132; Rinkel, Randolph, and Zeller, *Food Allergy*, 379.

[3] Rinkel, Randolph, and Zeller, *Food Allergy*, 129.

[4] Ibid.

[5] Ibid., 351.

[6] Ibid., 359–360, 373.

为了给摄入测试结果提供补充证据，某些食物过敏医生还进行了白细胞计数，以作为过敏反应的附加证明，用白细胞数量的突然改变表现发生过敏的可能性。沃伦·沃恩在 20 世纪 30 年代早期发明了"白细胞下降指数"，研究人员认为通过该指数能够区分两种不同类型的反应，即延迟性反应与渐进性反应，而单独采用林克尔的个别食物测试法通常无法检测到上述反应。而且，采用一种测试法并无反应，连续食用某种食物四到五天才会引发反应。[①]尽管白细胞测试屡见不鲜，但研究人员还是遭到了怀疑者的"严厉批评"，因此他们必须在测量时间上非常准确以提供有价值的数据。[②]与皮肤测试法的情形相似，大多数食物过敏医生认为摄入测试法可能有一定的作用，但不能作为一种综合性的、百分之百可靠的诊断手段。

阿瑟·科卡发明的"脉搏测试法"比沃恩的白细胞下降指数更富有争议。科卡从事过不同职业，于 1910 年至 1932 年间担任康奈尔大学医学院教授，1932 年至 1948 年间担任莱德利实验室医学主管，于 1916 年创办了《免疫学杂志》(*Journal of Immunology*)，还担任美国哮喘及相关疾病研究协会 (Society for the Study of Asthma and Allied Conditions, SSAAC) 主席。[③]科卡认为，健康问题（如剧烈的偏头痛、头晕、高血压等）多由某种过敏引起，特别是在得知他妻子在食用某些食物后脉搏会增加至每分钟 160 次后，他开始

---

① Rinkel, Randolph, and Zeller, *Food Allergy*, 125; Warren T. Vaughan, "Food Allergens: Leukopenic Index, Preliminary Report," *Journal of Allergy* (1934): 601, and *Practice of Allergy*, 298.

② L. P. Gay, "Gastro-Intestinal Allergy IV: The Leucopenic Index as a Method of Diagnosis of Allergy Causing Peptic Ulcer," *JAMA* 106 (1936): 969–976; M. Loveless, R. Dorfman, and L. Downing, "Statistical Evaluation of the Leucopenic Index," *Journal of Allergy* 9 (1938): 321–344; E. Brown and G. P. Wadsworth, "The Leucopenic Index," *Journal of Allergy* 9 (1938): 345–370.

③ [American Association of Immunologists,] "The Founding of *The Journal of Immunology*," http://www.aai.org/about/History/Articles/AAI_History_001.pdf (accessed August 22, 2013).

研究脉搏测试与过敏诊断之间的关系。[①] 在《家族非反应性食物过敏》（*Familial Nonreaginic Food-Allergy*）一书中，科卡首次提出了"脉搏测试法"。从书名中不仅可以看出科卡曾经关注过遗传对过敏的影响（他曾与罗伯特·库克一同发明了"先天性过敏"一词，用以描述具有遗传倾向的过敏性疾病），还可以看出他对过敏定义的看法以及由此引发的诊断方面的难题。[②] "非反应性"一词意指不会产生抗体的反应，因此在本质上不是免疫反应。[③] 这本书的书名表明，科卡与大多数食物过敏学者一样，倾向于从广义上定义过敏，并赞成冯·皮尔凯所提出的"过敏是任何形式的变化了的生物反应"。[④] 科卡曾与很多人就广义的过敏定义进行讨论，其中包括瑞士过敏学者罗伯特·多尔（Robert Doerr），他曾于 1936 年获得诺贝尔奖提名，也曾说服欧洲很多过敏学者接受狭义的、以免疫学为基础的过敏定义。[⑤]

科卡提出的脉搏测试法甚至比他对过敏的自由定义还具有争议性。1961 年，《过敏期刊》上的一篇评论文章写道："多数过敏学者私下都对科卡的脉搏测试法持怀疑态度，因此科卡最初提交的报告并未获得通过。他们认为科卡的研究结果都在脉搏的正常范围内，而且无法对锻炼、情绪、合并感染等干扰因素进行控制。"[⑥] 尽管这篇评论文章的作者在一定程度上同情脉搏测试法，认为在食物过敏

---

① Arthur F. Coca, *The Pulse Test for Allergy* (London: Parrish, 1959), 8–9; Mackarness, *Not All in the Mind*, 62; Mitman, *Breathing Space*, 187–190, 200.

② 科卡还创造了另外一个术语：自发性食物过敏（idioblapsis），用于描述引起脉搏加速的遗传性食物过敏。要不是为了避免混淆，《家族非反应性食物过敏》一书很可能被命名为《自发性食物过敏》。科卡的支持者和批评者大多对此持反对意见，认为该词会引起混淆，而且用处不大。具有讽刺意味的是，科卡曾经基于同样的理由对冯·皮尔凯的"过敏"一词提出质疑。

③ Arthur F. Coca, *Familial Nonreaginic Food-Allergy* (Springfield, Ill.: Thomas, 1943), 10.

④ Arthur F. Coca first outlined his approach to defining allergy in "Hypersensitiveness," in *Practice of Medicine*, ed. Frederick Tice (Hagerstown, Md.: Prior, 1920), 1:109–199.

⑤ Randolph, *Environmental Medicine*, 19.

⑥ L. N. Ettelson and Louis Tuft, "The Value of the Coca Pulse-Acceleration Method in Food Allergy," *Journal of Allergy* 32 (1961): 515.

诊断中任何客观的测试方法都有可取之处，但科卡的大部分同行对此予以了"强烈的批评"。[①] 比如，《家族非反应性食物过敏》出版后，一篇评论文章直接反驳道："本书所述的诊断方法仅在判断敏感性方面具有准确性。"[②] 甚至连科卡的追随者（如西伦·伦道夫、理查德·麦卡尼斯）也持保留意见。麦卡尼斯质疑脉搏测试法的可靠性，不过他也承认："该方法的优点是操作简单，患者通过学习可以自行使用并判断自身的过敏情况。"[③] 伦道夫认为这种方法可能有一定的用处，他坦承自己正在努力掌握这种技术，并进一步指出，在严重的过敏反应中脉搏可能会有所下降。此外，他还担心在传统过敏医生眼中地位岌岌可危的食物过敏，会由于科卡的脉搏测试法而更加难以获得认可。伦道夫指出："如果我们希望推广食物过敏的概念，我们必须提供客观证据，这一点已经相当难以实现了；而如果我们以科卡博士的脉搏测试法为依据，恐怕我们永远都无法实现我们的目标。"[④] 科卡在得知伦道夫的保留意见后愤怒地回应道："对客观的脉搏记录的解读，是一项需要日积月累才能掌握的技能，如果你没有做到，说明你对过敏疾病的研究并不全面。"[⑤] 这种尖锐的反驳不仅显示了相关人物的性格基调，而且也反映出食物过敏学者并不总是齐心协力地"推广食物过敏的概念"。

尽管科卡继续致力于应用、研究、推广这项技术，并于 1959 年发行了风靡一时的《过敏之脉搏测试法》（*The Pulse Test for Allergy*）手册，但最终脉搏测试法成为一种备受争议的测试方法，使过敏学者感到困惑并进一步分裂。威尔·斯佩恩曾对林克尔、伦道夫、泽勒合著的《食物过敏》撰写评论文章并感慨道："各种诊断方法……既冗长乏味又混

① Randolph, *Environmental Medicine*, 92.

② L. P. Gay, review of *Familial Nonreaginic Food-Allergy*, by Arthur F. Coca, *Quarterly Review of Biology* 21 (1946): 408.

③ Mackarness, *Not All in the Mind*, 62.

④ Theron G. Randolph to Harry G. Clark, August 28, 1951, Box 7, Folder 8, Randolph Papers.

⑤ Arthur F. Coca to Theron G. Randolph, February 7, 1957, Box 7, Folder 11, Randolph Papers.

乱复杂。这也正是食物过敏之所以成为疑难杂症之原因。对于这种临床敏感症状，无论是谁企图找到一种简便的诊断方法，都必将一无所获。"[1]20 世纪 40 年代早期的《过敏学者之歌》，歌词中写道：

> 既然你已知晓，采用何种方法治疗你的患者，那就按圣贤之言，或抓或扎，或刺或切。
>
> 有人说所有人都会过敏，有人说只有少数人而已。众说纷纭，唯有那风疹块真实存在。
>
> 有人甚至怀疑，这反应曾正确地指引我们，让患者在无菌密室中，以不含盐分的水为生，这计划如此残酷（西伦·伦道夫）。
>
> 皮特·艾尔曼（Pete Eyermann）曾提出，远离碳水化合物与脂肪，紫癜将迅速消退，但蛋白质才应排在首位。
>
> 而艾伯特·罗只用排除法就治愈了最严重的患者，为期六周的菠菜食谱会治愈便秘。
>
> 沃伦·沃恩的解决之道则是发明指数法，借由白细胞计数可能会拯救患者的阑尾。[2]

尽管困难重重，且食物过敏学者之间始终难以达成一致，不过无论如何他们还是做出了明智的决定，即采用另一种证据来源——患者父母来进行过敏诊治。

理解力强、配合度高的患者

尽管食物过敏医生不断努力研制更加客观的食物过敏测试方法，

---

[1] Spain, "Book Review of *Food Allergy*," 98.

[2] "Ballad of the Allergists," Box 434, Folder 3, American Academy of Allergy, Asthma and Immunology Records, 1923–2011, University of Wisconsin–Milwaukee Libraries, Archives Department.

但他们当中的绝大多数人仍然采用这种或那种饮食排除法。如此一来，他们在很大程度上依赖于患者提供准确的家族史与疾病史，严格遵守饮食排除法，并避免摄入令自己过敏的食物。艾伯特·罗曾经开过大量的饮食排除法的处方，他指出："如果要完全确定各种过敏表现的全部诱因，则需要理解力强、配合度高的患者以进行相应的分析。"[①] 贝尔维尤医学院小儿过敏医生布雷特·拉特纳（Bret Ratner，1893—1957）认为，在过敏儿童案例中，患儿父母（尤其是母亲）必须具有较强的理解力与较高的配合度。[②] 与多数过敏患者情况不同，食物过敏患者不应被动地接受皮肤测试与过敏治疗，相反，他们必须主动参与，他们的作用与医生的诊断过程同样重要。同时，食物过敏医生必须相信患者具备可靠的观察和描述自身病情的能力。食物过敏医生与传统的过敏医生大相径庭，后者将患者疾病标榜为身心问题，而前者则对患者的痛苦感同身受，并慎重地考虑他们的疾病史，为了更好地治疗食物过敏，食物过敏医生和其患者必须并肩战斗。

沃伦·沃恩在《过敏诊治实践》（*Practice of Allergy*）一书中对这种合作关系的描述具有借鉴意义。这部长篇临床过敏学教材于1939年首次出版，后来又修订出版了两次。沃恩曾经发明了白细胞下降指数，他还在可疑的食物过敏案例中谨慎地提倡使用皮肤测试法，尽管如此，他也相信患者自述是做出准确诊断的关键。第一步是"必须费尽心力地获得"患者及其家人过敏史的情况说明。[③] 沃恩这

---

① Rowe, *Elimination Diets and the Patient's Allergies*, 33. "理想的"食物过敏患者的概念一直延续到今天，"在理想的情况下，患者应该目标清晰，乐于为自己的健康负责，理解力强，有充足的时间和财力。当然，具备这组性格特征的患者并不常见。在实际操作中，'理想的'患者一般是指尽管无法充分地执行饮食疗法，但是乐于'尝试'以取得良好的疗效的患者"（Gail Pollard, "Practical Application and Hazards of Dietary Management in Food Intolerance," in *Food Allergy and Intolerance*, ed. Brostoff and Challacombe, 908）。

② Bret Ratner, "Diagnosis and Management of the Allergic Child," *JAMA* 96 (1931): 570–575. 拉特纳在克伦儿童过敏疾病研究基金会的资助下开展了研究。

③ Vaughan, *Practice of Allergy*, 113.

样解释道："如果患者有机会在恰当问题的引导下描述自己的患病经历，那么，他对于自身病史以及家族过敏史所提供的大量信息肯定会令人大吃一惊。对于治疗而言，全面详尽地了解病史有时并不必要，然而这对于清楚地了解患者病情以及更好地了解过敏疾病而言，却是必要的。"[1]

一对一询问是让患者吐露病情的最好方法，除此之外，沃恩还推荐使用调查问卷法以获取补充细节。这种方法同样明确地强调了患者提供信息的重要价值：

> 请记下你认为能够引发下述症状的任何物质……详细描述这些物质是如何影响或曾经影响你的。写下它们是否折磨你，如果是的话，它们曾经折磨你多长时间？请写下你的具体答案。描述你认为由于接触某些特殊物质而出现的任何其他症状。如果你怀疑某些物质但不确定的话，请对它们进行描述，注明你对此仅持怀疑态度，并说明怀疑的原因。[2]

这些题目的有趣之处不仅在于对细节的要求，更在于希望患者能够详尽地回顾患病经历。患者需要"坦率"地按照一定的标准提供细节、数据，甚至推断病因。还有一种长达两页半的偏头痛患者问卷表，要求患者提供更多的细节，再次突显了患者自述的重要性。

不过上述资料还不够完整。沃恩承认，多数医生可能会"认为如果对患者的既往病史了解得十分全面，那么在随后的讨论中患者能够补充的信息就微乎其微了"，然而事实上，在首次诊断之后，患者还会提供更多的信息。[3] 比如，患者在被诊断为巧克力过敏后，还要回忆巧克力引起某种症状的其他情形。同时，沃恩还建议让患者

---

[1] Vaughan, *Practice of Allergy*, 113.

[2] Ibid., 136.

[3] Ibid., 140.

了解更多的过敏知识，这样他们就能更加深入地发掘自己的过敏史，"更加敏锐地观察自己在接触可能引起过敏的物质时的反应"。沃恩本人撰写的《过敏学入门》（*Primer of Allergy*）一书在提供基础教育方面做得很好。① 为了有效利用这些信息，临床医生必须记录患者全部以及最新的发病情况。这类记录用处很大，一方面是因为食物过敏难以治疗的特点，也就是说一位食物过敏医生对一位患者的治疗期可能长达数年；另一方面则是因为，用沃恩的话来说是"没有任何两个过敏案例在症状类型、致敏反应、治疗效果方面完全相同"。② 因此，食物过敏医生对患者的治疗相当认真，每位患者都被区别对待。

由于很多传统过敏医生认为他们接诊的食物过敏患者为疑病患者，因此食物过敏医生对于患者自述的重视（以及他们在诊治过程中的合作意识）显得异乎寻常。这种一定程度上的信任归根结底其实很简单，也就是说在治疗食物过敏时终究还是要依靠患者本人。诊断的过程甚至要花上一年的时间才能完成，然而一旦确诊，应对食物过敏在很大程度上就成为患者终生的责任了。③ 尽管在食物过敏案例中，脱敏治疗（艾尔弗雷德·斯科菲尔德率先在伦敦使用，以治疗鸡蛋引起的荨麻疹、哮喘）曾经应用过一段时间，但是出于安全考虑，这种做法现在已经基本不再使用，这意味着患者需要自行采取措施以避免接触问题食物。④ 海伦·摩根曾经沮丧地发现："医生充当侦探的角色并发现食物敌人后，就认为自己的工作完成了。他们不可能还进入厨房为患者做饭。"⑤ 如果食物过敏医生希望在临床工作中取得任何成绩，他们就必须让患者在诊治过程特别是在治疗过

① Vaughan, *Practice of Allergy*, 113.

② Ibid.

③ 有些食物过敏医生则为其患者提供低过敏性的食谱处方。See Rinkel, Randolph, and Zeller, *Food Allergy*, 115, 294–336.

④ Alfred T. Schofield, "A Case of Egg Poisoning," *Lancet* 171 (1908): 716; Jackson, *Allergy*, 74.

⑤ Morgan, *You Can't Eat That!*, 7.

程中发挥主导作用。

由于很多患者把食物过敏医生视为最后的救星，因此这种医生体谅、患者配合的关系得以进一步加强。医生也愿意竭尽所能向身陷绝境的患者伸以援手。西伦·伦道夫的朋友（同时也是一位过敏患者）曾经评论道："投身于过敏领域，充满热情地诊治精神疾病以及棘手的过敏疾病，这种人生是何等伟大！"[①]伦道夫在论及食物过敏会引发患儿疲劳和烦躁症状时认为，"父母常见的反应是认为孩子'太调皮'，并通过各种惩罚措施引导孩子'摆脱这种状态'"。[②]然而，在有效的过敏治疗后，患儿行为会有所改变，由此证明了在妖魔化孩子或家长之前考虑食物过敏因素的重要性。

这样一来，发病的责任就由单纯的患者本人的原因（及其免疫系统、家长或精神状态问题）转变为外界因素，特别是食物。由于食物过敏医生并不认为患者天生存在缺陷，而是把他们视为诊治过程中理解力强、配合度高的合作伙伴，这不仅吸引了很多求助无门的患者，而且这种态度也使患者具有很高的忠诚度。在很多患者看来，食物过敏医生与采用身心理论的过敏医生不同，他们站在患者这边，既能设身处地地为患者着想，又能够帮助他们缓解病情。[③]患者及其父母在得知食物过敏"不只是心理作用"后压力骤然减轻，他们对很多组织的设立起到了重要作用，如 1965 年西伦·伦道夫创办的临床生态学协会 [Society for Clinical Ecology，SCE；1984 年更名为美国环境医学科学研究院（American Academy for Environmental

---

① Harry G. Clark to Theron G. Randolph, March 16, 1950, Box 7, Folder 8, Randolph Papers.

② Theron G. Randolph, "Allergy as a Causative Factor of Fatigue, Irritability, and Behavior Problems of Children," *Journal of Pediatrics* 31 (1947): 562; William Kaufman, "Some Psychosomatic Aspects of Food Allergy," *Psychosomatic Medicine* 16 (1954): 10–40; Randolph's article presents ideas about food allergy and fatigue that would be developed further by Frederic Speer and his "allergic tension-fatigue syndrome," as outlined in "Allergic Tension-Fatigue in Children," *Annals of Allergy* 12 (1954): 168–171.

③ Michele Murphy, *Sick Building Syndrome and the Problem of Uncertainty: Environmental Politics, Technoscience, and Women Workers* (Durham, N.C.: Duke University Press, 2006).

Medicine，AAEM）]，以及美国范戈尔德协会（Feingold Association of the United States，主要着眼于食品添加剂与儿童多动症之间的联系）。这些团体赋予伦道夫、范戈尔德等临床医生以神圣的地位，而轻视这种关联的人则被视如粪土。

同时，多数食物过敏医生之所以体谅患者，其中起到重要作用的因素之一与医生本人密切相关。确切地说，很多（或者大多数）知名的食物过敏医生本身就是患者。通常这些医生会突然意识到自己的食物过敏问题，并受此触动把食物过敏作为难以解释的慢性健康问题的诱因之一。这种第一人称的成功案例无疑能使患者相信，为他们治疗的医生可能同样患有食物过敏，然而这也会引发传统过敏医生的质疑。

比如，林克尔的案例就是一个令人关注的自我诊断案例。林克尔生于堪萨斯州的一个农场，第一次世界大战期间曾担任随军摄影师，战后在西北大学医学院学习。求学期间，他结婚并育有一子，由于生活困顿，靠父亲从农场寄来的鸡蛋勉强度日。这一时期他出现了大量慢性疾病症状，如咽喉肿痛、耳朵发炎以及流鼻涕（这一问题最为严重）。爱好摄影的他在水槽里洗照片时，会一直流鼻涕。由于不能中断手中的工作，"鼻涕如绳子般"掉到地板上。[①]

毕业以后，林克尔在芝加哥开了一家诊所，并读了艾伯特·罗关于食物过敏的一些著作。他决定在自己身上进行试验，以确定自己的鼻部症状是否为过敏症状。于是，他迅速地连吃了六个鸡蛋来观察自己的反应。结果什么都没有发生（如果一定要说的话，就是他感觉比平时更好了）。林克尔断定自己的问题一定另有原因（而且他不太想戒掉他仍然爱吃的鸡蛋），于是他放弃了这种猜测，不过他的

---

① Mackarness, *Not All in the Mind*, 59; Theron G. Randolph, "Biographical Sketch of Herbert J. Rinkel, M.D., Emphasizing His Medical Contributions" (speech presented to the American Society of Opthalmologic and Otolaryngologic Allergy, Las Vegas, Nevada, September 1978, Box 4, Folder 3, Randolph Papers).

头痛、无力等症状仍然存在。四年以后林克尔在俄克拉何马城学习过敏学，并在自己身上开展了另一项试验，这次是从饮食中彻底去除鸡蛋。这也是自他进入医学院以来，第一次一整天不吃鸡蛋，刚过几天他就开始感到身体好转。五天后，他吃了一块妻子为他烘焙的生日蛋糕，结果十分钟内便晕倒在地。在与妻子一同检查了配料表后，他发现制作蛋糕时放了三枚鸡蛋。这时，林克尔极度怀疑鸡蛋就是罪魁祸首，于是他又连续五天不吃鸡蛋，然后吃一个以观察自己是否还会发生急性反应。结果不出所料。林克尔开始检查患者是否有类似的"原因不明的"过敏，并最终发明了林克尔食物测试法。[①]

林克尔与其他食物过敏医生的经历十分相似。同林克尔一样，有些食物过敏医生花费多年时间才确诊自己食物过敏，这通常是因为引起他们发病的食物或是日常食物（如每天吃的鸡蛋），或是烘焙以及食品加工中使用的原料（如蛋糕中的鸡蛋）。伦道夫知道自己对花生和枫叶过敏，不过，尽管他研究过敏将近十年，而且撰写了大量相关文章，却不知道自己还对玉米、小麦等谷类食物过敏，并因此引起头痛、"无法控制的间歇性嗜睡"等反应。伦道夫从林克尔身上得到启发，1944 年他"立刻诊断自己患有玉米过敏，在避开所有的谷类食物后，慢性疲劳与间歇性头痛消失了，总体身体状况也有所提升"。[②]

食物过敏医生在就自己的过敏问题相互交流或写信沟通时也会得到类似的启发。毕竟，由患者证实食物过敏能够引发多种疾病是一回事，而由同行（尤其过敏学领军人物）提供的证据则是另一回事。1944 年，伦道夫在发表的文章中描述了一名患者由于牛奶过敏

① Mackarness, *Not All in the Mind*, 59; Herbert J. Rinkel, "Role of Food Allergy in Internal Medicine," *Annals of Allergy* 2 (1944): 115–124.

② Randolph, *Environmental Medicine*, 27.

而引发神经系统疾病的案例，之后罗在给伦道夫的信中写道，他认为自己也是"神经疾病患者，并且才发现 15—20 年前的身体不适问题完全是由食物过敏造成的"。[①] 五年以后，在诊治一名病情特别顽固的患者时，伦道夫的诊治意见是疑似玉米过敏；60 岁的罗同样发现自己也对玉米过敏。林克尔在与伦道夫探讨罗的玉米过敏时表示："您知道，我们的很多同行对此进行反思。他们回家以后开始进行验证，而他们首先发现的是，这一切都是真的。"[②]

尽管罗、伦道夫、林克尔等人都患有多种过敏，但过敏反应最严重的食物过敏专家很可能是科卡，他患有严重的偏头痛、头晕和高血压，对此他不仅归结于食物过敏，同时还归结于大量的吸入性过敏。伦道夫声称自己对环境过敏学的兴趣源于 1933 年科卡给医学院高年级学生所做的发言，他回想到 1938 年自己在哈佛大学第一次见到科卡时，科卡正在"喷嚏、气喘、发痒俱乐部"（后来毫无创意地更名为"波士顿过敏协会"）讲话。科卡来的时候带了一个盒子，伦道夫正好在他旁边，于是主动要求帮他拿着盒子和大衣、帽子。科卡没有同意，还一直用胳膊夹着那个盒子。在晚宴上，科卡拒绝了盘子里的食物，他要了一个空盘子。盘子拿来之后，他从一直抱着的盒子中取出食物，放在盘子上吃了起来，显然很担心餐厅服务人员没有顾及自己的过敏问题。[③]

科卡还怀疑自己对多种其他物质过敏，如粉尘、烟草烟雾、燃气、汽车尾气、报纸、清洁剂、香水等。他曾说："女性的香味使我痛苦！"[④] 为了避免意外接触，科卡采取了很多极端的措施，如建造半开放式厨房以隔绝燃气、用烤箱烘烤报纸和杂志、在床和椅子上

[①] Randolph, *Environmental Medicine*, 30.

[②] Ibid., 65.

[③] Ibid., 90.

[④] Arthur F. Coca to Theron G. Randolph, January 22, 1955, Box 7, Folder 11, Randolph Papers (emphasis in original).

铺防尘罩、在半封闭的阳台上睡觉、给所有地毯喷洒封油剂（一种减少家庭粉尘的吸附性矿物油）等。① 由于担心误食令自己过敏的食物，科卡几乎从不在外面吃饭，到了晚年甚至闭门不出。伦道夫在得知极少出现的科卡可能会露面时说道："我很高兴地听说，科卡教授会前来共同讨论这篇论文。这实在是荣幸之至。你们可能不知道，在过去的十年中，他真的不太敢走出家门……他很脆弱，连烟草烟雾和气味都会引发不良反应。"② 科卡也许没能去成伦道夫所提到的研讨会，他在第二个月就去世了。尽管患有那么多种过敏疾病，他仍然活了 80 多岁。

食物过敏的覆盖范围

在食物过敏医生看来，食物过敏很可能是临床中遇到的所有慢性健康问题的诱因（仅有少数食物不在此列），这在很大程度上与他们自身的经历有关，也可能与他们对于患者自述的信任有关。从胃肠道、皮肤到呼吸、大脑，实际上身体的所有系统都容易受到影响。食物过敏医生认为很多疾病都由食物过敏引起，其中包括酗酒、关节炎、哮喘、腹痛、抑郁、腹泻、头晕、湿疹、癫痫、无力、胀气、胃肠炎、眩晕、花粉症、多动症、共济失调、消化不良、失眠、易怒、偏头痛、神经质、鼻炎、口吃、溃疡、荨麻疹、暴力行为以及呕吐等。③ 作为食物过敏领域最激进的学者，科卡进一步指出，过

① Mitman, *Breathing Space*, 188–189. 封油剂是引发伦道夫与科卡争执的原因之一。伦道夫认为，这种产品不仅不能避免患者发生过敏反应，反而会引发反应；科卡则在回应中为这种"事实上非常完美的产品"辩护，并要求伦道夫重新考虑他认为引发不良反应的案例。Arthur F. Coca to Theron G. Randolph, June 9, 1953, Box 7, Folder 11, Randolph Papers.

② Theron G. Randolph to Ruth Fox, November 20, 1959, Box 7, Folder 11, Randolph Papers.

③ Guy Laroche, Charles Richet Fils, and François Saint-Girons, *Alimentary Anaphylaxis (Gastrointestinal Food Allergy)*, trans. Mildred P. Rowe and Albert H. Rowe (Berkeley: University of California Press, 1930), 3; Rinkel, Randolph, and Zeller, *Food Allergy*, 90–112.

敏还是诱发多种其他疾病的重要原因，包括癌症、青光眼、高血压、男士脱发、多发性硬化等，甚至还包括普通感冒；事实上，科卡的著作《过敏之脉搏测试法》其中一章的题目就是"你不是患上了感冒，而是吃出了感冒"。科卡还认为，很多老年问题都是由过敏引起的："等食物过敏的新知识得到普遍应用后，老年问题一定会得到改善。我们必须找到他们所需的、帮助他们从过敏问题的困扰中解放出来的工作方案，而不只是'高龄人群'关怀计划。"[①]

　　由于被认为具有过敏属性的疾病数量惊人，很多食物过敏医生预测大部分人都是过敏患者，无论他们本人是否知晓。比如，据沃伦·沃恩估算，美国有 60% 以上的人会对这种或那种食物过敏，对此科卡认为，这一数据"大体上是正确的，不过也许会有点保守"。[②]当时沃恩在弗吉尼亚州克洛弗市对"明显的"食物过敏患者与"幸运的"食物过敏患者进行了一项调查，并以此为基础进行了粗略估算。[③]幸运的食物过敏患者（即所谓的轻微过敏患者）对那些平时相对来说吃得较少的食物产生了不良反应，如黄瓜、西瓜、草莓、番茄、洋葱以及卷心菜等。[④]他们的幸运之处在于，这类食物引发的过敏易于识别。实际上，沃恩承认这些患者大多无须医疗协助就可以自行诊断。此外，他们的幸运之处还在于，如果他们在一定的时间内回避这些食物，那么，他们对此的敏感性最终也可能会消失。

　　而明显的食物过敏患者则会对小麦、牛奶、鸡蛋、豆类以及土豆等常见食物发生反应，它们往往隐藏在烘焙食物、酱汁和预加工的食品（如汤类罐头、焖菜类罐头）中。这类患者很难确定自身疾病的原因。此外，由于上述日常食物每天都要食用，这类患者难以

①　Coca, *The Pulse Test for Allergy*.

②　Coca, *Familial Nonreaginic Food-Allergy*, 11.

③　Warren T. Vaughan, "Minor Allergy: Its Distribution, Clinical Aspects, and Significance," *Journal of Allergy* 5 (1935): 184–196.

④　Ibid., 185.

食物的心机

自然脱敏，因而他们的慢性疾病也会迟迟无法治愈（也可能与某些医生对病因的误诊有关）。

其他的食物过敏医生大多不接受沃恩所提出的幸运的食物过敏患者与明显的食物过敏患者的概念，不过他们的确意识到隐藏的食物过敏或林克尔提出的"伪装的"食物过敏覆盖人群很广，因此他们建议其他医生把无法诊断病因的慢性健康问题用食物过敏来解释。[①] 然而，相关人员对这样的请求充耳不闻，艾伯特·罗为此抱怨道，"绝大多数的医学专家与医生（包括多数的过敏医生）都没有对食物过敏进行识别、研究和控制……这是当前医学实践的主要问题之一，"导致了"很多不必要的发病、伤残，甚至是死亡案例"。[②] 在整个职业生涯中，罗竭力通过医学会议以及媒体强调食物过敏的普遍性，这种担忧得到了其他食物过敏专家的呼应，而且随着过敏环境理论的兴起还被进一步夸大了。[③] 比如，英国精神科、食物过敏医生麦卡尼斯认为过敏"是西方文明病最主要的病因"，并将这类疾病发病数量的上升归结于"工业化的食物生产方式"。[④] 这种说法很难说服传统的过敏医生，使他们相信食物过敏的发病比例与食物过敏医生的预测相差不大，但它却引起了大众的共鸣，这是因为战后人们对食品供应以及其中含有的化学物质产生了越来越多的质疑。

尽管战后环境运动使围绕食物过敏的种种分歧进一步加剧，但其根源在于，过敏界对于食物过敏的覆盖范围以及重要性长期以来一直存在争议。《过敏期刊》的一篇文章指出："与围绕过敏领域任

① Rinkel, Randolph, and Zeller, *Food Allergy*, 15; Randolph, *Environmental Medicine*, 244–245.

② Rowe and Rowe, *Food Allergy*, ix, 20.

③ William C. Voorsanger and Fred Firestone, "Vaccine Therapy in Infectious Bronchitis and Asthma," *California and Western Medicine* 36 (1929): 336–340; Ben F. Feingold, "Treatment of Allergic Disease of the Bronchi," *JAMA* 146 (1951): 319–323; "Most Food Allergies Traceable, Says Doctor," Los Angeles Examiner, March 7, 1950; and "May Be Allergic to In-Laws," *Los Angeles Evening Herald-Express*, March 7, 1950.

④ Mackarness, *Not All in the Mind*, 11–13.

一其他学科的争议相比，有关食物过敏的临床意义和发病频率的争论都要活跃得多。毫无疑问，出现这一情况的原因在于临床医生从临床实验或观察结果着手研究调查时遇到了困难。"①

长期以来，传统过敏医生一直对食物过敏与食物过敏医生持怀疑态度，认为他们对于过敏这门合法的医学学科的声誉有着不良影响，主要原因包括，一是早期围绕如何定义过敏的种种争论，二是食物过敏难以诊断和由此造成的对于患者自述的依赖，三是部分研究人员对于食物过敏过于狂热。过敏学同精神病学极为相似，它作为医学上一门边缘化的学科，一方面努力吸引"高端人士"，另一方面还积极吸引研究资金。② 比如，1953 年，时任美国过敏学会主席的本·拉帕波特（Ben Z. Rappaport，1897—1981）对比之后指出，1947年到 1951 年，国家研究委员会（National Research Council）拨款2700 万美元用于癌症研究，而同期向过敏研究拨付的款项只有 80 万美元。③ 因此，拉帕波特提醒过敏学者需要"在很长的一段时间里反复地强调过敏疾病，以对大众的注意力和认知方面产生必要的影响，并减少如此'悬殊的差异'"。④

然而对于传统过敏学者来说，这与食物过敏毫无关系。过敏界的很多重要人物纷纷痛惜，过敏的重要性被严重低估了，而食物过敏学者种种离谱的观点则使情况变得更加糟糕，阻碍了过敏学提升地位的脚步。1948 年，曾于 1927 年担任美国哮喘及相关疾病研究协会主席的莱斯利·盖伊（Leslie N. Gay，1891—1978）指责道："我们一直致力于提升过敏学研究人员的地位。然而不幸的是，在全国的

① Francis C. Lowell and Irving W. Schiller, "Editorial: It Is So - It Ain't So," *Journal of Allergy* 25 (1954): 57–59.

② Horace Baldwin and W. C. Spain, "Editorial," *Journal of Allergy* 20 (1949): 388–390; Ben Z. Rappaport, "President's Address," *Journal of Allergy* 25 (1954): 274–278; Sherman, "Presidential Address," 274–276.

③ Rappaport, "President's Address," 277.

④ Ibid., 275, 278.

内科医生中过敏医生的地位相当之低，其中的主要原因在于医学界还没有'忘记'多年以前过敏医生的名声——江湖郎中。"[①] 盖伊曾经抨击罗、沃恩和科卡等食物过敏学者的作品，由此可以明确看出在他的眼中谁是庸医。[②] 他在罗所著的《饮食排除法与患者的过敏疾病》一书的书评中写道：

> 对于任何一个推崇罗的理论的医生而言，这本书对于为疑似患有某种食物过敏的患者准备饮食大有帮助。然而，这种所谓的食物对婴幼儿以及一小部分成年人的过敏疾病有重大影响的观点，本人并不赞同，因而本人所持的观点自然是批判性的。本书带有强烈的说教色彩，经验不足的人可能会接受"食物过敏"的说法。如果采用广义上的过敏定义，再加上研究深度不够、跟踪时间不足的案例报告，往往会导致过度强调食物过敏的覆盖范围。[③]

在盖伊等很多传统过敏学者看来，食物过敏学者（比如以"笃定"吸引"信徒"的罗）对于从整体上确立过敏学科的合法地位没有丝毫的助益。

传统过敏学者（如盖伊）与食物过敏学者（如罗）之间的严重分歧，也可以从美国涌现的、代表不同过敏学者的各种协会的主旨中反映出来。美国过敏学会代表传统过敏学者（多在大学中任职），1943 年由东海岸的美国哮喘及相关疾病研究协会与西海岸的美国过敏研究协会（American Association for the Study of Allergy）合并而成，如今已更名为美国过敏、哮喘与免疫学学会。而临床医生则于 1942

---

① Leslie N. Gay to B. R. Kirklin, January 20, 1948, Box 432, Folder 1, AAAAI Records.

② L. N. Gay, review of *Strange Malady*, by Warren T. Vaughan, *Scientific Monthly* 54 (1942): 279–280; review of *Elimination Diets and the Patients' Allergies*, by Albert H. Rowe, *Quarterly Review of Biology* 20 (1945): 183; and review of *Familial Nonreaginic Food-Allergy*.

③ Gay, review of *Elimination Diets*, 183.

年建立了自己的大本营，即美国过敏学者学院，现更名为美国过敏、哮喘与免疫学学院。两大机构分别开办了各自的刊物，即《过敏期刊》与《过敏学年刊》（*Annals of Allergy*）。美国过敏研究协会注重学术研究，支持免疫理论的发展，而且一般来说倾向于贬低食物过敏的重要性；而美国过敏学者学院则极为看重从临床经验中获取的知识，在其会议和出版物中给食物过敏（以及临床生态学）留有一席之地，因此不大可能弱化食物过敏的存在感。[①] 前者代表了迫切希望确立过敏学科的合法医学地位的学术派，而后者代表了渴望其他医生认同过敏对于引发身体疾病的重要性的临床派，两大机构目标不同，争议不断，而对于过敏及其覆盖范围以及食物过敏的认知的差异，则是二者严重分歧的核心之所在。

* * *

尽管传统过敏医生忧心忡忡，但切断食物过敏与过敏的联系的可能性微乎其微（就像不能因为坏疽而切除肢体一样）。在大多数临床医生和大众的认知中，食物过敏是过敏不可分割的一部分，而这一点也为早期的过敏研究人员所接受。比如，在查尔斯·里歇、克莱门斯·冯·皮尔凯、米尔顿·罗西瑙以及约翰·安德森等列出的过敏临床症状中，也出现了多种食物过敏反应，如花粉症、哮喘等，说明早期研究人员长期以来一直知晓食物过敏反应的存在。或许在这一时期，食物过敏比其他任何一种过敏疾病都能代表过敏学科。然而不久之后研究人员就意识到，尽管同属于过敏家族，但食物过敏

[①] 美国过敏研究协会与美国过敏学者学院各自对食物过敏的立场在两大机构的档案中（均存放于威斯康星大学）有明显体现。尽管伦道夫最终与美国过敏学者学院不欢而散，但是他在20世纪70年代末承认，该机构为他和他的同事表达自己的见解提供了机会。Theron G. Randolph, "Both Allergy and Clinical Ecology Are Needed," *Annals of Allergy* 39 (1977): 215–216.

就像一个不听话的孩子，并不遵循相同的规则。

食物过敏医生也是如此。由于他们缺少其他过敏医生使用的技术手段，因此他们不得不找出其他方法来对患者进行诊治。在这个过程中，他们与传统的过敏医生的区别，不仅在于诊疗方法与经济利益的不同，还在于他们对过敏的理解的差异。为了了解食物过敏，他们需要化身为"侦探"，结合每个案例自身的特点并在患者的全力配合下，以非常规的方式进行研究；同时，他们逐步通过归纳和患者自述积累了大量证据，为之后的案例提供启发和参考。为了收集足够的线索以进行正确的诊断，食物过敏医生在治疗过程中必须比传统过敏医生更加注重全面性，而不是像后者那样把过敏诊治局限于皮肤测试法与脱敏疗法。[①] 随着时间的流逝，同时与自身经历相结合，食物过敏医生逐渐意识到，那些难以诊断的慢性疾病多由食物过敏引起。尽管有些批评者可能会嘲讽这种"自我标榜"的成就，认为即便通过信仰进行治疗也会给人以慰藉，但是食物过敏医生经营的诊所确实大获成功，数十年来生意兴隆，这反映出即便他们没能说服所有同行相信食物过敏的重要性，但他们的确说服了患者。

食物过敏本身在医学领域饱受质疑，不过知名的食物过敏学者多为深受尊敬的医生，也是各自领域的带头人，这是食物过敏之所以得到一定认可的因素之一。艾伯特·罗、阿瑟·科卡以及沃伦·沃恩轮流担任数个过敏协会的主席。科卡在学术界与业界都享有很高的地位；沃恩来自医学世家，他的父亲维克托·沃恩（Victor C. Vaughan，1851—1929）是最早的过敏学研究者之一，"也是19世纪

---

① 在这一时期的临床实践中，医学上的分歧主要在于应该采用全面法还是简化法的问题。Christopher Lawrence and George Weisz, "Medical Holism: The Context," in *Greater Than the Parts: Holism in Biomedicine, 1920–1950*, ed. Christopher Lawrence and George Weisz (New York: Oxford University Press, 1998), 1–22; David Cantor, "The Diseased Body," in *Medicine in the Twentieth Century*, ed. Roger Cooter and John Pickstone (Amsterdam: Harwood Academic, 2000), 347–366.

晚期和美国进步时代美国医学的领军人物"，曾于 1891 年至 1920 年间担任密歇根医学院院长，并于 1914 年至 1915 年间担任美国医学协会（American Medical Association，AMA）主席。^① 很多其他的食物过敏医生也在其他协会担任领导职务，并经常被奉为各自领域的先驱。可能最重要的一点是，食物过敏医生经常受邀参加医学大会，并在著名的医学期刊上发表大量文章。在 20 世纪上半叶，食物过敏和食物过敏医生享有一定的声誉。

然而，由于食物过敏医生和临床生态学者的主张被卷入环境运动，而传统过敏医生为捍卫过敏领域的合法性变本加厉，因此这种情况迅速发生了变化。30 年间食物过敏一直未能重返此前的重要地位，直到花生过敏案例的迅速蔓延（至少是版本之一）才使它得以回归大众视线。尽管花生过敏以及其他致敏性的食物过敏在如今的治疗中都备受重视，但是关于食物可能诱发慢性疾病（如偏头痛、哮喘以及精神疾病等）的观点在很多地方仍然被人嗤之以鼻。与 20世纪三四十年代相似，支持这种观点的证据多源于患者自述或临床经验归纳，患者发挥了重要作用，因此在很多批评者看来这些证据是不可信的。无论如何，"医学孤儿"时至今日仍然无法诊治。为了拯救患者，食物过敏医生孤注一掷，采用了一种开创性的、以患者为中心的、需要耗费大量时间的方法，当医学界漠视这种努力时，或许它就此失去了一直以来自己希望重新找回的东西。

---

① Victor C. Vaughan, "Further Studies of the Protein Poison," *JAMA* 67 (1916): 1559–1562; M. Therese Southgate, "The Cover: Victor C. Vaughan," *JAMA* 283 (2000): 848.

第四章

危险品？食品？

是环境疾病还是心理问题？

1957 年，时任美国过敏学者学院院长的伊桑·艾伦·布朗（Ethan Allan Brown，1906—1979）指出：

> 如今遍地都是化学制品和合成物质，因此，研究人员发现的引起过敏的可疑物质简直无穷无尽……毫不夸张地说，我认为随时都有可能发现一种或几种新的普遍存在的过敏原。当然，这会迅速对当前的过敏诊治产生影响。其中可能含有 1000 余种通过食物摄取的"添加剂"，虽然它们的安全性已被证明，但其致敏性尚无定论。[①]

过敏原范围之广令人担忧。过敏学者一直致力于解答与过敏的根本原因有关的基本问题，比如，为什么哺乳动物会过敏？引起过敏的原因是什么？为什么会对某种物质过敏，而不对其他物质过敏？[②]"二战"结束后，很多食物过敏学者认为，布朗所提出的上述

---

① Ethan Allan Brown, "American Academy of Allergy: The Changing Picture of Allergy," *Journal of Allergy* 28 (1957): 365–366.

② Ibid., 373.

问题的答案，与他之前对食品添加剂的看法有很大关系。过敏是由什么引起的呢？在战后的一段时期，很多人怀疑这是由于环境的变化以及食品中化学成分的增加所造成的。

在 20 世纪 50—70 年代，食物过敏学者不断强调，食品添加剂与加工食品（如玉米衍生品、精制糖等）是具有特殊破坏性的过敏原，这从某种程度上标志着食物过敏学研究由于环境因素的出现而发生了变化。同时，这也反映出自 20 世纪三四十年代起（由于有机食品运动的兴起和 1946 年土壤协会的建立）出现于英国的对环境的担忧不断加剧，并于 20 世纪 50 年代在美国生根发芽。① 人们通常认为现代环境运动发起于 1962 年，标志是蕾切尔·卡逊（Rachel Carson，1907—1964）《寂静的春天》（*Silent Spring*）的出版，书中揭露了农用化学品对生态和健康造成的不良影响。不论这部作品具有多么重大的意义，它实际上阐述的是十几年来人们对环境日益增长的担忧，只是这种担忧在此之前从来没有用如此生动、令人信服的方式表述出来。②

卡逊起初受到了其他反农药运动参与者的鼓舞。她与贝亚特丽斯·特鲁姆·亨特（Beatrice Trum Hunter）间的一系列通信，显示出亨特的反农药运动对她产生了怎样的影响。亨特于 1918 年生于新罕布什尔州，是作家、业余营养学者，由于美国农业部（United States Department of Agriculture，USDA）向新英格兰喷洒杀虫剂（DDT）来控制当地的舞毒蛾灾，亨特组织活动进行制止。③ 当时她联络了一群富裕的长岛人，其中包括玛乔丽·斯波克（Marjorie Spock，1904—

---

① Philip Conford, *Origins of the Organic Movement* (Edinburgh: Floris Books, 2001); Michael Brander, *Eve Balfour: Founder of the Soil Association and Voice of the Organic Movement: A Biography* (Haddington: Glenneil Press, 2003); David Matless, "Bodies Made of Grass Made of Earth Made of Bodies: Organism, Diet, and National Health in Mid-Twentieth-Century England," *Journal of Historical Geography* 27 (2003): 355–376.

② Rachel Carson, *Silent Spring* (Boston: Houghton Mifflin, 1962).

③ 波士顿大学霍华德·戈特利布档案研究中心收藏了亨特和卡逊于 1958 年 1 月 29 日到 1963 年 8 月 10 日的 38 封往来信件。

2008）——儿科医生本杰明·斯波克（Benjamin Spock，1903—1998）的妹妹，这些长岛人曾就停止在该地区喷洒 DDT 事宜提起过法律诉讼，不过最后以失败告终。1958 年 1 月 12 日，亨特给《波士顿先驱报》（Boston Herald）写了一封信，阐述她们的奋斗目标。这令卡逊深受触动，于是她主动联系亨特寻求参考资料。亨特曾在当地的报纸上为卡逊的《海的边缘》（The Edge of the Sea）写过评论，几天后她向卡逊回复了长达八页的证据，不仅促使卡逊进行了更加深入的调查，也为卡逊写作《寂静的春天》奠定了基础。[①] 而亨特则继续投身于她的事业，在临床生态学运动中发挥重要作用。

在 20 世纪 50 年代，反映早期对食用化学品担忧的另一个案例则是 1958 年通过的《德莱尼条款》（Delaney Clause），又称《食品添加剂修正案》（Food Additive Amendment），它对 1938 年制定的《食品、药品与化妆品法》（Food，Drugs，and Cosmetics Act）进行修订，要求禁止使用任何已知的导致实验室动物罹患癌症的食品添加剂。[②]《德莱尼条款》以纽约众议院议员詹姆斯·德莱尼（James Delaney，1901—1987）的名字命名，条款内容可以追溯到 1950 年开始的"食品中的化学品"听证会。修正案的通过耗费了近十年的时间，部分原因在于政府与医学界缺乏对食用化学品进行调查的意愿，还有部分原因在于听证会自身"范围广泛、召开密集"的特性及其背后的

---

① 亨特为《寂静的春天》的撰写和初步研究提供了启发，这一点在卡逊写给亨特的明信片中显而易见。卡逊写道，感谢亨特"为我的每条提问给予完美的回答。我知道你一定为此花费了很多时间。我们希望能够利用好您所提供的丰富的信息与参考资料"[Rachel Carson to Beatrice Trum Hunter, February 3, 1958 (emphasis in original)]。考虑到卡逊的家庭危机与经济困境，以及她谨慎、保守的性格 [Linda Lear, *Rachel Carson: Witness for Nature* (London: Allen Lane, 1998)]，撰写这样一部具有煽动性并具有重大争议的作品必然是一个艰难的决定，还受到很多因素的影响，其中也包括玛乔丽·斯波克输掉的官司。然而，此前她与亨特的通信对她所产生的影响却一直没有被记录下来。

② Richard A. Merrill, "Food Safety Regulation: Reforming the Delaney Clause," *Annual Review of Public Health* 18 (1997): 313–340; Harvey A. Levenstein, *Fear of Food: A History of Why We Worry About What We Eat* (Chicago: University of Chicago Press, 2012), 111–112.

政治操纵，从而进一步突出了这一课题的争议性。[①]

尽管该条款的通过在一定程度上证实了美国人对使用食用化学品的担心，但是它所引起的争议也促使反对上述观点的食品厂家、化工企业、农业相关利益集团以及持同情态度的科学家联合到一起。当时在各种报纸、杂志和广播中，都出现了他们激烈反对的声音，其中当然也包括对卡逊及其《寂静的春天》的猛烈抨击。最具有代表性的莫过于1975年出版的《食品中的危险品》(*Panic in the Pantry*)，书中反对派针锋相对，对食用化学品与各种健康问题的关系进行了讥讽。[②] 这本书的作者是哈佛大学营养学者弗雷德里克·斯塔林 (Frederick J. Stare, 1910—2002) 和纽约市流行病学者、作家伊丽莎白·惠伦 (Elizabeth M. Whalen)。他们在书中将质疑食品添加剂的人辛辣地嘲讽为跟风者。1942年，在食品行业的大力资助下，斯塔林创建了哈佛大学营养学系；而惠伦则继续在一个有利于食品行业发展的游说团体担任会长，也就是后来在她的帮助下于1978年创建的美国科学与健康委员会 (American Council on Science and Health, ACSH)。[③]《食品中的危险品》的读者对象是"那些对一日三餐满怀期待的人"，书中引用了恐慌的消费者写给美国食品药品监督管理局 (Food and Drug Administration, FDA) 的卡通画和信件；作品的主要目的是破坏有机食品运动、保健食品和维生素行业以及《德莱尼条

---

① Charles H. Blank, "The Delaney Clause: Technical Naïveté and Scientific Advocacy in the Formulation of Public Health Policies," *California Law Review* 62 (1974): 1088; Harvey A. Levenstein, *Paradox of Plenty: A Social History of Eating in Modern America* (New York: Oxford University Press, 1993), 112.

② Elizabeth M. Whalen and Frederick J. Stare, *Panic in the Pantry: Food Facts, Fads, and Fallacies* (New York: Athenaeum, 1975).

③ "Frederick Stare," *Economist*, April 18, 2002; D. Mark Hegsted, "Frederick John Stare (1910–2002)," *Journal of Nutrition* 134 (2004): 1007–1009. David Rosner and Gerald Markowitz, "Industry Challenges to the Principle of Prevention in Public Health," *Public Health Reports* 117 (2002): 508–509.

款》，但其中的大量讥讽也很容易适用于食品过敏研究人员。[①] 书中提到了本·范戈尔德，他所提出的应该为多动症患者提供不含食品添加剂的食物的观点近期获得了国际社会的关注。范戈尔德本人曾是相当传统的过敏学者，一直与同在旧金山湾区的对手艾伯特·罗进行激烈的辩论，因此更容易成为被攻击的目标。[②] 而早在 1950 年，也就是《食品中的危险品》发表 25 年之前，西伦·伦道夫就认定，在各种加工食品中都可以发现玉米这种十分棘手而又普遍存在的过敏原，并因此表达了对"玉米过敏人群"的担忧。[③] 当这种担忧从玉米扩大到环境中的化学品时，伦道夫与他的助手不仅被传统过敏学者边缘化，还受到食品、化学和药品行业的严厉指责。

然而在战后的一段时期，环保运动并不是唯一对过敏研究产生影响的外部因素。布朗在社论中专门用一章来论述尽管刚刚出现，却颇具影响力的过敏学说，并表达了他本人对此的意见："如今的杂志上总是有文章宣称，不仅是哮喘，所有类似的过敏都是心理作用引起的，杂志的编辑、撰写文章的医生显然还不够了解情况……一个人对医学方面了解得越少，就越有可能相信过敏完全是心理疾病……这些文章绝大多数都是精彩的小说。"[④] 正如布朗所述，过敏学也曾转向心理研究寻求答案。[⑤] 从某种程度上说，检查过敏反应

① Whalen and Stare, *Panic in the Pantry*, v.

② Ben F. Feingold, "Treatment of Allergic Disease of the Bronchi," *JAMA* 146 (1951): 319–323; Matthew Smith, *An Alternative History of Hyperactivity: Food Additives, and the Feingold Diet* (New Brunswick, N.J.: Rutgers University Press, 2011), 44–45, 96–99, 108–109.

③ Harry G. Clark to Theron G. Randolph, March 6, 1950, Box 7, Folder 8, Theron G. Randolph Papers, 1935–1991, H MS c183, Harvard Medical Library in the Francis A. Countway Library of Medicine, Center for the History of Medicine, Boston.

④ Brown, "American Academy of Allergy," 368.

⑤ Mark Jackson, "'Allergy *con Amore*': Psychosomatic Medicine and the 'Asthmogenic Home' in the Mid-Twentieth Century," in *Health and the Modern Home*, ed. Mark Jackson (New York: Routledge, 2007), 153–174; Carla Keirns, "Better Than Nature: The Changing Treatment of Asthma and Hay Fever in the United States, 1910–1945," *Studies in History and Philosophy of Biological and Biomedical Sciences* 34 (2003): 511–531.

中的心理因素的做法是屡见不鲜的。20世纪前很多研究哮喘的医生，如扬·范黑尔蒙特（Jan van Helmont，1577—1644）、托马斯·威利斯、约翰·弗洛耶以及亨利·海德·索尔特等，都认为患者的情绪状态可能引起或加剧疾病发作，其中，索尔特将"远端神经过敏"与"心理刺激"列为疾病发作四大诱因之二。[①] 1906年冯·皮尔凯首创"过敏"一词，之后不久，包括知名的加拿大爵士威廉·奥斯勒在内的医生同样表达了哮喘含有"强烈的神经过敏因素"的观点。[②] 到了20世纪四五十年代，对这种"刺激因素"（现在被认为是心理疾病因素）的强调成为过敏研究中的主流论调。然而不久之后，患者的心理状态又成为很多过敏学者首要考虑的因素。发生这种转变的主要原因包括：德国精神科学者埃里克·威特科尔（Erich Wittkower，1899—1983）及其提出的"过敏型人格"理念；美国心理分析学者海伦·弗兰德斯·邓巴（Helen Flanders Dunbar，1902—1959），于1939年与匈牙利心理分析学者弗朗兹·亚历山大（Franz Alexander，1891—1964）共同创建了心理医学；还有这一时期精神分析的思潮。[③]

因此，那些重视心理作用的传统过敏医生，与那些强调食品、环境污染物以及食用化学品对过敏的影响的医生，不可避免地发生了激烈交锋；而与此同时，食物过敏医生与患者之间的利害关系也是产生这种交锋的原因。毕竟，食物过敏医生最不情愿的，就是将患者的慢性病症状诊断为心理因素，让他们进行心理治疗或是其他形式的治疗；相反，他们乐于排除心理因素，将患者的病因诊断为饮食问题，并以此为荣。此外，食物过敏医生提出的某些食物过敏反应会表现为精神失常症状的观点，令这两大阵营之间的冲突进一

---

① Jackson, "'Allergy *con Amore*,'" 154–155; Henry Hyde Salter, "On the Aetiology of Asthma," *BMJ* 132 (1859): 538.

② Quoted in Jackson, "Allergy *con Amore*", 156.

③ Ibid., 157-165.

　　　　　　　　　　　　　　食物的心机

步加剧。换句话说，如果患者是由传统的、以心理因素为导向的过敏医生进行诊治，诊断结果可能是精神失常，不过无论是通过俄狄浦斯情结，还是其他精神分析法，都无法解释他们症状的根源。因为事实上，这仅仅是食物过敏问题而已。在 20 世纪六七十年代，很多患者（包括儿童）罹患精神失常的原因悬而未决，食物过敏医生认为这与食用化学品相关，这使得两大阵营之间的争论更加扑朔迷离。

所以，在战后的一段时期，有关食物过敏的争论建立在两种相互矛盾的框架体系内：一种是基于逐步兴起的环保运动，以及对加工食物、食用化学品的担忧；另一种则基于 20 世纪中叶对心理疾病医学以及弗洛伊德精神分析的狂热。为了解这两种过敏疾病模型的影响，本章将重点研究食物过敏医生与以精神分析为导向的过敏医生，是如何对精神疾病与食品过敏之间的关系进行多样化解读的。两种模型所产生的隔阂造成了过敏领域的分裂，并导致很多食物过敏研究人员最终放弃了过敏领域，以及过敏这一概念本身。

匪夷所思的神经风暴

1950 年，纽约过敏医生 T. 伍德·克拉克（T. Wood Clarke）就过敏与儿童"性格问题"之间的关系在 171 名加拿大和美国的过敏医生中进行了调研。[①] 克拉克是尤蒂卡市马西山国立医院（Utica's Marcy State Hospital）过敏科顾问医生，他解释说，自己开展调研的初衷源于一名患者。克拉克已故的同事理查德·哈钦斯（Richard H. Hutchings，1867—1947），是美国精神病学协会前会长、《精神病学季刊》（*Psychiatric Quarterly*）编辑，1945 年，他

---

① T. Wood Clarke, "The Relation of Allergy to Character Problems in Children," *Annals of Allergy* 8 (1950): 21–38.

让一名 15 岁的男孩找克拉克寻求帮助。患者在孩提时期非常"快乐、听话",但自三年前开始"经常出现急性兴奋症状,发病时在家中会情绪失控,打碎瓷器和家具"。[1] 显然男孩应该入院治疗,但是为他诊治的哈钦斯医生却一直非常关注克拉克的过敏及癫痫症症状。哈钦斯发现男孩还患有湿疹、花粉热和哮喘,于是将他介绍给克拉克进行诊治。皮肤测试表明,男孩对燕麦、小麦、羽毛、花粉、猫的皮屑和屋尘过敏。于是,克拉克迅速开出处方,要求从孩子的饮食中去除有问题的食物,并针对吸入性过敏原进行脱敏治疗。据克拉克描述:"从患者的饮食中去除燕麦和小麦后,效果非常显著。孩子的性格几乎在一夜之间完全改变。短短几天后,他就摆脱不高兴、焦虑的状态,变得开心、乐于配合。五年来,他不仅再也没有大发脾气,还成为一个友善、风趣的人。如今他在大学过得很好。"[2] 除此之外,还有两个相似的成功治疗案例,包括多次由于"发作性精神障碍"而被马西山国立医院收治的女性患者,以及由于屡教不改而被四所学校开除的孤僻男孩。这些案例令克拉克非常好奇。[3] 他推测很多"问题儿童"事实上不过是过敏患者,更确切地说,是大脑过敏或神经变态反应患者。[4] 克拉克迫切地希望了解其他过敏医生是否曾经遇到类似案例,因此他在美国过敏学者学院 1949 年的年度会议上就该问题进行了论述,会议同意他继续对此进行调研。

调研结果发表在《过敏与精神病学季刊年度汇编》(*Annals of Allergy and Psychiatric Quarterly*)中,并由克拉克向美国过敏学者学院 1950 年年度会议进行了宣读。在 171 名调研对象中,有 95 人

---

[1] T. Wood Clarke, "The Relation of Allergy to Character Problems in Children," *Annals of Allergy* 8 (1950): 175.

[2] Ibid.

[3] Ibid.

[4] Ibid., 176; T. Wood Clarke, "Neuro-Allergy in Childhood," *New York State Journal of Medicine* 42 (1948): 393–397.

（占 56%）向克拉克确认，"他们曾经发现过患者由于过敏而发生性格改变的现象，在过敏因素消除时，这种性格改变能够实现自我矫正"。在其余的 76 名调研对象中，58 名没有治疗过儿童或未曾注意到这种现象，9 名认为过敏与性格没有任何关系，还有 7 名认为过敏为心理因素。在克拉克看来，调研结果大体上证明其"思路正确"，同时他还认为，过敏医生和儿童精神科医生都应该充分地意识到神经过敏问题，[①] 心理因素的观点则"应该逐步淡化"。[②]

在文章的其余部分，克拉克主要记述了调研对象结合调研主题所提供的案例研究与观点。波士顿医生亚伯拉罕·科尔姆（Abraham Colmes）断言："毫无疑问，所有从事过敏治疗的医生都会认为，食物过敏确实会使儿童行为发生明显改变。"俄克拉何马州儿科过敏医生范妮·卢·利尼（Fannie Lou Leney，1902—1994）对此进行证实："自我从事过敏治疗以来，几乎每天都会有孩子妈妈来找我说，'约翰尼太容易发火了'，或是'自从控制饮食以来，孩子的性格好多了'，或是'孩子只要一吃某种食物，就会像魔鬼一样残暴。'"[③] 其他人则补充说，控制儿童的过敏症状会使他们的学习成绩发生显著变化。威廉·桑希尔（William A. Thornhill）说："当儿童患者被送来接受过敏治疗时……我发现他们的分数……可能很低。但是经过一个学期或者一年的过敏控制后，这些孩子在班级的排名会有明显上升。"[④]

桑希尔的上述观点在很多案例中都得到了证实，此外，还有一些案例强调，对患有神经过敏的小学生进行有效治疗也会促进其心理发展。一名 11 岁的男孩对芹菜、菜花、豌豆、柑橘类水果、麦片和巧克力过敏，表现出急躁、固执、吵闹和内向的症状。然而，一

---

① Clarke, "Relation of Allergy," 176–177.

② Ibid., 186

③ Quoted in ibid., 177–178.

④ Quoted in ibid., 178.

旦在饮食中去除这些食物以后，他又重新获得了朋友。[1] 学龄前儿童也同样适用于这种神奇的转变。一个极度易怒，被宠坏的三岁儿童非常难管教，她对如厕训练进行了极端的反抗。然而，当花生等几种有问题的食物从她的饮食中消失后，她变成了一个快乐的孩子，也很听话。[2] 尽管如此，仍然有些家长对此并不信服。密歇根过敏医生杰拉尔德·格劳特（Gerald C. Grout）讲述了一名 10 岁男孩的案例。他发现这个男孩对玉米、小麦、巧克力和橙子等几种比较常见的食物过敏，当饮食中去掉这些食物后，孩子的烦躁情绪和性格得以逐步改善。孩子的"妈妈说，尽管她觉得难以置信，但最终她却不得不相信，孩子的态度与之前截然不同，烦躁情绪在逐渐消失，过敏症状也不断改善。她还进一步解释说，在接受过敏治疗前，孩子从来没有笑过，但现在他变得很快乐"。[3]

对于克拉克来说，这类患者自述为他的观点提供了令人信服的证据，很多患有过敏的儿童由于诊断不当而被认定为"问题儿童"，因此心灵饱受折磨，

> 难以过上幸福的生活。他会因为调皮不听话而受到惩罚。他在学校度日如年，被老师厌恶，被同学憎恨和折磨。如果他的性情仅仅是因为卑鄙、自私的天性造成的，或许他活该如此；如果是因为错误的家庭教育导致的，他的父母理应自尝苦果。然而，从另一方面来说，如果他的性情是精神疾病造成的，那么他应该得到极大的同情，值得人们尽一切努力来纠正他潜在的身体上或精神上的病因。如果病因是过敏反应……那么应该对他进行全面的过敏检查。多花一点时间就有可能改变孩子的一生。过敏测试以及适当的治疗

---

① Clarke, "Relation of Allergy," 179.

② Ibid.

③ Quoted in ibid., 178.

可能远比棍棒或其他形式的惩罚更有效。[1]

令人尤为担忧的是：

> "问题儿童"长大后可能会成为正常人，尽管性情可能有些古怪。不过，最终他却可能真的成为精神病患者……如果每个不得不被送到公立医院的儿童，每个前来诊室或者儿童引导诊所就诊的"问题儿童"，都有机会得到彻底的过敏检查，那么我们很有可能会看到，其中一些（或是很多）儿童患有过敏，他们在接受过敏治疗后，就能够身心健康地回到自己的家中。[2]

在战后的一段时期，大规模爆发的精神障碍令很多美国医生忧心忡忡，而对过敏的准确诊断对于解决这一问题具有重要作用。[3] 在有些过敏医生（如克拉克及其调研对象）看来，过敏领域不应再满足于开展抓伤测试或脱敏治疗，它应该在精神疾病的治疗与预防中真正发挥作用。

那么，过敏反应是怎样引起这些精神疾病的呢？从克拉克的文章所表达的一些观点可以分析出，显然很多过敏医生坚信，精神健康问题是由于应对慢性过敏的紧张压力而出现的副作用，它们并不是过敏的直接表现。美国哮喘及相关疾病研究协会前主席路易斯·塔夫茨（Louis Tuft，1898—1989）声称："我曾经诊治过很多儿童，他们的过敏症状得到纠正或是改善后，情绪不稳定会明显减轻，行为举止也会有所进步。"[4] 生于 1910 年的过敏医生弗兰克·罗林（Frank

---

① Clarke, "Relation of Allergy," 185.

② Ibid.

③ Matthew Smith, "Psychiatry Limited: Hyperactivity and the Evolution of American Psychiatry," *Social History of Medicine* 21 (2008): 541–559.

④ Quoted in Clarke "Relation of Allergy," 177.

F. A. Rawling）曾与西伦·伦道夫共同撰写了一些关于药物敏感性的文章，他也表达了类似的观点：

> 通常在第一次就诊时，父母不会提及孩子的行为表现，他们仅仅关心怎么描述孩子的过敏症状。然而，一旦过敏情形得到控制，医生会惊讶地发现，父母会着重强调孩子行为的改变。医生经常听到这样一句话："孩子好像变了一个人似的。"[1]

其他人同样指出，对过敏进行有效治疗能够改善儿童的各种问题，从儿童睡眠、饮食习惯到家庭作业、性格等。

克拉克本人也承认，行为上的转变可能仅仅是身体症状减轻后"令人愉快而又显著"的附带效果。他甚至认为，过敏医生应该"对儿童患者的心理给予更多的关心"，暗示诊治中应该同样考虑心理疾病因素。[2] 然而，在其他大量案例中，患者的病因则纯粹是神经问题，即由于过敏反应造成了脑组织肿胀，就像草莓过敏可能会导致皮疹，或是海鲜过敏可能引发面部水肿等。这类过敏反应与过敏性偏头痛并没有太大区别。沃伦·沃恩的父亲维克托·沃恩曾经"令人信服地证明，偏头痛最常见的诱因之一即为患者摄入了令自己过敏或敏感的食物"；克拉克在引用这一研究成果时坚称，脑水肿或脑血管功能受损可能引起各种"匪夷所思的神经疾病"，其中包括那些与精神疾病和癫痫相关的疾病。[3]

尽管克拉克声称这种神经过敏是过敏临床表现中最不为人所知的，但实际上在几十年前它已经引起了临床医生的注意。18、19世纪的医生已经将偏头痛与食物过敏体质联系起来；过敏出现不到十年后，有的医生开始假定过敏与行为障碍的关系。底特律儿科医生

---

[1]　Quoted in Clarke "Relation of Allergy," 177. 近期在花生过敏方面也有人提出过类似问题。

[2]　Ibid., 186.

[3]　Clarke, "Neuroallergy in Childhood," 393.

B. 雷蒙德·胡布勒（B. Raymond Hoobler）在文章中描述了一个早期案例，讨论了与婴幼儿食物过敏有关的症状，列举了伴随着肠道、皮肤、呼吸以及致敏性反应的神经疾病，诸如易怒、坐立不安、焦躁以及失眠等。[①] 在另一篇经常被引用的杂志文章中，明尼苏达州儿科医生香农同样声称，"引起患者过敏的食物蛋白"可能造成患者"极度不安""爱自我反省""神经质""高度紧张""残忍""情绪低落"等，并导致他们学习成绩较差。[②] 这样的孩子"坐不住"且"难以管教"。[③] 其他医生同样注意到食物过敏会引起儿童和成人的精神障碍，如艾尔弗雷德·斯科菲尔德、奥斯卡·施洛斯（Oscar M. Schloss）、威廉姆·沃德尔·杜克（William Waddell Duke，1883—1945）、乔治·派尼斯、艾伯特·罗（他将这类症状描述为"食物中毒"）、威尔莫特·施耐德（Wilmot F. Schneider）、西伦·伦道夫和哈尔·戴维森（Hal M. Davison，1898—1958），而沃尔特·阿尔瓦雷斯则将这种反应描述为"匪夷所思的神经风暴"。[④]

---

① B. Raymond Hoobler, "Some Early Symptoms Suggesting Protein Sensitization in Infancy," *American Journal of Diseases of Children* 12 (1916): 129–135.

② W. Ray Shannon, "Neuropathic Manifestations in Infants and Children as a Result of Anaphylactic Reaction to Foods Contained in Their Dietary," *American Journal of Disease of Children* 24 (1922): 89–94.

③ Ibid., 90.

④ Alfred T. Schofield, "A Case of Egg Poisoning," *Lancet* 171 (1908): 716; Oscar M. Schloss, "A Case of Allergy to Common Foods," *American Journal of Diseases of Children* 3 (1912): 341–362; William Waddell Duke, *Allergy: Asthma, Hay Fever, Urticaria and Allied Manifestations of Reaction* (London: Kimpton, 1925); George Piness and Hyman Miller, "Allergic Manifestations in Infancy and Childhood," *Archives of Pediatrics* 42 (1925): 557–562; Albert H. Rowe and Albert Rowe Jr., *Food Allergy: Its Manifestations and Control and the Elimination Diets, a Compendium with Important Consideration of Inhalant (Especially Pollen), Drug, and Infectant Allergy* (1931; Springfield, Ill.: Thomas, 1972); Wilmot F. Schneider, "Psychiatric Evaluation of the Hyperkinetic Child," *Journal of Pediatrics* 26 (1945): 559–570; Walter C. Alvarez "Puzzling 'Nervous Storms' Due to Food Allergy," *Gastroenterology* 7 (1946): 241–252; Theron G. Randolph, "Allergy as a Causative Factor of Fatigue, Irritability, and Behavior Problems of Children," *Journal of Pediatrics* 31 (1947): 560–572; Hal M. Davison, "Cerebral Allergy," *Southern Medical Journal* 42 (1949): 712–716.

回顾过去，这些医生所描述的很多症状与 1957 年命名的"多动冲动障碍"（hyperkinetic impulse disorder），也就是人们今天所知的多动症有着惊人的相似。[①] 比如，施耐德在《多动症儿童精神评估》（"Psychiatric Evaluation of the Hyperkinetic Child"）一文的开篇中这样写道，20 世纪 20 年代的教师，可能认为多动症儿童"或是有舞蹈病，或是身上有虫子，而如果是个男孩，则可能需要接受包皮环割手术"。不幸的是，"普通医生和儿科医生鲜少注意到过敏的作用"。[②] 伦道夫在 1947 年发表的文章中引用了相似的参考文献，更加具体地指出了食物过敏所引起的儿童行为问题。[③] 伦道夫引用的案例之一是一名 8 岁的男孩，除了鼻塞和听力困难外，他还出现了一系列的行为问题，包括"持续疲劳、精神萎靡、易怒、偏执……烦躁、神经过敏、明显注意力难以集中"，这些问题阻碍了他的课业。[④] 为了治疗这些躯体症状，男孩接受了扁桃体切除术和腺样体切除术，然而却仍然没有效果。伦道夫断定患者对一系列食物过敏，并从他的饮食中去除了这些食物，之后患者所有的症状都消失了。

1954 年，也就是术语"多动冲动障碍"出现的三年前，罗、伦道夫、克拉克、施耐德以及其他医生所描述的很多行为症状，都被堪萨斯城儿科过敏医生弗雷德里克·斯皮尔发明的"过敏性紧张疲劳综合征"（allergic tension-fatigue syndrome）一词所概括。[⑤] 斯皮尔结

---

① M. W. Laufer and W. E. Denhoff, "Hyperkinetic Behavior Syndrome in Children," *Journal of Pediatrics* 50 (1957): 463–474; M. W. Laufer, W. E. Denhoff, and G. Solomons, "Hyperkinetic Impulse Disorder in Children's Behavior Problems," *Psychosomatic Medicine* 19 (1957): 38–49; Matthew Smith, *Hyperactive: The Controversial History of ADHD* (London: Reaktion, 2012), 46–74.

② Schneider, "Psychiatric Evaluation," 560, 567.

③ Randolph, "Allergy as a Causative Factor," 560–572.

④ Ibid., 563.

⑤ Frederic Speer, "Allergic Tension-Fatigue in Children," *Annals of Allergy* 12 (1954): 168–171, and "The Allergic Tension-Fatigue Syndrome," *Pediatric Clinics of North America* 1 (1954): 1029–1037.

合过敏心理疗法对这种症状进行了阐述，他指出：

> 很多医生以极大的积极性，将心理疗法广泛应用于医学领域。然而事实上，他们常常忘记这种关系的作用方式可能是反方向的，即身体疾病往往是导致情绪问题和行为障碍的原因，而不是结果。这尤其适用于儿科诊疗，即由于患者表述自身疾病的能力有限，使得引发神经症状的机体问题很容易遭到忽视。[1]

斯皮尔呼吁对儿童行为问题的分析不要局限于心理因素，这与转而研究神经系统以寻求答案的精神科医生不谋而合。有些医生认为，多动症儿童多为围产期或幼儿期脑损伤的受害者（又称为"轻微脑损伤"），其他医生则怀疑问题在于潜在的神经系统疾病（用词也微妙地变成"轻微脑功能障碍"）。[2]

斯皮尔提出的过敏紧张疲劳综合征所描述的症状可分为两大类。第一类代表的是病症"紧张"的方面，其特征是痉挛和易怒；第二类代表的是病症"疲劳"的方面，其特征是惰性和迟钝。[3] 儿童患者"在这两种极端的情绪之间饱受折磨"。[4] 斯皮尔发现，前来就诊的儿童有极为明显的多动症行为，而且与精神病学杂志所描述的多动症儿童有着惊人的相似之处：

> 在学校，据说他是班里最主要的干扰因素。当他来看医生的

---

[1] Speer, "Allergic Tension-Fatigue Syndrome," 1029.

[2] Alfred A. Strauss and Heinz Werner, "Disorders of Conceptual Thinking in the Brain-Injured Child," *Journal of Nervous and Mental Disease* 96 (1942): 153–172; Paul H. Wender, *Minimal Brain Dysfunction in Children* (New York: Wiley-Interscience, 1971); "Minimal Brain Dysfunction," *Lancet* 302 (1973): 487–488; Rick Mayes and Adam Rafalovich, "Suffer the Restless Children: The Evolution of ADHD and Paediatric Stimulant Use, 1900–1980," *History of Psychiatry* 18 (2007): 435–457; Smith, *Hyperactive*, 20–22; 42–44.

[3] Speer, "Allergic Tension-Fatigue Syndrome," 1030.

[4] Speer, "Allergic Tension-Fatigue in Children," 170.

时候，他的行为清楚地表明这一指控准确无误。他会突然闯进办公室，然后立刻说："快点，我得走了。"在接待室里，他会一刻不停地动，从一项活动迅速转向另一项活动，每件事都只维持很短的时间。这一秒还挂在他妈妈身上，下一秒就会去盯着一张桌子，用手指敲着，苦思它的材质……他急躁，多嘴多舌，扭来扭去。他会喋喋不休地发表看法，讲笑话，问问题。他会从一边扭动到另一边，试图用双手把自己举起来，还有其他种种举动，无一不显示出他无法控制自己随心所欲的行为。①

除了这些行为方面的症状，这类儿童还显示出其他过敏迹象，比如鼻塞、打喷嚏，以及出现黑眼圈、皱纹或眼袋。斯皮尔认为，医生一旦注意到这些迹象，就会很容易发现，造成这些行为问题的原因并不是潜在的精神疾病、脑损伤、父母管教不当或简单的调皮行为；这实际上是过敏问题。那么，医学界为什么没有识别神经过敏呢？围绕着食物与精神健康问题之间的关系，斯皮尔一直追溯到了罗伯特·伯顿（Robert Burton）所著的《忧郁的解剖》（*Anatomy of Melancholy*，1621）；他认为食物过敏学者的理论之所以缺乏权威性有三大原因，即学者的过度狂热、精神分析理论的兴起，以及皮肤测试法未能提供补充证据。② 因此斯皮尔认为，很多本应接受过敏治疗的儿童，却被诊断为患有精神疾病并服用了相应药物。

---

① Frederic Speer, "The Allergic Tension-Fatigue Syndrome in Children," *International Archives of Allergy and Applied Immunology* 12 (1958): 207–214. For a good comparison, see Paulina F. Kernberg, "The Problem of Organicity in the Child: Notes on Some Diagnostic Techniques in the Evaluation of Children," *Journal of the American Academy of Child Psychiatry* 8 (1969): 517–541.

② Frederic Speer, "Historical Development of Allergy of the Nervous System," *Annals of Allergy* 16 (1958): 14–20.

人类生态学与化学环境

直到第二次世界大战时期，研究人员一直认为引起神经系统反应的食物与引起胃肠、皮肤病甚至是致敏性反应的食物极其相似，其中牛奶、鸡蛋和谷物是经常被提及的元凶。然而，从 20 世纪 50 年代开始，食用化学品成为很多过敏学者的首要怀疑对象。[①] 从某种程度上来说，过敏学者对食用化学品的关注与日俱增，只是反映出战后随着食物生产技术的快速发展，在食品供应中所发现的添加剂数量越来越多，由此过敏学者推断有人对这些添加剂产生了过敏反应。而对其他人来说，食品添加剂则意味着巨大的灾难，体现了不受欢迎的化学品对人们饮食的侵袭；它们不仅引发了各种奇怪的疾病，还造成社会倒退，变得更加暴力和分崩离析。由于研究人员对食品添加剂致敏性的担忧不断升级，有些人因此提出，数几千年前伴随着农业的出现而出现的食物（如牛奶、小麦、谷物等）同样不健康，进而引发了关于可供人类食用的真正的"天然食物"的思考。因此，这种对食品添加剂的担忧逐步蔓延到普通的现代饮食，同时人们越来越关注它们对诱发精神疾病的作用。

然而，这一切并不意味着在 20 世纪上半叶人们没有使用食品添加剂。正如历史学家哈维·莱文斯坦（Harvey Levenstein）所述，早在 19 世纪 80 年代，美国在食品生产中使用食用化学品的问题已经受到关注。厄普顿·辛克莱尔（Upton Sinclair）在红极一时的小说《丛林》（*The Jungle*，1906）中尖锐地指控了这一问题（以及食品生产中的其他问题），这为《1906 年纯净食品与药品法案》（Pure

---

① 1958 年，斯皮尔将食用色素列为不常见的、会引起失常行为发作的食物，他认为牛奶、巧克力、玉米、鸡蛋以及豆类是更为常见的诱因。"Food Allergy in Childhood," *Archives of Pediatrics* 75 (1958): 363–369.

Food and Drug Act of 1906）的制定起到了推动作用。[1] 根据历史学家德里克·奥迪（Derek Oddy）的说法，英国在大致相同的时间也发生了类似的情况，即"在食品中广泛使用化学防腐剂（如硼砂或福尔马林），以延长食品保质期"。[2] 美国《（预防）食物掺假法案》（Adulteration of Food Act，1860）和《食品与药品销售法案》（Sale of Foods and Drugs Act，1875）同样反映了早期人们对食品生产中使用化学品的合法性和可靠性的担心。此后，人们对食品添加剂的不安贯穿了 20 世纪上半叶。比如，1933 年，两位美国工业工程师、消费者权益倡导者阿瑟·卡莱特（Arthur Kallet，1902—1972）与 F. J. 施林克（F. J. Schlink，1891—1995）共同撰写了《1 亿个试验品：日常食物、药物与化妆品中的危险》（*100,000,000 Guinea Pigs: Dangers in Everyday Foods, Drugs, and Cosmetics*），书中措辞严厉地控诉了食品和化学品行业，以及"收效甚微"的《纯净食品与药品法案》（Pure Food and Drug Act）。[3] 书中还指出，由于在加工或保存环节使用了化学品，美国人食用的很多食品不仅毫无营养价

---

[1] Harvey A. Levenstein, *Revolution at the Table: The Transformation of the American Diet* (New York: Oxford University Press, 1988), 39.

[2] Derek J. Oddy, *From Plain Fare to Fusion Food: The British Diet from the 1890s to the 1990s* (Woodbridge: Boydell Press, 2003), ix, 31.

[3] Arthur Kallet and F. J. Schlink, *100,000,000 Guinea Pigs: Dangers in Everyday Foods, Drugs, and Cosmetics* (New York: Vanguard Press, 1933); Laurence B. Glickman, *Buying Power: A History of Consumer Activism in America* (Chicago: University of Chicago Press, 2009), 194–195. 该书出版时，卡莱特与施林克正在运营一家名为"消费者调研"的消费者积极分子团体。然而由于二人意见不同，他们的合作关系并没有持续下去。1936 年，由于施林克采用暴力手段镇压了他们的雇员参与的罢工，卡莱特离开了消费者调研，于第二年成立了具有竞争关系的消费者监察团体，并贴切地命名为"消费者联盟与消费者报告"。20 世纪 50 年代，卡莱特被美国众议院反美活动委员会认定为共产主义者，此后，他又创建了非营利性基金会"医学来信"，继续出版影响力较大的《关于药物与治疗的医学来信》（*Medical Letter on Drugs and Therapeutics*）以及《医学来信中的治疗指南》（*Treatment Guidelines from the Medical Letter*）。Consumer Reports, "Our History," http://www.consumerreports.org/cro/about-us/history/index.htm accessed September 24, 2013.

值，实际上还可能非常危险。①

然而，"二战"之前的披露者（如辛克莱尔、卡莱特与施林克等）所披露的对化学品的认知，与那些将在战后持续引发争议的观点，存在着重大差异。20 世纪上半叶，大部分用于食品生产的化学品以及被认定为存在问题的化学品，对身体健康的危害已为研究人员所了解，并为大众所知。食品生产厂家使用化学品会被视为非法或者至少是不光彩的行为，意味着他们试图通过隐藏的化学品或不可食用物质来伸展食材，通过有毒物质使超出保质期的食品维持原状，或是通过色素对已经变质的食品进行遮掩。卡莱特与施林克指出，水果和蔬菜上被喷洒了砷酸铅以防虫害，大多数消费者都为此惊慌失措，因为他们至少对砷和铅的毒性略知一二。此外，对于食品厂早期使用其他化学防腐剂（如硼酸和甲醛）的行径，研究人员虽然不能立即断定为非法行为，但同样持怀疑态度，因为它们也会毒害身体健康。

然而 1945 年以后，情况变得更加复杂。为备战而开发的新型食用化学品和食品不再被认为是食品厂家粗暴牟利的手段（尽管事实往往正是如此），反而被视为科学进步的标志。正如杜邦公司（DuPont）的宣传语所示，食品添加剂不过证明了"化学的力量，以高品质产品造就高品质生活"。在食品中添加化学品不再是违法行为，甚至也无须遮遮掩掩，食品厂家刻意并公然进行这种操作。消费者则非常清楚这些物质的存在，并欣然接受了它们。特别是那些让速冻晚餐和即时蛋糕粉成为可能的化学品，它们被认为可以解放家庭主妇，至少在一定程度上让她们从厨房的苦差中解脱出来。关于这类食品添加剂的发展和使用，莱文斯坦曾经这样解释："大多数

---

① 除了列出一长串的有毒化学品清单外，卡莱特与施林克还警告了麦麸的危害，特别是凯洛格所倡导的全麸餐（他们称之为"最粗糙的粗粮"），大部分的消化问题与胃部疾病都因此而起（*100,000,000 Guinea Pigs*, 3）。他们还引用了医学专家、胃肠病学家沃尔特·阿尔瓦雷斯的说法，"对任何一位优秀的胃病专科医生而言，粗粮的风靡意味着每月 300 美元的收入"。

美国消费者将之视为科技进步并赞叹不已。到了 20 世纪 60 年代，面对食品厂家推出的大量新品，他们毫不关心加工方法和所用配料……人们不愿去质疑食品行业的产品，化学上的每一个重大突破似乎都会让家庭主妇的生活变得更轻松。"[1]

当时，做饭变得非常简单，化学品还能让菜色更加鲜亮，风味更加新奇，瑕疵明显减少，保质期明显变长。对于《寂静的春天》所发出的关于 DDT 的警告，美国农业部发言人是这样反驳的："也许在那些坐下来写书，或是打算前往瓦尔登湖并像梭罗人一样生活的人看来，大自然的平衡是件美妙的事情。然而据我所知，如今没有一个家庭主妇会去购买农药出现前常见的有虫的苹果。"[2] 农业部一位叫作威廉·高德（William S. Gaud）的官员甚至声称，农药、化肥等农业化学品，不仅在工业化国家，甚至在全球范围内为"绿色革命"做出了贡献。它们使更加密集、更具有生产力的农业成为可能，是"与工业革命一样对人类非常重要且大有裨益"的革命。[3]

那么，人们要为此付出什么代价呢？对于很多食物过敏医生而言，食品添加剂不只是能够引起不良反应的过敏原，它们还预示了化学品可能给身体健康带来的危害。早在 1948 年，宾夕法尼亚州过敏医生斯蒂芬·洛基（Stephen D. Lockey，1904—1985）就向该州的过敏学会提出了他的猜测，即食用色素（特别是黄色偶氮染料柠檬黄）可能会引起荨麻疹、哮喘等不良反应。[4] 洛基将这类色素的化

① Levenstein, *Revolution at the Table*, 202.

② Ernest G. Moore, quoted in Lear, *Rachel Carson*, 413.

③ William S. Gaud, "The Green Revolution: Accomplishments and Apprehensions," (speech resented to the Society for International Development, Washington, D.C., March 8, 1968), http://www.agbioworld.org/biotech-info/topics/borlaug/ borlaug-green.html (accessed September 24, 2013).

④ Stephen D. Lockey, "Allergic Reactions Due to Dyes in Foods" (speech presented to the Pennsylvania Allergy Society, Autumn 1948), and "Allergic Reactions Due to FD&C Dyes Used as Coloring and Identifying Agents in Various Medications," *Bulletin* [Lancaster (Pa.) General Hospital], September 1948.

学结构与水杨酸盐（一种天然存在于阿司匹林和很多水果中的低分子化合物）联系起来，并开始在饮食处方中限制它们的存在。后来，洛基撰写了大量关于食用色素和其他化学药剂安全隐患的文章。[①] 具有讽刺意味的是，有些被洛基认为存在问题的煤焦油染料，却被用于调味或识别糖皮质激素，并被过敏医生广泛用在处方中以缓和过敏反应。当时其他过敏医生（其中以西伦·伦道夫最为著名）也开始撰写文章，讲述合成食品色素和其他化学品的危害。[②] 尽管赫伯特·林克尔、西伦·伦道夫与迈克尔·泽勒在《食物过敏》一书中并未对食品添加剂进行论述，但伦道夫却声称自己早在20世纪40年代中期就开始关注食品添加剂的危害。直到1954年，他才发表了自己关于食品添加剂，以及农药、工业溶剂、液体燃料、杀蚊虫喷雾剂和石油化工产品的观察结果。[③]

　　1954年前的几年间，伦道夫经历了一系列事业和生活上的磨难。这些经历虽然痛苦，却也让他得以解脱，开始了对"化学环境"的讨伐。1949年，伦道夫在结婚八年之后离开了第一任妻子，并于不久之后正式离婚；他的前妻则带着三个孩子搬到了美国其他地方居

---

① Stephen D. Lockey, "Reactions to Hidden Agents in Foods, Beverages and Drugs," *Annals of Allergy* 29 (1971): 461–466; "Sensitizing Properties of Food Additives and Other Commercial Products," *Annals of Allergy* 30 (1972): 638–641; and "Drug Reactions and Sublingual Testing with Certified Food Colors," *Annals of Allergy* 31 (1973): 423–429.

② Stephen D. Lockey, "Allergic Reactions Due to F. D. and C. Yellow No. 5, Tartrazine, an Aniline Dye Used as a Coloring and Identifying Agent in Various Steroids," *Annals of Allergy* 17 (1959): 719–721. 这些煤焦油染料也是 "二战"以后出现的很多精神药物的化学原料。David Healy, *The Antidepressant Era* (Cambridge, Mass: Harvard University Press, 1999).

③ 正如第三章所述，阿瑟·科卡还撰写了关于各种化工气体过敏反应的文章。Theron G. Randolph, "Allergic Type Reactions to Industrial Solvents and Liquid Fuels"; "Allergic Type Reactions to Mosquito Abatement Fogs and Mists"; "Allergic Type Reactions to Motor Exhaust"; "Allergic Type Reactions to Indoor Utility Gas and Oil Fumes"; "Allergic Type Reactions to Chemical Additives of Foods and Drugs"; "Allergic Type Reactions to Synthetic Drugs and Cosmetics," *Journal of Laboratory and Clinical Medicine* 44 (1954): 910–914, and *Environmental Medicine: Beginnings and Bibliographies of Clinical Ecology* (Fort Collins, Colo.: Clinical Ecology, 1987), viii.

住。后来伦道夫发现自己难以忍受孤单一人，于是在1954年再婚。他的第二任妻子塔迪·伦道夫（Tudy Randolph）儿时患有多动症，在接触某些气体时会出现鼻炎、偏头痛、哮喘、抑郁症和心律不齐等症状。她的健康问题激励着伦道夫进一步调查化学品在过敏中的作用；同时，她也成为伦道夫重要的助手与知己，并在他的诊所中不知疲倦地工作。[①]

从职业生涯来看，伦道夫被迫离开了西北大学——自从1944年在芝加哥建立私人诊所以来，他一直在此教书。伦道夫在来到西北大学医学院及其附属的卫斯理纪念医院不久后，就宣布自己非常关注食物过敏，这使得他与他的同僚们立即产生了隔阂。1947年，他开始与林克尔和泽勒共同撰写《食物过敏》。在研究、写作以及从未间断的临床工作中，伦道夫越来越相信，精制糖（尤其是那些以玉米和甜菜为原料的精制糖）引发了很多患者的慢性健康问题，如"脑疲劳"或"脑雾"（在患者自述上具有相似性的神经疾病）。[②]《食物过敏》出版前，伦道夫开始在公开场合讨论糖对过敏的影响。1949年，他在美国食品药品监督管理局的"面包听证会"上做证，并在会上提出食品标签上应清晰地显示糖分来源。[③]参加听证会的其他过敏医生由于受到玉米产品研究基金会（Corn Products Research Foundation）的资助，试图淡化这种标记方式的必要性。第二年，伦道夫在卫斯理纪念医院医务人员会议上表达了自己的观点，同时还播放了由于盲目测试甜菜和甜菜糖而引起一名女性"急性精神病发作"的影片。虽然很多医科学生对此很感兴趣，但会议主席却不为

[①] Theron G. Randolph to Harry G. Clark, November 1, 1950, Box 7, Folder 8, Randolph Papers; Randolph, *Environmental Medicine*, 76–77.

[②] Randolph, *Environmental Medicine*, 32–36.

[③] Theron G. Randolph, "Ingredients of Bread: Testimony in the Matter of a Definition and Standard of Identity for Bread and Related Products," docket No. FDC-31(b), Before the Administrator, Federal Security Agency, August 3, 1949, 596–514, 628.

　　　　　　　　　　食物的心机

所动，还反驳说，患者出现的显然是歇斯底里症状。[①]《食物过敏》刚刚出版，卫斯理纪念医院就禁止伦道夫在作品中将工作单位写为西北大学医学院，以至于他不得不用自己的私人诊所来代替。这是他的结局的前兆，在 1951 年初夏，"斧头终于摆动"，伦道夫被西北大学医学院污蔑为"对医科学生产生不良影响的人"，并被开除。[②]

毫无疑问，伦道夫对自己被开除一事感到非常沮丧。他认为这是由"玉米利益集团"以及他在西北大学医学院的直接上司塞缪尔·范伯格（Samuel M. Feinberg，1895—1973）精心安排的。范伯格是美国过敏领域举足轻重的人物。他在西北大学地位超高，与美国医学协会关系密切，出版著作数量惊人，还著有全科医生使用的第一批过敏手册（1934），因此，西北大学建立了以他的名字命名的医学院。[③] 尽管范伯格在过敏手册中强调，包括玉米在内的所有食物都具有致敏性，但是到了 20 世纪 50 年代，范伯格却成为一位知名的传统过敏医生，他抱怨"'食品过敏'的标签被大范围地滥用了"。[④]范伯格在开除伦道夫事件中扮演了重要角色，而在此之前，他也曾经在《美国医学协会杂志》中对伦道夫提出的糖的观点进行攻击，声称"绝大多数经验丰富、训练有素的过敏医生和免疫学者的实践

① Randolph, *Environmental Medicine*, 54.

② Theron G. Randolph to Harry G. Clark, July 3, 1951, Box 7, Folder 8, Randolph Papers; Randolph, *Environmental Medicine*, 56.

③ 2002 年，塞缪尔·范伯格的兄长——芝加哥银行家鲁本·范伯格（Reuben Feinberg，1919—2002）向西北大学医学院捐赠了 7500 万美元，此后该院更名为范伯格医学院。尽管捐款声明中显示，一次轻度心脏病发作后的偶然造访促成了这次捐赠事宜，然而这里面显然还与家庭因素密切相关。Robert Becker and Meg McSherry Breslin, "Banker Gives $75 Million to NU," *Chicago Tribune*, February 14, 2002, http://articles.chicagotribune.com/2002–02–14/news/0202140008_1_medical-school-nu-bessie-feinberg-foundation (accessed September 25, 2013); Robert Schleimer, "Message from the Division Chief," Northwestern University, Feinberg School of Medicine, http://www.medicine.northwestern.edu/divisions/allergy-immunology-0 (accessed September 25, 2013); and Samuel Feinberg, *Allergy in General Practice* (London: Kimpton, 1934).

④ Feinberg, *Allergy in General Practice*, 65; Samuel Feinberg, *One Man's Food* (Chicago: Blue Cross Commission, 1953), 2.

都完全否定了"伦道夫的观点，他针对《食物过敏》撰写了措辞激烈的评论，甚至还试图动摇伦道夫所担任的芝加哥过敏协会（Chicago Allergy Society）主席的职位。[1] 据伦道夫的朋友哈里·克拉克（Harry Clark）所述，范伯格对伦道夫的敌意已经超出了在食品过敏问题上的意见分歧，"我想最大的可能性一定是嫉妒，因为我认为在范伯格的第一本书中，他承认所有食物都具有致敏性，其中也包括玉米。如果是玉米利益集团付钱给他，并告诉他做什么，我绝对一点儿都不会惊讶。他的攻击过于直接。他当然不能对所有的一切都那么自信"。克拉克还补充表达了他对伦道夫事业的支持："我无法描述我是多么敬佩您对这种不公所进行的反抗，但是请您一定要当心。如果有任何我可以做的事情，即便只是在道义上给您支持……在我看来，像您这样努力工作的人，竟然还需要提防小人，这真是太不可思议了。"[2]

　　尽管伦道夫获得了克拉克和其他朋友的支持，他曾打算诉诸法律并告知芝加哥的新闻媒体，但最终还是决定放弃重返西北大学的希望，并在 20 世纪 50 年代剩余的几年里努力重塑自己的职业生涯。他仍然担任着芝加哥过敏协会主席一职（1951—1953），建立了罗克韦尔·肯普顿医学研究基金（于 1960 年更名为人类生态学研究基金会），1954 年在伊利诺伊州埃文斯顿的圣弗朗西斯医院创建了第一个"综合性环境控制病房"，后又于 1959 年将这一设施迁移到伊利诺伊州帕克里奇的路德综合医院。[3] 1960 年象征着伦道夫职业生涯的"分

① Samuel M. Feinberg et al., "Reactions to Dextrose," *JAMA* 145 (1951): 666. On the attempts to undermine Randolph's position as president of the Chicago Society of Allergy, see Randolph to Clark, July 3, 1951; Theron G. Randolph to Herbert Rinkel, March 23, 1951, Box 10, Folder 14; and DOCUMENT, DATE, Folder 11, all in Randolph Papers Another letter in the same issue of *JAMA* likened Randolph to the disgraced Soviet biologist Trofim Lysenko (1898–1976): Mary Hewitt Loveless, "Reactions to Dextrose," *JAMA* 145 (1951): 666.

② Harry G. Clark to Theron G. Randolph, undated, but likely from the early 1950s, Box 7, Folder 8, Randolph Papers.

③ Vilma Kinney, *Theron Grant Randolph, M.D., 1906–1995: A Bibliography: 60 Years of Published Works* (Self-published, 1997), xii.

水岭": 这一年，伊利诺伊州的医生帮助他建立了美国过敏学者学院的分支机构，即神经系统过敏协会；帮助被他们称为"化学品之受害者"的化学品敏感患者建立了支持机构，后更名为人类生态学研究小组。一年后，也就是《寂静的春天》出版的前一年，伦道夫最终发表了一篇综合性报告，就日益泛滥的化学品对人类健康的危害进行阐述。

《人类生态学与对化学环境的敏感性》（"Human Ecology and Susceptibility to the Chemical Environment"）最初分四期连载于《过敏学年刊》[该刊物主要关注人们通过空气、普通物品（如报纸、汽车、化妆品或家具）、水以及现代饮食所接触到的化学品]。[1] 伦道夫认为，过敏医生把人们对某些食物的不良反应，与他们对耕作、生产中使用的化学品的超敏反应混淆在一起。比如，伦道夫有一位患者，他发现自己一旦食用市面上销售的苹果和梨就会头痛，"但是他可以食用……没有喷洒农药的水果，而且安然无恙"。[2] 不幸的是，伦道夫警告道，即便是用手搓、水洗或是把农产品煮熟，这类化学残留也难以消除。此外，很多所谓的种植有机蔬果的农民并不可信，他们屈服于经济压力，用化学物质来改进农产品外观，提升产量，降低损耗。[3]

这类不良反应除头痛之外还有其他典型的神经系统症状。据伦道夫统计，"现如今我在看诊时，三分之一的案例为精神疾病问题以及相关的行为异常问题。从这方面的工作量不断上升的情况来看，就算这类工作逐步占据我的全部时间也不是不可能的"。[4] 伦道夫的患者之一是位外科医生，患有慢性疲劳、失眠、性失调、多动症和

---

① Theron G. Randolph, "Human Ecology and Susceptibility to the Chemical Environment," *Annals of Allergy* 19 (1961): 518–540, 657–677, 779–799, 908–929, and *Human Ecology and Susceptibility to the Chemical Environment* (Springfield, Ill.: Thomas, 1962).

② Randolph, "Human Ecology and Susceptibility to the Chemical Environment," 780 (emphasis in original).

③ Ibid., 782, 791.

④ Theron G. Randolph to Payne Thomas, Mary 18, 1962, Box 2, Folder 13, Randolph Papers.

抑郁症，他在接受精神病治疗后没有任何一种症状得到缓解。[1] 但是，在采用"无化学污染的饮食"以及"避免鸡蛋和土豆"后，他"对自己的性适应感到满意。在他的家人和同事看来，他显然变得更快乐、更友好，而且他的工作效率也大幅提高"。[2] 伦道夫在思考这类精神疾病时推测道，"对化学环境的敏感、不适以及就此引发的疾病都是退化的早期表现"，这种猜想即将被他人进一步拓展。

《人类生态学与对化学环境的敏感性》得到的评论毁誉参半，这几乎与伦道夫所有出版物的情形相同。他的同情者（比如贝亚特丽斯·特鲁姆·亨特）把他的成就与开创了现代环境运动的蕾切尔·卡逊相提并论，并将这本书称为"对所有人具有深远影响的书"。[3] 伦道夫还收到公共卫生工作者写来的支持信，其中包括两名加利福尼亚公共卫生部的高级职员，他们称赞这本书"非常有趣，让人深受启发"，认为它阐述了"过去似乎极少得到关注的课题"。[4] 在《耳鼻喉学档案》（*Archives of Otolaryngology*）中，有一篇文章评价这部作品"走在时代的前面"，甚至还把伦道夫、林克尔比作匈牙利医生伊格纳茨·泽梅尔魏斯（Ignaz Semmelweis，1818—1865），后者关于产后败血症的理论受到他所在的维也纳综合医院的同事的嘲笑，和伦道夫一样，他也被开除了。[5]

然而，其他人或对伦道夫的努力嗤之以鼻，或是谴责他散布谣言，"在战争时期，散布在本质上可能导致国民惊恐不安、消沉沮丧的信息，是一种可以起诉的罪行。而这本书一定会让那些易受影响

---

[1] Randolph, "Human Ecology and Susceptibility to the Chemical Environment," 915.

[2] Ibid., 916 (emphasis in original).

[3] Beatrice Trum Hunter, "The Bookhunter," *Herald of Health*, August 12, 1962.

[4] Howard W. Mitchell and Byron R. Hubbard to Theron G. Randolph, July 27, 1962, Box 2, Folder 13, Randolph Papers.

[5] 不出所料，伦道夫毫不迟疑地提到了其中的关联。George F. Shambaugh, "Ahead of Their Time," *Archives of Otolaryngology* 79 (1964): 118–119; and Randolph, *Environmental Medicine*, vii.

的人感到不安"。[①] 或许最糟糕的是，很多期刊决定不委托任何人为该书撰写评论，[②] 全然不顾主要的过敏学著作出版商查尔斯·托马斯（Charles C. Thomas）印制了 2000 册图书并销售一空的事实。此后这本书又再版了几次，伦道夫却抱怨说，这本书在芝加哥书店很难找到。[③]

尽管伦道夫的努力获得了一定程度的认可，比如参议员休伯特·汉弗莱（Hubert Humphrey，明尼苏达州民主党人）曾在 20 世纪 60 年代初请他就杀虫剂问题在国会做证，之后又于 1966 年请他在美国食品药品监督管理局的"花生黄油听证会"做证，但伦道夫却越来越感到自己被主流医学界排斥。他的文章难以在重要的期刊发表，他的提案经常被重要的医学会议否决（如美国过敏学者学院会议与美国精神病学协会会议）；不过，伊桑·艾伦·布朗一直是伦道夫为数不多的支持者之一。[④] 伦道夫对自身处境感到厌倦并决定完全脱离过敏领域，1965 年 4 月 7 日，他在拉斯维加斯设立了自己的协会：临床生态学协会。对于自己的觉醒和设立新的医学专业的必要性，伦道夫解释道：

> 由于过敏学者对自身设置的种种限制，过敏领域的发展受到严重阻碍。尽管过敏最初被定义为变化了的反应，但在实践中医生大多着眼于超敏反应和局部临床表现，并往往从过敏原与抗体的角度进行解读，这导致过敏的原意大多未能发挥作用。因此，需要建立一种基于临床实践的、功能性更强的研究方法，为研究人员了解环

---

① D. Harvey, review of "Human Ecology and Susceptibility to the Chemical Environment," by Theron G. Randolph, *Nutrition Abstracts and Reviews*, January 1963, 11.

② 有些历史学者对这本书以及临床生态学进行了嘲讽。Edward Shorter, "Multiple Chemical Sensitivity: Pseudodisease in Historical Perspective," *Scandinavian Journal of Work, Environment, and Health* 23 (1997): 35–42.

③ Theron G. Randolph to Payne Thomas, July 13, 1963, Box 2, Folder 13, Randolph Papers.

④ Randolph, *Environmental Medicine*, 159.

境对人类健康及行为的长期影响奠定基础。[1]

对于伦道夫而言，与过敏领域的决裂，标志着他与顽固势力近20年的斗争达到高潮；此前由于意识形态、政治或经济的原因，他们一直拒绝倾听伦道夫的见解。十年前，在写给哈里·克拉克的信中，伦道夫曾经威胁要完全抛弃"过敏"一词；当时，他刚刚接受了加拿大籍匈牙利生理学者汉斯·谢耶（Hans Selye，1907—1982）提出的"敏感"与"适应"的观点，并倾向于用这两个词对患者进行描述。[2]尽管克拉克说服他继续使用"过敏"一词，不过如今连这仅存的联系也被完全割裂了。临床生态学协会的设立，标志着伦道夫与过敏领域分道扬镳，后者仍以自己的方式继续前行。在此后的20年中，临床生态学协会与伦道夫显然还会继续参与不断升级的食物过敏之争，不过他们会以竞争学科的姿态出现，摒弃传统的过敏理念，转而提出基于生态学的不同观点。

我们摄取的污染物

在刊登《人类生态学与对化学环境的敏感性》的最后一章时，《过敏学年刊》还发表了一篇不太显眼的文章，作者是旧金山儿科过敏医生本·范戈尔德，他在文中坦承，自己耗时五年研制的、旨在使患者不再对跳蚤叮咬过敏（当地常见问题）的方法，以失败而告终。[3]范戈尔德郁闷地解释道："无论如何尝试，与治疗开始之前的症状相比，患者对这种叮咬的反应始终没有改善。在每个案例中，

---

[1] Theron G. Randolph, "The Specific Adaptation Syndrome" (manuscript, undated), Box 2, Folder 3, Randolph Papers.

[2] For more on Hans Selye, see Mark Jackson, *The Age of Stress: Science and the Search for Stability* (Oxford: Oxford University Press, 2013).

[3] Ben F. Feingold, "Allergy to Flea Bites-Clinical and Experimental Observations," *Annals of Allergy* 19 (1961): 1275–1289.

患者的反应或与治疗之前完全相同，或是……反应的严重程度进一步加剧。"① 起初，没人发现这场失败的跳蚤实验与伦道夫的临床生态学论文之间的关联。不过，情况很快发生了变化，这位旧金山过敏医生迅速卷入了与食品添加剂和精神疾病相关的争论中。

范戈尔德对于自己无法研制出脱敏提取物感到困惑，他猜测原因可能在于，这种反应是由在跳蚤唾液中发现的小分子量化学物质（半抗原）引起的半抗原或毒理学反应。由于半抗原太小，无法单独诱导过敏反应，它们必须与大分子蛋白质结合后才能诱导免疫应答。范戈尔德对这种机制感到好奇，并决定在 20 世纪 60 年代末 70 年代初对此进行深入研究。不久以后，他发现很多用于食品添加剂的化学物质也是半抗原。② 经历了一系列的临床偶然发现后，他确信这类食用化学品（特别是人工合成的食用色素）确实是造成儿童多动症发病比例明显攀升的原因。20 世纪 70 年代初期，范戈尔德制定了无食品添加剂的饮食疗法（称为"范戈尔德饮食法"）。尽管范戈尔德此前曾担任凯泽·珀默嫩特（Kaiser Permanente）医疗中心过敏科的负责人，但他始终未能说服他的同僚接受自己的观点。一向自信的范戈尔德对此非常恼火，于是放弃了说服同僚的努力，并于 1974 年撰写了畅销书《你的孩子为什么爱动》（*Why Your Child Is Hyperactive*），该书以家长为目标读者（至少表面看起来如此）。③

关于范戈尔德饮食法的内容将在本书其他部分另行叙述，这里

① Ben F. Feingold, "Allergy to Flea Bites-Clinical and Experimental Observations," *Annals of Allergy* 19 (1961), 1282.

② Ben F. Feingold, *Introduction to Clinical Allergy* (Springfield, Ill.: Thomas, 1973), 157–163.

③ Ben F. Feingold, *Why Your Child Is Hyperactive* (New York: Random House, 1974), and its sequel, Ben F. Feingold and Helene S. Feingold, *The Feingold Cookbook for Hyperactive Children* (New York: Random House, 1979). 本·范戈尔德所著的《你的孩子为什么爱动》《范戈尔德食谱——多动症儿童》均为畅销书，后者曾于 1979 年在《纽约时报》畅销书排行榜位列第四。《范戈尔德食谱》一书所得收入用于资助美国范戈尔德协会，目前该协会仍然表现活跃。从笔者对范戈尔德饮食法的研究来看，尽管他撰写《你的孩子为什么爱动》的主要目的是教育父母，但他也希望借此说服同样从事过敏研究的同事。Smith, *Alternative History of Hyperactivity*, 15–35.

有必要重点强调几个方面,从中可以看出食品添加剂与精神健康的话题在 20 世纪 70 年代分歧之大和受欢迎程度之广。[1] 此前,食物过敏医生与传统过敏医生的争论主要局限于医学界,而围绕范戈尔德饮食法的争议显然已经成为公共事务,吸引了国际媒体的关注并接受了政府的询问。尽管当时范戈尔德怒火中烧,但他毕竟是过敏领域的领头人,更重要的是,作为一名传统过敏医生,他与伦道夫以及奥克兰市的对手艾伯特·罗鲜有交集。这使得他对食品添加剂与精神疾病之间的关系的支持非比寻常。

当然,很多与范戈尔德同时期的医生深受伦道夫的影响,如田纳西州儿科过敏医生威廉·克鲁克、纽约儿科过敏医生多丽丝·拉普(Doris Rapp)以及英国精神科医生理查德·麦卡尼斯,他们本来极有可能成为 20 世纪 70 年代抨击食品添加剂的最强烈的声音。[2] 克鲁克将食物过敏称为"伪装者",经常讲述食物过敏是如何引起儿童行为问题的。他还撰写了关于假丝酵母与慢性病之间的关系的畅销书——《酵母之关联》(The Yeast Connection),使得大众观点的分歧进一步加剧。[3] 拉普则协助普及了弗雷德里克·斯皮尔提出的过敏性紧张疲劳综合征,并强调了儿童患者面部呈现出的发病征兆。尽管拉普起初对食物过敏与精神疾病之间的关系持怀疑态度,但是最终她被斯皮尔、伦道夫、克鲁克等人说服,并于 1988 年出现在菲尔·多纳休的谈话节目(The Phil Donahue Show)中,借此提高大众对这一问题的认知水平。[4] 此后,拉普一直表现得非常活跃。麦卡

①   Smith, *Alternative History of Hyperactivity*.

②   William J. Crook, "Food Allergy: The Great Masquerader," *Pediatric Clinics of North America* 22 (1975): 227–238; Richard Mackarness, *Not All in the Mind: How Unsuspected Food Allergy Can Affect Your Body AND Your Mind* (London: Pan Books, 1976); Doris J. Rapp, *Allergies and the Hyperactive Child* (New York: Fireside, 1979).

③   William J. Crook, *Can Your Child Write? Is He Hyperactive?* (Jackson, Tenn.: Pedicenter Press, 1975), and *The Yeast Connection: A Medical Breakthrough* (New York: Vintage, 1986).

④   "Misdiagnosed Allergies, Food, and Environment," *Phil Donahue Show*, YouTube, http://www.youtube.com/watch?v=0UUTXTKPusU (accessed September 19, 2014).

尼斯曾在贝辛斯托克市建立英国国民健康服务体系第一家临床生态学诊所。他认为人类的进化程度还不足以消化自旧石器时代以来出现的食物（如小麦、牛奶），因而开创了所谓的石器时代饮食法（事实上，从麦卡尼斯的石器时代饮食法演绎而来的减肥法如今被称为"旧石器时代饮食法"）。[1] 尽管麦卡尼斯本人也认为自己所提出的饮食法有助于减轻体重，然而他的作品名称（《别全放在心上》）以及他的精神科医生的身份，都显示出他还非常关注饮食对精神健康的积极作用。[2] 出人意料的是，最终挺身而出的却是范戈尔德，尽管他在 20 世纪 60 年代末经历了一系列个人健康问题的惊吓，但他退休之后又再次出山，并成为儿童家长的代言人，为多动症儿童（当时最常见的儿童精神疾病）寻找其他的医学解释与治疗方案。[3]

范戈尔德饮食法引发了一场关于多动症的争论，至今结果仍未见分晓，而近期英国的研究又再度引发了人们对这一问题的关注。[4] 从某种意义上来说，这些争论涉及范围不广，主要针对多动症行为问题，聚焦于人工合成的食品染色剂（此外还有少量的调味品及防腐剂）等可疑的化学物质。而为讨论设定限制因素的正是范戈尔德本人。他曾经被说服将两种防腐剂加入禁止食用的食物清单，包括丁基羟基茴香醚（butylated hydroxyanisole，BHA）与二丁基羟基甲苯（butylated hydroxytoluene，BHT），然而为了避免食品行业采取更

---

[1] For information on the Paleo diet, see http://thepaleodiet.com/.

[2] 理查德·麦卡尼斯对食品添加剂的观点体现在他的一部作品中——《化学品之受害者》（*Chemical Victims*, London: Pan Books, 1980). Richard Mackarness, *Eat Fat and Grow Slim* (Garden City, N.Y.: Doubleday, 1959).

[3] For more on the history of hyperactivity, see Smith, *Hyperactive*.

[4] Donna McCann et al., "Food Additives and Hyperactive Behaviour in 3-Year-Old and 8/9-Year-Old Children in the Community: A Randomised, Double-Blinded, Placebo-Controlled Trial," *Lancet* 370 (2007): 1560–1567; B. Bateman et al., "The Effects of a Double-Blind, Placebo Controlled, Artificial Food Colourings and Benzoate Preservative Challenge on Hyperactivity in a General Population Sample of Preschool Children," *Archives of Disease in Childhood* 89 (2004): 506–511.

多的报复行为，尽管私下承认精制糖存在问题，范戈尔德却拒绝将其列入清单中。因此，在伦道夫等很多临床生态学者看来，范戈尔德的理论过于狭隘，[1] 但这并不意味着范戈尔德没有对多种食品添加剂的长期影响进行思索。在《你的孩子为什么爱动》"我们吃掉的污染物"一章中（以及其他的学术出版物中），范戈尔德还就这种潜在的影响向他的读者发出警告，这一点很少有人做到。[2]

在范戈尔德看来，这类化学物质最主要的危害不是引发癌症或免疫系统紊乱等身体健康问题，而是会导致社会秩序的混乱。他还引用了诺贝尔奖获得者、动物行为学家康拉德·洛伦茨（Konrad Lorenz，1903—1989）的观点，指出环境变化"过快"（最典型的例子是食品添加剂）可能是"过去的 25 年间，攻击行为与暴力行为迅猛增长的原因"。[3] "用拳头、刀具、枪支进行攻击的现象"已经不只出现在美国的贫民区，"同时还蔓延到中产阶级和富人常常活动的区域；到处充斥着失败与愤怒的咆哮，曾经彬彬有礼的人也失去了风度"。[4] 范戈尔德认为，"对整个人类而言，这些化学物质中可能含有破坏正常的神经通路的物质，对此研究"的时机即将到来。[5] 因此，食品添加剂所引发的威胁，已经超越了它们给多动症儿童及其家庭所带来的困扰：食品添加剂可能会破坏整个社会。

---

[1]　Smith, *Alternative History of Hyperactivity*, 101.

[2]　Feingold, *Why Your Child Is Hyperactive*, 156–168. 范戈尔德在主流医学杂志（如《美国医学协会杂志》）发表了大量文章。不过，为了让杂志编辑接受他所提出的多动症假说并发表相关文章，他转向了更加冷门同时也更加专业的刊物，包括《特拉华医学杂志》（*Delaware Medical Journal*）、《美国护理行业杂志》（*American Journal of Nursing*）、《美国牙科疾病预防协会杂志》（*Journal of the American Society for Preventive Dentistry*）以及《国际罪犯治疗与比较犯罪学杂志》（*The International Journal of Offender Therapy and Comparative Criminology*）。他所撰写的最后一篇文章《饮食对行为的影响》["The Role of Diet in Behaviour," *Ecology of Disease* 1 (1982): 153–165] 于他去世之后发表，同时刊登的还有一篇温情的讣告。

[3]　Feingold, *Why Your Child Is Hyperactive*, 160.

[4]　Ibid.

[5]　Ibid., 162.

皆为心理作用

尽管范戈尔德的初衷是建立一门理论，并在科学界取得合法地位，然而他却不断面临各种质疑。在几种常见的抨击言论中，有一种也经常出现在与食物过敏相关的讨论中，即过敏研究忽视了心理因素。具体来说，范戈尔德饮食法的作用不过是一种效果显著的语言安抚，患者的行为之所以会有所改善，完全是由于这位富有魅力的、慈祥的过敏医生巧舌如簧，辅以患者自身生活习惯的调整，而与饮食本身无关。对此，范戈尔德愤慨而又语带讽刺地反驳道："我的治疗中可能含有一点点安慰的成分，但医学治疗全部都依赖于口头安慰。"20世纪60年代，和其他很多的传统过敏医生一样，范戈尔德本人对过敏的心理因素进行了研究，他发现心理因素确实能够起到一定的作用。

范戈尔德在研究中主要关注两类女性：一类是通过皮肤测试被证明患有"真正过敏疾病"的患者；另一类则是"非反应性过敏"患者，在皮肤测试中仅有微弱反应，甚至没有任何反应（但她们都表示自己曾经出现了过敏症状）。[1]范戈尔德对两组人员均进行了心理测试，然后发现：

> 从人格测试结果来看，过敏反应较弱的一组具有更加明显的人格偏常；过敏反应较强的一组与社会的关系更密切，与他人的互动进退有度、令人愉悦。与第二组相比，第一组经常对事物本身不满，抱怨也多，但她们会尝试通过积极的行动解决所抱怨的问题。这些差异与患者对过敏原的敏感程度有关，意味着患有过敏的人群

---

[1] Ben F. Feingold et al., "Psychological Studies of Allergic Women: The Relation Between Skin Reactivity and Personality," Psychosomatic Medicine 24 (1962): 195–202.

与非反应性过敏人群可能存在着明显的心理差异。[①]

这些发现突显了范戈尔德作为过敏医生的传统观念，同时也反映出他相信，很多"非反应性过敏"可能源于心理因素，更具体地说，这是一种疑病症。尽管范戈尔德曾经在其他文章中提到，这种效应可能是"连带产生的，并不是原生的"，而且他在投身到多动症研究的伟大事业后改变了此前的立场，但是他早期提出的心理过敏的观点在战后引起了很多传统过敏医生的共鸣。[②] 有些患者也认为，过敏完全是心理作用。

尽管长期以来患者的心理状态一直被认为是引发过敏的因素之一，然而到了20世纪四五十年代，很多过敏医生和普通大众开始相信，"心理因素是引发过敏疾病的主要因素"。[③] 纽约过敏医生哈罗德·艾布拉姆森（Harold Abramson，1899—1990）回顾历史后指出："尽管我们的医学前辈采用的治疗方法相对落后，然而他们不仅识别出一些超敏反应症状，还非常注重心理与过敏疾病之间的关系。"[④] 比如，19世纪晚期一位患者由于马车未及时出现而"神经紧张"并导致哮喘发作；还有些医生发现，花粉热在高度紧张的人群中最为常见。[⑤] 尽管很多早期报告显示，心理因素是次要因素（而不是首要因素），然而到了20世纪40年代，在很多过敏医生和精神科医生看来，患者的心理状态应该摆在首位。

当时，托马斯·莫顿·弗伦奇（Thomas Morton French）与心理

---

① Ben F. Feingold et al., "Psychological Studies of Allergic Women: The Relation Between Skin Reactivity and Personality," Psychosomatic Medicine 24 (1962), 201.

② Feingold, "Treatment of Allergic Disease of the Bronchi," 319–323, and Introduction to Clinical Allergy, 189–197.

③ Feingold, Introduction to Clinical Allergy, 189.

④ Harold A. Abramson "Psychosomatic Aspects of Hay Fever and Asthma Prior to 1900," Annals of Allergy 6 (1948): 110. 艾布拉姆森除了对过敏的历史感兴趣之外，在20世纪50年代还参与了关于致幻剂（LSD）的实验。

⑤ Ibid., 110–121.

分析学家弗朗兹·亚历山大共同撰写了关于支气管哮喘中的心理因素的论文。[1] 五年后，《焦虑的儿童》(*Nervous Child*) 杂志其中一期也讨论了支气管哮喘等过敏疾病是如何受到心理因素的影响而发作的。有位作者指出，哮喘经常在没有出现任何可疑的过敏原的情况下发作。这是怎么回事呢？答案与多种心理因素有关，如"恐惧、愤怒、焦虑、疑虑"，以及"情感冲突"。[2] 在上述案例中，母体排斥问题尤为严重。[3] 哮喘发作是"由于与母体分离或失去母爱的威胁而引发的反应"，这种情绪感知会被"压抑在患者的内心深处并始终存在"。[4] 在这类案例中，由于脱敏治疗以及避免可疑的过敏原等方法不起作用，所以必须采用心理疗法。[5] 这与艾伯特·罗提出的支气管哮喘多由食物反应引起的观点形成了鲜明的对比。[6]

其他过敏疾病同样受到心理因素的影响。《焦虑的儿童》刊登的另一篇文章中，作者将一名女孩的湿疹归因于她母亲"对她的忽视"。女孩的母亲在她出生不久后就重返工作岗位，并让奶奶照料她。到了童年时期，女孩一去奶奶家串门湿疹就会消失，而回家后就会发作得更加厉害。[7]

此外，这期刊物中还有一篇文章对皮肤过敏反应与过敏遗传体质的关系进行了阐述：

假设一个天生具有过敏遗传体质的婴儿首次出现皮肤过敏症

---

① Thomas Morton French and Franz Alexander, *Psychogenic Factors in Bronchial Asthma* (Menasha, Wis.: Banta, 1941).

② Margaret W. Gerard, "Bronchial Asthma in Children," *Nervous Child* 5 (1946): 327.

③ Ibid., 327–331.

④ Ibid., 329.

⑤ Ibid.; Leon J. Saul, "The Relations to the Mother as Seen in Cases of Allergy," *Nervous Child* 5 (1946): 332–338.

⑥ Albert H. Rowe, Albert Rowe Jr., and E. James Young, "Bronchial Asthma Due to Food Allergy Alone in Ninety-Five Patients," *Allergy Abstracts* 24 (1959): 1158.

⑦ Saul, "Relations to the Mother as Seen in Cases of Allergy," 334.

状……他的某种器官系统会受到刺激，并调动所有属性使性能量得到充分释放……然后他可能会经历从好奇到偷窥，从骄傲和幼稚的炫耀到表现癖，从敌意、愤怒和内疚感到被虐待性变态，从爱别人到爱自己。所有这一切，都可以在皮肤上表现出来。[①]

如果这种"身心间的相互作用"（如挠痒痒）被孩子的父母勒令禁止，不但会增加孩子由此而来的愉悦感，还会使自残成为孩子此后发泄与父母之间矛盾的途径。[②]在另一个案例中，一名14岁的女孩患有慢性特应性皮炎，她的母亲为了防止她吮吸手指而给她的胳膊安上支架，还给她的手指涂上胡椒粉。这种做法一直持续到女孩18岁的时候，正因为如此，"她非常憎恶自己的母亲，而她对这种憎恶的发泄途径就是自残"。[③]

尽管医学人员通常认为这类患者需要接受心理治疗或催眠术，然而事实上，治疗往往需要采取更加严厉的措施。对于极为棘手的案例，医生经批准后可以实施"家庭隔离"，即让孩子搬离引发哮喘或过敏的住所。[④]尽管这个词从字面上看耸人听闻，但实际上只要把孩子送到学校就实现了家庭隔离。比如一名患有严重的哮喘的10岁女孩，据悉她所在的学校也存在过敏原，然而她的症状在校园里却迅速减轻了，这说明了源于家庭环境的身心因素至关重要。开展这项研究的作者认为："如今过敏医生必须开始有意识地借鉴心理动力学的全部资料，这样他在实践中不仅能够融入物理学与化学等基础科学的知识，也能融入心理动力学这门基础科学的知识。"[⑤]当然，食物过敏医生对此的看法往往截然相反，他们认为精神科医生应该

---

① Felix Deutsch and Raymond Nadell, "Psychological Aspects of Dermatology with Special Consideration of Allergic Phenomena," *Nervous Child* 5 (1946): 355.

② Ibid.

③ Ibid., 344.

④ Jackson, *Allergy*, 89.

⑤ Harold A. Abramson, "The Present Status of Allergy," *Nervous Child* 7 (1948): 99.

食物的心机

进一步了解过敏。

由于食物过敏医生与采用心理学理论的过敏医生在诊治方法上截然不同，因此他们经常会指责对方在对过敏的根源的认知上存在误区，并因此对患者造成误导。在为艾伯特·罗的《饮食消除法与患者的过敏疾病》撰写的评论中，美国哮喘及相关疾病研究协会前主席莱斯利·盖伊哀叹道："不幸的是，过敏医生很少考虑影响人类行为的心理因素……只有对患者的家庭环境以及各种心理疾病进行深入研究，并对这些重要因素做出调整后，患者才能获得永久的解脱。"[①] 在为沃伦·沃恩的《奇怪的疾病》（*Strange Malady*）撰写的评论中，盖伊同样提出，很多"缺乏经验或是过于乐观的过敏医生会混淆患者出现消化不良症状的原因，患者可能是由于经济或家庭问题而焦虑或烦躁"，在此再次强调了患者心理状态的作用。[②] 作为回应，食物过敏医生指出，采用心理学理论的过敏医生不仅会造成误导，而且也并非最佳治疗方案。1950 年，哈里·克拉克在写给西伦·伦道夫的信中表示："我们很难打败心理药物。它像基督教科学（Christian Science）一样，主张让患者身体好转的责任完全在于患者本人。而且也没人阻止这样的文字刊登在《过敏学年刊》上，这实在是太糟糕了。"[③]

不过，食物过敏医生与采用心理学理论的过敏医生确实存在相似之处，即他们都对传统的皮肤测试法和脱敏治疗法感到不满。[④] 前者认为，皮肤测试之所以不起作用，原因在于其对过敏的定义过于狭

---

① L. P. Gay, review of *Elimination Diets and the Patients' Allergies*, by Albert H. Rowe, *Quarterly Review of Biology* 20 (1945): 183.

② L. P. Gay, review of *Strange Malady*, by Warren T. Vaughn, *Scientific Monthly* 54 (1942): 279–280.

③ Henry G. Clark to Theron G. Randolph, March 16, 1950, Box 7, Folder 8, Randolph Papers. 伦道夫还曾经把自己的研究成果送给精神科医生，然而多数时候这种示好都得不到回应。

④ John H. Mitchell et al., "Personality Factors in Allergic Disorder," *Journal of Allergy* 18 (1947): 337–340.

隘；而后者则认为，过敏深层次的问题是心理问题，而不是免疫系统问题。为什么他们会做出如此不同的解释呢？除了理论体系与研究目的之差异（心理学与生理学是战后两大颇具影响力的思想体系），这在很大程度上是由于认识论的不同。受心理学影响的过敏医生，在实践中似乎受制于理论框架，而不注重治疗效果；在这种过敏诊治方法中，演绎法起到了至关重要的作用。比如，刊登在《焦虑的儿童》上的关于心理过敏的文章，会深入研究心理分析理论并将其应用于患者的成长环境，探讨患者内在的心理压力如何通过过敏释放出来，但是这些文章很少涉及治疗方法。在这些案例中，与过敏及其心理因素有关的认知往往来源于此前存在的理论准则，而与临床经验关系不大。

到了 20 世纪 60 年代，随着临床生态学这一新思想体系的出现，很多食物过敏医生深受环境学理论鼓舞；然而，食物过敏学仍然以归纳研究法为主。对于食物过敏医生而言，临床经验的逐步积累至关重要，而某些已被认可的免疫学理论却经常被他们忽视，因为其中的很多规律看起来并不适用于食物过敏。如果去掉多动症儿童饮食中的食品添加剂，可以缓解他们的症状并让他们在学校表现得更好，那就这样做好了。如果石器时代饮食法可以让精神疾病患者回归家庭并重新获得工作，是否了解其中的缘由就无关紧要了。[①] 研究人员提出了多种假说解释这类现象，但对于很多食物过敏医生与临床生态科医生而言，这些假说意义不大，只有结果才是最重要的。伦道夫一直强调黑尔、谢耶等医学前辈对自己的影响，他表示：

> 需要强调的一点是，我们前辈的原始资料都是通过归纳法获得的。他们在临床实践中仔细观察了上千例慢性疾病患者对外部环境的反应，这为如今临床生态学中的概念与技术奠定了基础。随着它们在医学实践中的应用日益广泛，由此推测而得的假说得以证实并

---

① Mackarness, *Not All in the Mind.*

被不断拓展。①

对伦道夫而言，这些证据最终使他相信，食物和食用化学品能够并且确实引发了身体疾病，同时还能够引发各种各样的精神障碍。因此，这些疾病不应该归因于患者的心理缺陷或是生长环境，问题的根源在于他们所处的环境并不适合居住，而政府监管机构的失职导致这种局面无法得到改善。食物过敏患者不是神经质、情绪失控或疑病症患者，他们是麦卡尼斯认为的"化学品之受害者"。

患者通常会对此作何理解呢？很多慢性疾病患者，由于长期以来无法得到确诊或治疗，也无法从其他医生那里获得帮助，他们无计可施，只能求助于过敏医生。根据诊治医生的不同，一名患者的症状或被解读为身心问题，即需要采用心理治疗的、发生于体内的心理疾病；或被认定为过敏问题，可能由于食品供应中化学物质的日益增多而引起。因此，患者最终既可能接受心理治疗，也可能在伦道夫式的综合性环境控制病房里被迫禁食。尽管很多患者对这两种结局都不大满意，不过这显然是临床生态学的胜利。与最终走向衰落的身心过敏学相反，它成为传统医学以外的替代治疗方法（相比之下也更受患者青睐）。对于临床生态学的胜利可能有多种解释（比如疗效较好），但其中最主要的一点是，在食物过敏医生眼中，患者既非机体受损，也非功能失调，他们是有害环境的受害者。患者就像煤矿中的金丝雀，对于环境中最终会危及所有人健康的化学物质，率先发生过激反应。因此需要改变的是这种化学环境，而不是患者本身。

* * *

食物过敏患者的精神健康再次吸引了过敏医生的注意力。研

---

① Randolph, *Environmental Medicine*, viii.

究人员在近期开展的一些研究中又提出了新的假说，即应对严重的、致敏性的食物过敏压力可能导致患者及其家庭出现精神健康问题。[①] 将精神压力视为过敏的结果而非过敏的原因，类似的观点屡见不鲜；然而，这与人们此前的看法（心理因素会对免疫系统的运转产生微妙的反应）也的确有所不同。在围绕食物过敏与精神疾病的争论中，长期以来为很多过敏医生所熟知的一点却经常遭到忽视，即压力在正常的免疫应答和病理性免疫应答中起次要作用，而不是主要作用。[②] 正如情绪混乱可能使人易受感染，心理压力可能加剧免疫系统紊乱问题，使轻微反应演变为需要就医的严重反应。[③]

汉斯·谢耶提出的一般适应综合征观点在战后获得认可。然而，尽管他对压力与免疫应答间关系的分析既简单，又很少引起争议，却没有人对此进行进一步研究，这从某种程度上说着实有些奇怪。[④] 然而，无论是食物过敏医生，还是与他们对立的、采用心理学理论的过敏医生，双方都没有以此为契机，通过扩大"压力"一词的内涵来寻求和解或达成一致。相反，他们出于各自的目的对该词的含义进行了调整。在强调身心因素的过敏医生看来，情绪压力至关重要，而临床生态科医生则从身体角度出发看待压力，认为它是"身

---

① J. S. Lebovidge et al., "Assessment of Psychological Distress Among Children and Adolescents with Food Allergy," *JACI* 124 (2009): 1282–1288; A. J. Cummings et al., "Management of Nut Allergy Influences Quality of Life and Anxiety in Children and Their Mothers," *Pediatric Allergy and Immunology* 21 (2010): 586–594; K. M. Roy and M. C. Roberts, "Peanut Allergy in Children: Relationships to Health-Related Quality of Life, Anxiety, and Parental Stress," *Clinical Pediatrics* 50 (2011): 1045–1051.

② Feingold, *Introduction to Clinical Allergy*, 189–195.

③ Some new research in this area can be found in Christiane Liezmann, Burghard Klapp, and Eva M. J. Peters, "Stress, Atopy, and Allergy," *Dermatoendocrinology* 3 (2011): 37–40.

④ Hans Selye, *The Stress of Life* (London: Longman, Green, 1957); Russell Viner, "Putting Stress in Life: Hans Selye and the Making of Stress Theory," *Social Studies of Science* 29 (1999): 391–410; Jackson, *The Age of Stress*.

体为了适应有毒药物而进行的抗争"。[1] 西伦·伦道夫甚至声称,他所提出的"特异性适应综合征"的概念(即易感群体屈服于"环境刺激物的长期存在"而出现的适应过程),与"谢耶提出的一般适应综合征在临床上相对应"。[2] 与过敏的定义极其相似,"压力"一词的定义也会随着使用者的需求而发生变化。

如果过敏医生当初采用更加多元化的方式解读过敏与精神疾病之间的关系,也许他们所形成的对食物过敏及其发作原因的认知会更加复杂、全面、深奥。但是,这种想法与战后美国医学对异质性的排斥不符。人们只需要观察精神病学领域就可以发现类似的教条主义和派别之争的案例。与其他医学领域相比,过敏学与精神病学的合法性、科学性略逊一筹,或许是出于学科内思维体系的差异,或许是基于学科地位的考虑,两门学科内的不同观点始终难以达成一致。正如过敏学分化为环境过敏说、身心过敏说以及传统过敏理论等阵营,精神病学中的典型代表包括精神分析学者、社会心理学者(强调精神健康的社会决定因素)、生物心理学者(强调神经学分析与药物治疗方案),还有所谓的反精神病学者(完全质疑精神疾病的合法性)。与过敏学相似,他们很少向对方让步,最终生物心理学者在旷日持久的争论中获胜,而其他分支则逐步走向衰落。[3] 当然,过敏学也经历了类似的进程。总之,无论是在过敏学领域还是精神病学领域,研究人员既不希望寻求和解,也不愿意对免疫现象或心理现象进行更加深入、全面的分析,且时至今日仍然如此,这对于学科自身以及他们所服务的患者都是百害而无一利的。

---

[1]　Mackarness, *Not All in the Mind*, 42. 并不是所有的过敏学者都同意谢耶的理论。比如科卡认为,谢耶的观点"富有想象力",但是他的"适应"一词使用不当,即谢耶过于关注适应的效果,而不是必须进行适应的原因。Arthur F. Coca to Theron G. Randolph, February 7, 1957, Box 7, Folder 11, Randolph Papers.

[2]　Randolph, "Human Ecology and Susceptibility to the Chemical Environment," 520–521.

[3]　Smith, "Psychiatry Limited."

第五章
免疫学的重大事件？

免疫球蛋白 E 的发现

2013 年春天，一则奇怪的报道出现在美国广播公司（ABC）的新闻网站上。这篇头条文章题为"奇怪的食物过敏，母亲难以承受之重，医生难以破解之谜题"，讲述了 7 岁的食物过敏患者泰勒·特罗瓦托（Tyler Trovato）所面临的困境[①]。很多食物都会使泰勒出现严重的肠胃不适和休克症状，比如鸡肉、火鸡肉、米饭、红薯、香蕉，甚至还有母乳，范围之广，令人吃惊。奇怪的是，其中居然还包括花生酱三明治和牛奶。因此他只能依靠特定的几种食物为生。不过，这则报道的真正奇怪之处并不在此。真正令医生困惑的是，泰勒的过敏似乎与免疫系统无关，因为它看起来并没有由免疫球蛋白 E（通常被认为是"真正的"食物过敏的标志）介导，因此医生无法通过皮肤或血液测试对泰勒进行检查。更加令人困惑的是，泰勒的症状一般出现在食用诱发过敏食物两小时之后，而且没有出现经常与致敏反应密切相关的皮肤病症状。由于不符合过敏的常规定义，

[①] Susan Donaldson James, "Weird Food Allergy Stresses Mom, Baffles Doctors," ABC News, April 1, 2013, http://abcnews.go.com/Health/weird-food-allergy-stresses-moms-baffles-doctors/story?id=18843611#.UVsgSo6K420 (accessed October 8, 2013).

泰勒的罕见病情被描述为食物蛋白诱导的小肠结肠炎综合征（food protein-induced enterocolitis syndrome，FPIES）。

泰勒的过敏被描述为一种"奇怪的""令人困惑"的疾病，为此还出现了全新的疾病名称，这清楚地表明，与20世纪大部分时间人们对过敏的认知相比，到了2013年，医学界对食物过敏的概念已经发生了巨大的变化。与传统过敏医生相比，多数食物过敏医生相信，食物确实可以引起各种各样的奇怪反应，但其内在机制仍然成谜。因此，尽管泰勒的症状令人担忧，但在医生看来却并非极为罕见。毫无疑问，引起过敏的食物都会出现在沃伦·沃恩的普通食物过敏原清单上，鲜有例外。[1] 此外，以阿瑟·科卡、西伦·伦道夫为首的很多过敏医生，反对将过敏局限于清楚地表明免疫系统介入的案例，主要是因为这样做会排除很多患有慢性疾病的过敏患者（也包括科卡和伦道夫本人）。

相反，食物过敏医生认为应该从广义上定义过敏，以符合冯·皮尔凯提出的"过敏"一词的原意。弗雷德里克·斯皮尔曾在一篇1967年发表的评论中写道："冯·皮尔凯与希克的术语是我们公认的术语，没有任何词汇能够更好地描述我们所关注的问题。也没有任何词汇能够更加清晰地表明，过敏疾病是人类的疾病。"[2]"任何形式的变化了的生物反应"当然也包括泰勒所呈现的症状。同时，斯皮尔与其他食物过敏医生坚持使用"过敏"一词，这与他们作为临床医生的身份有关，而与深层次的免疫学理论无关。如何判断食物过敏案例，一方面受到食物过敏诊断的难易程度的影响；另一方面则取决于具有极高价值的临床案例，以及对这类案例证据的归纳和长期的积累。艾伯特·罗、赫伯特·林克尔和沃伦·沃恩等临床医生，

---

①　Warren T. Vaughan, "Minor Allergy: Its Distribution, Clinical Aspects, and Significance," *Journal of Allergy* 5 (1935): 184–196.

②　Frederic Speer, "Is Allergy Extinct?" *Annals of Allergy* 2 (1967): 47–48.

甚至包括范戈尔德在内的一些传统过敏医生，更相信按照他们自己的方法得出的结论，而不是看起来与观察结果不符的定义。食物过敏医生对饮食排除法与食物规避法的信心无疑使情况变得更加复杂，特别是他们在诊断出自己患有食物过敏并自行治疗时，或是自身的头疼、疲劳、哮喘或抑郁等症状在调整饮食后有所缓解时，更是如此。

食物过敏是公认的最难治的过敏性疾病，对食物过敏的研究理所当然地充满了争议。特别是在"二战"以后，研究人员对环境问题和食品添加剂的担忧逐渐渗入过敏诊治中，导致与食物过敏有关的争议更加激烈。围绕食物过敏的定义、诊断、预后与治疗的种种争议，使得以临床思维见长的美国过敏学者学院和以学术为导向的美国过敏学会之间产生了巨大分歧。两大机构既要维护各自成员的利益，又要确立过敏在临床实践与医学上的合法地位，并努力在二者之间寻求平衡①。伦道夫等人在有关食物过敏的争论中逐步走向极端，之后于20世纪60年代与食物过敏学科决裂，并创立了作为独立学科的临床生态学。但是，对于相当比例的临床医生来说，他们对食物过敏的认知与过去并无二致：这种令人困惑的临床疾病与其他过敏疾病的机理不同，因此需要不同的诊断和治疗方法。

本章和第六章描述了上述情况是如何彻底转变的。食物过敏终于由无人问津的免疫学"丑小鸭"成为获得正式认可的、危险的临床疾病，它是传统过敏医生的首要研究对象，也是患者维权、公共卫生运动、立法进程以及行业自发活动的焦点。第六章总结了花生在这一过程中所发挥的作用，而本章关注的则是更早期的预备阶段：免疫球蛋白E的发现，及其对食物过敏认知以及过敏学科本身的影响。免疫球蛋白E被格雷格·米特曼称作"过敏学的圣杯"，于1966年由日本免

---

① 比如，斯皮尔认为，美国过敏学会与美国过敏学者学院的"要旨存在分歧，且往往难以调和"[Frederic Speer, "Is Allergy Extinct?" *Annals of Allergy* 2 (1967): 47]。

疫学者夫妇石坂公成（Kimishige Ishizaka，生于 1925 年）与石坂照子（Teruko Ishizaka，生于 1926 年）发现，当时二人在科罗拉多州丹佛的儿童哮喘研究院与医院工作。米特曼在关于哮喘史的作品中写道，这里是发现免疫球蛋白 E 的理想之地。[①] 几乎与此同时，由贡纳尔·约翰松（Gunnar Johansson，生于 1938 年）与汉斯·贝尼克（Hans Bennich，生于 1930 年）带领的瑞典研究团队也独立地发现了相同的抗体（当时临时以被研究患者的姓名的首字母命名为 IgND），他们随后于 1968 年建立了由世界卫生组织资助的研究室，并将免疫球蛋白 E 确立为新型免疫蛋白。[②] 随着免疫球蛋白 E 的发现，传统的过敏医生终于找到一种生物医学标志物，可以清楚地判断某种反应是否属于过敏免疫反应。对于保守的过敏医生而言，如今"真正"的食物过敏（可以证实免疫球蛋白 E 的存在）能够与食物不耐受（不存在免疫球蛋白 E）区别开来。前者是过敏医生的职责，而后者则不然。由此，过敏医生以 1967 年（即发现免疫球蛋白 E 的第二年）作为发现第一例食物蛋白诱导的小肠结肠炎综合征（一种以不存在免疫球蛋白 E 为特征的"怪异的""令人困惑的"食物反应）的时间，这种做法是合情合理的。[③]

除了用来定义过敏本身，研究人员还认为患者的免疫球蛋白 E

---

① Kimishige Ishizaka, Teruko Ishizaka, and M. Hornbrook, "Physicochemical Properties of Reaginic Antibody IV. Presence of a Unique Immunoglobulin as a Carrier of Reaginic Activity," *Journal of Immunology* 97 (1966): 75–85. For more details about why Denver was an appropriate place for IgE to be discovered, see Gregg Mitman, *Breathing Space: How Allergies Shape Our Lives and Landscapes* (New Haven, Conn.: Yale University Press, 2007), 89–129, 194, 236–237.

② S. G. Johansson and H. Bennich, "Immunological Studies of an Atypical (Myeloma) Immunoglobulin," *Immunology* 13 (1967): 381–389; Gunnar Johansson, Hans Bennich, and Leif Wide, "Expanding the Scope of IgE, RAST," in *Excerpts from Classics in Allergy*, 3rd ed., ed. Sheldon G. Cohen (Bethesda, Md.: National Institutes of Allergy and Infectious Diseases, 2012), 314.

③ J. D. Gryboski, "Gastrointestinal Milk Allergy in Infants," *Pediatrics* 40 (1967): 354–362; H. Moria et al., "Gastrointestinal Food Allergy in Infants," *Allergology International* 62 (2013): 297–307.

含量有助于判定过敏的严重程度。不久之后，约翰松与贝尼克又发明了放射过敏原吸附测试（radioallergosorbent test），以便检测患者血浆中的免疫球蛋白 E。这种新方法有望取代"临床实践中较为落后的皮肤测试法"（很多内科医生认为皮肤测试法是"一种奇怪的治病方法"，一些过敏医生也对此感到担心）。[①] 之后，"免疫球蛋白 E 介导的食物过敏反应"作为词条被收入免疫学词典，用来描述毫无疑问的、具有"真正的"过敏性质的反应[②]。在盖尔和库姆斯于 1963 年制定的分类系统（为使过敏的定义更加清晰而建立的表格）中，这类过敏符合"I 型超敏反应"的描述。[③] 最后，通过对免疫球蛋白 E 在机体中的广泛作用进行研究可以发现，该抗体可能对诊断其他免疫失调疾病以及了解癌症的病理具有一定的作用。受上述各种因素的影响，过敏成为医学研究的焦点。[④]

马克·杰克逊承认，很多过敏医生将免疫球蛋白 E 的发现视作"过敏发生转变的重要时刻，从'不起眼的灰姑娘'一跃成为具有合法地位的医学学科"。[⑤] 这一发现还被《纽约时报》誉为"现代医学研究的里

① William B. Sherman, "President' s Address," *Journal of Allergy* 29 (1958): 275; T. Berg, H. Bennich, and S. G. Johansson, "In Vitro Diagnosis of Atopic Allergy. I. A Comparison of Provocation Tests and the Radioallergosorbent Test," *International Archives of Allergy and Applied Immunology* 40 (1971): 770–778; William T. Knicker, quoted in Mark Jackson, *Allergy: The History of a Modern Malady* (London: Reaktion, 2006), 126.

② D. R. and Z. H. Haddad, "Diagnosis of IgE-Mediated Reactions to Food Antigens by Radioimmunoassay," *JACI* 54 (1974): 165–173. For a more recent use of the phrase, see S. L. Taylor and S. L. Hefle, "Food as Allergens," in *Food Allergy and Intolerance*, ed. Jonathan Brostoff and Stephen J. Challacombe, 2nd ed. (London: Saunders, 2002), 403–412.

③ P. G. H. Gell and R. R. A. Coombs, eds., *Clinical Aspects of Immunology* (Oxford: Blackwell, 1963).

④ W. R. Brown, B. K. Borthistle, and S. T. Chen, "Immunoglobulin E (IgE) and IgE-Containing Cells in Human Gastrointestinal Fluids and Tissues," *Clinical and Experimental Immunology* 20 (1975): 227–237; Johansson and Bennich, "Immunological Studies"; D. M. Ure, "Negative Association Between Allergy and Cancer," *Scottish Medical Journal* 14 (1969): 51–54; Michelle C. Turner, "Epidemiology: Allergy History, IgE, and Cancer," *Cancer Immunology, Immunotherapy* 62 (2012): 1493–1510.

⑤ Jackson, *Allergy*, 125.

程碑"，既显示了传统过敏医生自始至终的正确性，也象征着其黯淡时期的终结。[1] 此外，免疫球蛋白 E 预示着"开启了过敏疾病研究的新天地"，并有助于改进过敏领域的临床实践。[2] 但是，乐观之外压力依然存在。尽管传统的过敏医生对免疫球蛋白 E 寄予厚望，但很多食物过敏医生与临床生态科医生却仍然感到困惑。免疫球蛋白 E 可能有助于解释某些过敏现象背后的机制，但它并不能解释那些延迟的、慢性的和反复的食物反应，然而正是这类反应对临床医生提出了最严峻的挑战。那些曾为免疫球蛋白 E 的发现而欢呼雀跃的人烦恼地意识到，他们所采用的过敏标志物比最初预想的要复杂得多。放射过敏原吸附测试也存在着同样的问题，这使得渴望废除皮肤测试的过敏医生感到气馁。

免疫球蛋白 E 带来的新曙光还存在着种种问题，原本可以促进研究人员进行更加多元化的思考，然而事实却截然相反。传统的过敏医生试图强化有关"真正的"食物过敏的观点，以巩固原有阵地，与之相似，食物过敏医生，尤其是临床生态科医生，也变得更加武断和激进。此外，作为由过敏分支出来的新兴领域，临床生态学本身的界限并不明了，特别是当资质堪忧的执业医生直接向患者兜售新型的诊断测试和治疗方法时，这一问题尤为明显。血液测试旨在识别最隐蔽的过敏原，但是传统过敏医生（多由美国过敏学会资助）却对这些测试的准确性及伦理观提出了强烈质疑。具有讽刺意味的是，正是由于免疫球蛋白 E 的发现和放射过敏原吸附测试的发展，血液测试才应运而生。围绕着免疫球蛋白 E 的种种争论，加剧了临床生态学与组织过敏学的对立，以至于最终演变到对簿公堂的境地。免疫球蛋白 E 本来有望成为促进过敏学科统一的重要力量，然而它却使已经由于意见分歧而产生隔阂的医学领域进一步走向分裂。

---

[1]　Harold M. Schmeck, "Doctors Seek Keys to Defenses of the Body," *New York Times*, December 29, 1972.

[2]　John W. Yunginger and Gerald J. Gleich, "The Impact of the Discovery of IgE on the Practice of Allergy," *Pediatric Clinics of North America* 22 (1975): 12.

从实验到临床

将免疫实验与临床过敏（或"实验与临床"）相结合会面临种种困难，这对于研究免疫及其相关疾病的历史学家而言是个熟悉的话题[①]。早期的过敏医生，如冯·皮尔凯与约翰·弗里曼，渴望在免疫实验研究与过敏临床治疗之间建立并保持联系。[②] 在出现前述重大突破的 20 世纪 60 年代之前，免疫学者甚至将过敏学者的研究成果作为补充，因此，有些免疫学者（包括著名的丹麦诺贝尔奖获得者尼尔斯·热尔纳）提出，两门学科的紧密联系贯穿了整个 20 世纪。然而，杰克逊等人对过敏史尤其是食物过敏史的研究表明，情况并非如此。对很多知名的过敏学者（尤其是那些供职于大学的过敏学者）而言，他们的初衷仅仅是创建一门免疫学的临床分支学科，所以过敏与免疫学之间的关系更像是一场"便利的联姻"（至少对于传统的过敏学者而言），而并非"充满爱的婚礼"。[③] 弗里曼一直认为免疫学理论对过敏研究大有裨益并身体力行，然而他也"坦承自己是一名经验主义者"，相信临床证据高于一切。[④] 因此，"相对而言，过敏学并未受到严苛的免疫化学以及实验室革命的影响"，"它的发展主要受到临床实践的实效性的影响，而与阐明实验室理论问题的需求无关"。[⑤]

---

① Kenton Kroker, Pauline M. H. Mazumdar, and Jennifer Keelen, "Editor's Introduction," in *Crafting Immunity: Working Histories of Clinical Immunology*, ed. Kenton Kroker, Pauline M. H. Mazumdar, and Jennifer Keelen (Aldershot: Ashgate, 2008), 1; Ilana Löwy, *Between Bench and Bedside: Science, Healing, and Interleukin-2 in a Cancer Ward* (Cambridge, Mass.: Harvard University Press, 1996).

② Mark Jackson, "'A Private Line to Medicine': The Clinical and Laboratory Contours of Allergy in the Early Twentieth Century," in *Crafting Immunity*, ed. Kroker, Mazumdar, and Keelen, 55–76.

③ Lucia Fisher-Pap, quoted in ibid., 56.

④ Ibid., 67–68.

⑤ Ibid., 67.

不出所料，很多过敏医生认为这种状况并不符合过敏学科的最大利益。在美国，特别是在 20 世纪中叶，很多过敏医生假设过敏位于医学阶梯相对基层的位置（与精神病学并列，但是远低于心脏病学和肿瘤学），受此影响，他们努力在过敏与免疫学之间建立联系。尽管过敏医生自认为在临床方面十分成功，但有些人却认为过敏学不过是故弄玄虚的行业，并非正规的医学学科。于是，过敏学科一方面努力吸引最优秀的医学生；另一方面则努力获得美国医学专业委员会（American Board of Medical Specialties，ABMS）的资质认可（最终在 1971 年得以实现），以便获得研究资金，并在医学教育课程的时间与资源安排上占有一席之地。[①] 前美国过敏学会与美国过敏学者学院副主席杰罗姆·格拉泽（Jerome Glaser，1898—1985）曾于1956 年抱怨道："可悲的是，过敏在美国的医学教育中没有得到重视。有些院系的负责人认为过敏的科学性与巫术相差无几。毫无疑问，过敏就像医学领域的'继子'，或被嘲笑，或被忽视。"[②] 与之呼应的是，一些著名的过敏学者提供了大量令人担忧的统计数据。1953年，时任美国过敏学会主席的本·拉帕波特抱怨道，从 1946 年至1951 年，在国家研究委员会支持研究的 29 类疾病中，过敏仅排名第26。[③] 美国过敏学者学院主席奥维尔·威瑟斯（Orvil Withers）也同样抱怨道："基于过敏在典型的内科学教材中所占的篇幅，医学生可能

① 过敏学科在被认证为独立的专业学科之前，已经是内科学（从 1936 年起）以及儿科学（从 1941 年起）的附属学科。由于美国过敏学会与美国过敏学者学院之间的分歧，以及其他医学从业者（特别是耳鼻喉科医生）也在诊治过敏的实际情况，过敏学科取得委员会资质认证的努力不断受阻。Horace S. Baldwin and W. C. Spain, "Editorial," *Journal of Allergy* 20 (1949): 388–390; Merle W. Moore, "More Stress on Education in Allergy," *Journal of Allergy* 31 (1959): 42–45; "The Underprivileged Child: Where Are We in Pediatric Allergy?" *Journal of Allergy* 19 (1961): 1196–1197; and William G. Crook, Walton W. Harrison, and Stanley E. Crawford, "Allergy—The Unanswered Challenge in Pediatric Research, Education, and Practice," *Pediatrics* 21 (1958): 649–654.

② Jerome Glaser, "Gastrointestinal Allergy in Infancy and Childhood," *Journal of the Medical Association of Georgia* 45 (1956): 514–518.

③ Ben Z. Rappaport, "President's Address," *Journal of Allergy* 25 (1954): 274–278.

认为用于治疗过敏患者的内科药物占比不足 0.05%；然而在前来看诊的人群中，过敏患者（尽管过敏可能不是看诊的主要原因）占比则达到了 10%—20%。"[1]

有些研究人员认为，解决这类问题的方法之一是使过敏学与免疫学建立更加明确的联系。1958 年，时任美国过敏学会主席的马克斯·萨姆特（Max Samter，1909—1999）提出："医学实践中的过敏诊治依赖于医学传统，即数代过敏医生的共同经验。然而，经验只是开端。如今过敏诊治必须要接受从一门技艺到一门学科的转变，并可能需要进行相应的调整。"[2] 萨姆特所说的"过敏学科"指的是免疫学，他认为过敏医生应该关注实验室研究，以及既不属于免疫反应也不属于真正的过敏的反应。[3] 由于在很多食物不耐反应中，免疫机制难以得到证实，因此，食物过敏的威胁越发突出。在谈及对食物过敏的过度诊断时，纽约儿科过敏医生沃尔特·凯斯勒（Walter R. Kessler）认为："在多数情况下……我们无法找到抗原抗体反应存在的客观证据。这种机制的存在是基于猜测而得出的，但尚未得到证实……即使基于典型的临床表现所做出的诊断，可能也无法证明免疫机制的存在。"[4]

与很多处于身心过敏学全盛时期的传统过敏医生一样，凯斯勒强调指出，"父母的态度和一系列心理因素"为一种未被证实的观点提供了有力的支持，即食物过敏能够引起很多症状，特别是儿童的行为。[5] 同样，达拉斯儿科医生、儿童医学中心主任爱德华·普拉特

---

① Orval R. Withers, "The Allergist as a Clinician," *Journal of Allergy* 29 (1958): 278.

② Max Samter, "On the Impossible," *Journal of Allergy* 31 (1960): 91.

③ 萨姆特在研究中发现，阿司匹林易感不属于过敏反应，而是一种药理不耐受。如今，他因"萨姆特式三位一体"（一种综合了阿司匹林易感、哮喘以及鼻息肉的疾病）而为人所知。Max Samter and R. F. Beers Jr., "Concerning the Nature of Intolerance to Aspirin," *Journal of Allergy* 40 (1967): 281–293.

④ Walter R. Kessler, "Food Allergy," *Pediatrics* 21 (1958): 523–525.

⑤ Ibid., 523.

（Edward L. Pratt）在一篇文章中，对由于滥用饮食排除法而产生的心理危险发出警告，并建议：

> 不论是在食用非特定食物后出现的异常反应（其中夹杂着复杂多变的情绪因素），还是在摄入某种严格限定的特定物质后引发的反应，对其加以区分是极其重要的。在日常实践中，这种差异有时候可能无关痛痒，但对于关注过敏在医学上的地位的人而言，这种差异是至关重要的……如果继续对食物过敏的发展听之任之，只会造成这门学科的地位不断降低，使人们忽略它的真正价值，并损害患者权益。[①]

为了避免这种情况，过敏学者应该与免疫学建立更加紧密的联系，分享免疫学上的重大研究成果，并由此带来学科地位的提升。随着免疫球蛋白 E 的发现，研究人员认为过敏实践的科学基础终于得以确立。[②]

上述观点反映了研究人员为了在过敏临床实践与免疫学之间建立牢固的联系而进行的长期努力。实现这一目标的时间相当漫长，特别是对食物过敏而言更是如此。[③]虽然在某些过敏疾病案例中，血清病的实验室研究结果为这种关联提供了有力的证据，但至少在 20 世纪的头 20 年，研究人员根本无法确定食物过敏反应（或者更确切地说，食物致敏反应）是否属于免疫学范畴[④]。在免疫学者、历史学家阿瑟·西尔弗斯坦（Arthur Silverstein）看来，这一时期的研究人员通常认为致敏反应是由潜在的毒素或毒物引起的。这种假设不难

---

① Edward L. Pratt, "Food Allergy and Food Intolerance in Relation to the Development of Good Eating Habits," *Pediatrics* 21 (1958): 642–648.

② Elliot F. Ellis, "Foreword," *Pediatric Clinics of North America* 22 (1975): 1.

③ Debra Jan Bibel, *Milestones in Immunology: A Historical Exploration* (Madison, Wis.: Science Tech, 1988), 57.

④ Jackson, *Allergy*, 47.

理解，因为起初查尔斯·里歇的实验就是以海洋生物分泌的毒液为研究对象的。对于冯·皮尔凯等过敏研究人员而言，过敏不过是更加严重的免疫反应而已，因而，他们早期面临的一大挑战是阐明这种疾病现象中所蕴藏的机制[1]。尽管多数研究成果（包括米尔顿·罗西瑙与约翰·安德森的心血）都可以为冯·皮尔凯的观点提供支持，但维克托·沃恩等其他研究人员则坚信致敏反应在本质上是毒理学[2]。

1921 年，研究人员为解决这些争议进行了初步尝试。当时，奥托·卡尔·普劳斯尼茨（Otto Carl W. Prausnitz, 1876—1963）与海因茨·屈斯特纳（Heinz Küstner, 1897—1963）在自己身上进行了一项大胆的实验，由此不但证明了这类反应是免疫反应，还为确认介入其中的抗体奠定了基础[3]。屈斯特纳碰巧患有奇特的鱼过敏，他在吃生鱼时安然无恙，但吃烹制过的鱼时则变得"十分敏感"。[4] 尽管只对熟食过敏的现象较为罕见（一般认为加热的食物蛋白成为过敏原的可能性会降低），但这种情况也并非完全没有。后来，威廉·杜克与艾伯特·罗分别在烤花生和烹制过的水果的案例中注意到了这种情况[5]。普劳斯尼茨则对任何鱼都不过敏，但他却患有花粉症。与同时期的很多研究人员一样，他认为可以借此机会确定这种反应究竟

---

[1] Arthur Silverstein, *A History of Immunology*, 2nd ed. (London: Elsevier/Academic Press, 2009), 180–187.

[2] Milton J. Rosenau and John F. Anderson, *Studies upon Hypersusceptibility and Immunity* (Washington, D.C.: Government Printing Office, 1906); Victor C.Vaughan, "The Protein Poison and Its Relation to Disease," *JAMA* 61 (1913): 1761–1764.

[3] 普劳斯尼茨的母亲是英国人。1935 年，他从纳粹德国逃亡至英国怀特岛时改姓其母的娘家姓贾尔斯（Giles）。因此，他有时被称为卡尔·普劳斯尼茨·贾尔斯或卡尔·贾尔斯。A. W. Frankland, "Carl Prausnitz: A Personal Memoir," *JACI* 114 (2004): 700–705.

[4] Silverstein, *A History of Immunology*, 183.

[5] William Waddell Duke, *Allergy, Asthma, Hay Fever, Urticaria, and Allied Manifestations of Reaction* (London: Kimpton, 1925), 128; Albert H. Rowe and Albert Rowe Jr., *Food Allergy: Its Manifestations and Control and the Elimination Diets, a Compendium with Important Consideration of Inhalant (Especially Pollen), Drug, and Infectant Allergy* (1931; Springfield, Ill.: Thomas, 1972).

食物的心机

是免疫反应还是毒理反应。在说服屈斯特纳参与实验后，普劳斯尼茨在胳膊上注射了屈斯特纳的血清，并于一天之后又注射了含鱼的溶液。不出所料，肿块迅速出现，证明屈斯特纳的敏感性已经被动地转移给受试者，同时还有力地证实了免疫抗体的存在。这种被动的转移反应被称为普劳斯尼茨－屈斯特纳反应，或者 P-K 反应。在患者患有皮肤问题或哮喘复发时，或者直接皮测对儿童、婴儿等某些患者而言过于痛苦时，这类测试可以作为过敏皮肤测试的备选方案。①

　　普劳斯尼茨和屈斯特纳在自己身上进行的实验还不止于此。普劳斯尼茨询问屈斯特纳是否愿意在实验中互换角色，以测试自己的花粉症是否同样能够传递。尽管屈斯特纳起初有些迟疑，但是最终他同意了实验方案，并注射了普劳斯尼茨的血清。出人意料的是，当屈斯特纳注射了适量的黑麦草花粉溶液后，他的皮肤并未出现肿块。普劳斯尼茨对出现这种现象的原因感到非常困惑，但屈斯特纳却放弃了对过敏的研究，并转而从事产科研究。1935 年，普劳斯尼茨从纳粹德国逃亡至英国，这一谜题的答案直到 40 年之后，当他重返故里拜访这位老同事时，才得以揭晓。原来屈斯特纳对"被动传递实验热情不高"，他怀疑普劳斯尼茨身体状况不佳，并担心在注射他的血清后可能会给自身健康带来风险，因此，为防万一，他在将花粉溶液注射进胳膊前偷偷煮了 10 分钟，从而降低它成为过敏原的可能性。②

　　尽管存在着这种暗中破坏的行为，但是二人的早期实验，却促使研究人员对于他们认为存在于过敏反应中的抗体，进行识别并予以说明。奇怪的是，尽管阿瑟·科卡后来转而关注非反应素过敏，然

---

① 当研究人员发现某些血源性传染疾病（如肝炎）可能通过血清传播时，他们对这类实验就失去了兴趣。 See Sheldon G. Cohen and Myrna Zelaya-Quesada, "Prausnitz and Küstner Phenomenon: The P-K Reaction," *JACI* 114 (2004): 705–710.

② Frankland, "Carl Prausnitz," 702.

而也正是他将参与反应的物质命名为"异位反应素"。[①] 受技术水平所限，直到 20 世纪 30 年代晚期，随着超速离心法与电泳的发展（即分别通过重量与电荷将分子分离），才使得研究人员对于不同蛋白分子结构的深入探索成为可能。[②] 他们陆续开展了一系列结构研究，并开始研究血清中所发现的各种蛋白（包括抗体和免疫球蛋白分子）的特征。研究人员很快识别了不同类别的免疫球蛋白，包括免疫球蛋白 M（IgM，对侵入性病原体做出反应的首个抗体），免疫球蛋白 G（IgG，也能使人体对抗感染），免疫球蛋白 D（IgD，其功能目前尚不完全清楚，可能是激活使抗体对抗抗原的 B 细胞），免疫球蛋白 A（IgA，存在于很多体液当中，包括黏液、唾液和母乳），以及免疫球蛋白 E[③]。

1958 年，比利时研究人员约瑟夫·赫勒曼斯（Joseph F. Heremans，1927—1975）首次从血清中分离出免疫球蛋白 A；1965 年，免疫学者托马斯·小托马西（Thomas Tomasi Jr.，生于 1927 年）对免疫球蛋白 A 的功能进行了阐述。当时很多人怀疑它可能是一种"'难以捉摸的'、造成人体异位过敏反应的反应素抗体"。[④] 由于免疫球蛋白 A 存在于多种与过敏反应相关的黏液中，它确实会起到某种作用。不过，由于在过敏领域很有影响力的医生玛丽·休伊特·洛夫莱斯（Mary Hewitt Loveless，1899—1991）曾在报告中陈述了一位

---

① Arthur F. Coca and Ella F. Grove, "Studies in Hypersensitiveness XIII: A Study of the Atopic Reagins," *Journal of Immunology* 10 (1925): 445–464.

② Silverstein, *A History of Immunology*, 135.

③ Callen Black, "A Brief History of the Discovery of Immunoglobulins and the Origin of the Modern Immunoglobulin Nomenclature," *Immunology and Cell Biology* 75 (1997): 65–68.

④ Joseph F. Heremans, M. T. Heremans, and H. E. Schultze, "Isolation and Description of a Few Properties of Ĩ 2A-Globulin of Human Serum," *Clinica Chimica Acta* 4 (1959): 96–102; Thomas B. Tomasi Jr. et al., "Characteristics of an Immune System Common to Certain External Secretions," *Journal of Experimental Medicine* 121 (1965): 101–124; Thomas B. Tomasi, "The Discovery of Secretory IgA and the Mucosal Immune System," *Immunology Today* 13 (1992): 416–418; Bibel, *Milestones in Immunology*, 107; Silverstein, *A History of Immunology*, 187.

食物的心机

免疫球蛋白 A 水平较低的过敏患者的案例，同时研究人员也无法证明免疫球蛋白 A 能够引发皮肤反应，因此这种观点受到了动摇。然而仅仅几年之后，石坂夫妇（以及瑞典的约翰松与贝尼克）在对豚草极度过敏的患者的血清中发现了一种不同的抗体[①]。这种抗体被称为免疫球蛋白 E，研究人员认为这种神秘的抗体是理解、识别过敏反应的关键[②]。

在免疫球蛋白 E 被发现以后，最令人关注的莫过于它在过敏疾病中的作用，也有一些研究人员更希望弄清它在人体免疫防御中的各种功能。免疫学者、艺术家德布拉·扬·比贝尔（Debra Jan Bibel）发现，免疫在描述中经常被比作战斗，而不同的免疫球蛋白则扮演着不同的军事角色，包括"突击部队"（IgM）、"主力步兵"（IgG）、"副官或联络官"（IgD）和"专业外围保卫者或哨兵"（IgA）[③]。尽管比贝尔将免疫球蛋白 E 定位为防御力量中的"工程师"，"启动致炎剂的释放从而延缓病原体的发展，以及吸引和援助作为'坦克'的吞噬细胞的进入"，然而更加准确地说，从它在免疫功能失调中的作用来看，它可能更像奇爱博士（Dr. Strangelove），为保护身体提供终极毁灭性的强大防御。[④] 同样，在《柳叶刀》（Lancet）医学期刊早期刊登的一篇文章中提到，多数研究人员认为免疫球蛋白 E 与引发病理反应有关。[⑤] 过敏体现了"物极必反"的情形，免疫球蛋白 E 固然对身体有益，然而首要问题在于，它为什么会存在于人体中。[⑥]

---

① Ishizaka, Ishizaka, and Hornbrook, "Physicochemical Properties of Reaginic Antibody," 75–85; Johansson and Bennich, "Immunological Studies," 381–389.

② 免疫球蛋白 E 的神秘性在一定程度上是因为它在正常人血清中的含量微乎其微。H. Alice Orgel, "Genetic and Developmental Aspects of IgE," *Pediatric Clinics of North America* 22 (1975): 17–32.

③ Bibel, *Milestones in Immunology*, 107.

④ Ibid.

⑤ "Reagin and IgE," *Lancet* 291, no. 7552 (1968): 1131–1132.

⑥ Bibel, *Milestones in Immunology*, 44.

肿瘤和绦虫

两种不同的假设很快出现，研究人员分别是石坂夫妇与瑞典团队。[1] 首先，基于此前有关过敏与癌症之间的关系的猜测，他们认为免疫球蛋白 E 比率与特定类型的癌症的比率呈负相关；换言之，患有过敏疾病的人群出现肿瘤的可能性较小。[2] 由于过敏和癌症分别与年幼的和年老的患者有关，有些研究人员猜测这种关联可能纯属巧合；其他人员则提出这种逆向关系的重点在于，也许能够通过免疫球蛋白 E 来检测癌细胞的生长情况。[3] 2006 年，"过敏肿瘤学"（Allergo Oncology）一词应运而生，用以指代对免疫球蛋白 E 与癌症之间的内在联系的研究，反映出这一领域的研究正在加速发展[4]。

第二，几乎在发现免疫球蛋白 E 的同时，研究人员还发现它能够帮助机体预防肠道寄生虫（或寄生蠕虫）。[5] 研究人员认为，直到 20 世

---

[1] R. S. Hogarth-Scott, S. G. Johansson, and H. Bennich, "Antibodies to *Toxocara* in the Sera of Visceral Larva Migrans Patients: The Significance of Raised Levels of IgE," *Clinical and Experimental Immunology* 5 (1969): 619–625; M. Ogawa et al., "Clinical Aspects of IgE Myeloma," *NEJM* 281 (1969): 1217–1220; K. Ishizaka, H. Tomioka, and T. Ishizaka, "Mechanism of Passive Sensitization. I. Presence of IgE and IgG Molecules on Human Leukocytes," *Journal of Immunology* 105 (1970): 1459–1467; K. Nilsson et al., "Established Immunoglobulin Producing Myeloma (IgE) and Lymphoblastoid (IgG) Cell Lines from an IgE Myeloma Patient," *Clinical and Experimental Immunology* 7 (1970): 477–489.

[2] W. D. Mackay, "The Incidence of Allergic Disorders and Cancer," *British Journal of Cancer* 20 (1966): 434–437.

[3] E. G. Martin, "Predisposing Factors and Diagnosis of Rectal Cancer: A Discussion of Allergy," *Annals of Surgery* 102 (1935): 56–61; J. Logan and D. Saker, "The Incidence of Allergic Disorders in Cancer," *New Zealand Medical Journal* 52 (1953): 210–212; E. W. Fisherman, "Does the Allergic Diathesis Influence Malignancy?" *JACI* 31 (1960): 74–78; Mackay, "Incidence of Allergic Disorders"; Turner, "Epidemiology," 1493–1510.

[4] Manuel L. Penichet and Erika Jensen-Jarolim, *Cancer and IgE: Introducing the Concept of Allergo Oncology* (Totowa, N.J.: Humana Press, 2010).

[5] B. M. Ogilvie, "Reagin-Like Antibodies in Animals Immune to Helminth Parasites," *Nature* 204 (1964): 91–92; Hogarth-Scott, Johansson, and Bennich, "Antibodies to *Toxocara*," 619–625; E. B. Rosenberg, S. H. Polmar, and G. E. Whalen, "Increased Circulating IgE in Trichinosis," *Annals of Internal Medicine* 75 (1971): 575–578.

食物的心机

纪人类居住的地方有了干净的水和有效的排污系统后，人类才免受流行性寄生虫感染的困扰。与多数发展中国家相似，当时这种寄生虫感染仍然非常普遍，但是过敏却并不常见。由于这种感染随处可见，以至于一些研究人员认为，忍受寄生虫的折磨是所有哺乳动物的"常态"，因此在人类历史的绝大部分时间里，免疫球蛋白 E 有助于机体的正常运转。[1] 然而，由于居住在发达国家的人群不再感染这类寄生虫，研究人员认为免疫球蛋白 E 转而以无害的环境抗原为防御对象。[2]

近来，研究人员将这一有趣的假设纳入研究范围，他们甚至提出寄生虫的结构与过敏原分子的结构极其相似，并建议使用寄生虫疗法来应对免疫疾病。[3] 尽管这项研究也许能够回答关于过敏本质的根本问题，但寄生虫假说并未像免疫球蛋白 E 被发现那样引起过敏领域的极大关注。不过，确实有人开展了一些相关研究。其中一项是对比萨斯喀彻温地区白种人和梅第人（当地土著与欧洲移民的混血）的免疫球蛋白 E 水平，最终断定梅第人抗体水平偏高的原因在于其寄生虫感染率更高。[4] 另一项则是对热带地区过敏疾病的流行病学进行调研，研究人员推断，查明发病率的困难在于流行性寄生虫的广泛存在，它会导致免疫球蛋白 E 比率上升并使结果出现偏差。[5]

---

[1] R. G. Bell, "IgE, Allergies and Helminth Parasites: A New Perspective on an Old Conundrum," *Immunology and Cell Biology* 74 (1996): 337–345.

[2] B. P. Bielory, T. Mainardi, and M. Rottem, "Evolutionary Immune Response to Conserved Domains in Parasites and Aeroallergens," *Allergy and Asthma Proceedings* 34 (2013): 93–102.

[3] C. M. Fitzsimmons and D. W. Dunne, "Survival of the Fittest: Allergology or Parasitology?" *Trends in Parasitology* 25 (2009): 447–451; D. E. Elliott and J. V. Weinstock, "Where Are We on Worms?" *Current Opinion in Gastroenterology* 28 (2012): 551–556.

[4] J. W. Gerrard, C. A. Geddes, et al., "Serum IgE Levels in White and Métis Communities in Saskatchewan," *Annals of Allergy* 37 (1976): 91–100.

[5] N. R. Lynch, M. C. Di Prisco-Fuenmayor, and J. M. Soto, "Diagnosis of Atopic Conditions in the Tropics," *Annals of Allergy* 51 (1983): 547–551. 另一篇文章尽管在表面上探讨了除过敏以外其他疾病的免疫球蛋白 E 水平，但在实际上主要是讨论测量免疫球蛋白 E 的技术，而与发现免疫球蛋白 E 的意义无关。Douglas C. Heiner and Bram Rose, "Elevated Levels of Gamma-E (IgE) in Conditions Other Than Classic Allergy," *Journal of Allergy* 45 (1970): 30–42.

不过，多数过敏学者对这些有限的尝试不以为然。因此，大部分有关免疫球蛋白 E 与寄生虫之间的关系的研究，或由关注发展中国家的人员开展，或由专注动物实验的人员开展，其研究成果发表在以实验室研究人员为对象的期刊中，而与临床医生关系不大。[①]

由于免疫球蛋白 E 与癌症、寄生虫感染之间的联系可以为传统的过敏医生及其论点提供补充证据，即如果一种反应是过敏反应，必须能够证明机体内在的免疫机制在发挥作用，因此，这种明显的漠不关心的态度令人吃惊。[②]两种假说均认为，由免疫球蛋白 E 介导的过敏与无法确定免疫系统是否参与的过敏存在着根本不同。如果免疫球蛋白 E 确实在人体免疫防御（如削弱癌细胞或对抗寄生虫）的过程中起到重要作用，那么当这类抗体对食物和其他无害的外来物质发生过度反应时（即过敏现象），意味着免疫球蛋白 E 的病理学效应有着更深层次的免疫学含义（不过人们对此的认知极其有限）。由此看来，过敏学科和过敏学者的重要使命之一就是解答免疫学的基础问题，即人体应该如何区分敌与友、自体与非自体。围绕过敏定义的争论无休无止，临床生态科医生认为过敏并非是免疫功能失调，而是机体对恶劣环境的超敏反应，而研究人员对免疫球蛋白 E 正常功能的认知可能会为反驳前述观点提供支持。尽管环境假说可能已经触及真相（至少寄生虫感染确有其事），然而对食物和化学物

---

① For instance, E. E. Jarrett and D. C. Stewart, "Potentiation of Rat Reaginic (IgE) Antibody by Helminth Infection," *Immunology* 23 (1972): 749–755; Biroum-Noerjasin, "Serum IgE Concentrations in Relation to Anti-Helminthic Treatment in a Javanese Population with Hookworm," *Clinical and Experimental Immunology* 13 (1973): 454–451; M. L. Ghosh, "Eosinophilia, Increased IgE Toxocariasis in Children," *Indian Journal of Pediatrics* 41 (1974): 11–14.

② 本·范戈尔德认为，免疫球蛋白 E 对机体的健康一定具有某种功能，只是尚未得到证明。Ben F. Feingold, *Introduction to Clinical Allergy* (Springfield, Ill.: Thomas, 1973) 然而，令人惊讶的是，尽管范戈尔德拥有渊博的免疫学知识，可是他却没有提到蠕虫与癌症的关系。无论是出于忽视还是漠视，这一点可能正是其他过敏学者所认可的、免疫球蛋白 E 对于机体健康的又一功能。

　　　　　　　　　　　　　食物的心机

质有明显反应的患者体内却无法检测到免疫球蛋白 E，说明这类反应在本质上是不同的。这一判断对于临床生态科医生而言意义不大（他们一直漠视免疫球蛋白 E 的存在），但是却巩固了传统过敏医生的地位，过敏的定义也得以进一步完善。

临床中的免疫球蛋白 E

然而，多数传统的过敏学者并不同意这种对免疫球蛋白 E 的看法。相反，他们认为尽管免疫球蛋白 E 在一定程度上属于意识形态范畴，但它同时也是临床实践的天赐之物。梅奥诊所的医生约翰·扬金杰（John Yunginger）与杰拉尔·格莱克（Geraled Gleich）曾经共同撰写文章，阐述免疫球蛋白 E 对过敏学实践的影响，并列出了它的两大贡献。第一是放射过敏原吸附测试，两位作者认为它与皮肤测试相比，有几大优势。贝尼克、约翰松与利夫·怀德（Leif Wide，生于 1934 年）在研究免疫球蛋白 E 是怎么来的时，发明了放射过敏原吸附测试。[①] 这项试验在体外而非体内开展，由一家瑞典制药公司（Pharmacia Diagnostics）首次实施，该公司还将测试的英文名称首字母缩写 RAST 进行了商标注册。[②] 由于免疫球蛋白 E 水平上升与多种非过敏因素有关，因此研究人员需要一种测试方法来检测针对特殊过敏原的抗体[③]。放射过敏原吸附测试的主要步骤是获取患者的血清并将

---

① John W. Yunginger and Gerald G. Gleich, "The Impact of the Discovery of IgE on the Practice of Allergy," *Pediatric Clinics of North America* 22 (1975): 3–15; Leif Wide, "Clinical Significance of Measurement of Reaginic (IgE) Antibody by RAST," *Clinical Allergy* 3 (1973): 583–595; Johansson, Bennich, and Wide, "Expanding the Scope of IgE, RAST," 314.

② 体内（活体）测试在活的生物体的体内进行，体外（在玻璃管内）测试在试管内或在类似的实验室条件下进行。由于皮肤测试是在患者身上进行的，因而它属于体内测试。

③ 尽管在某些实践中也有完全采用免疫球蛋白 E 测试的情形，但美国过敏、哮喘与免疫学学会在近期发表的一篇论文中，通过对诊断实践中的参数进行概况后发现，这类测试只具有"适度的价值"。"Allergy Diagnostic Testing: An Updated Practice Parameter," *Annals of Allergy, Asthma, and Immunology* 100 (2008): S10.

其与疑似过敏原混合在一起。如果血清含有针对过敏原的抗体，它将与过敏原结合，从而证明过敏的存在。然后通过添加放射性同位素标记的抗免疫球蛋白 E 抗体来确定放射水平（它与血清中针对过敏原的免疫球蛋白 E 的含量呈正比），进而确定过敏的严重程度。扬金杰与格莱克认为，相较于皮肤测试而言，这种测试方法提供了更多的定量结果，它不受患者体内药物的影响，与过敏的严重程度密切相关，而且对于患者（特别是婴儿和有皮肤问题的患者）来说也更加安全与便捷①。第二，这种测试方法在改进之后，可以用于测定市场上过敏提取物的效力，从而提高这类过敏原的标准化程度，确保其使用质量的一致性。② 两位作者还提到，对"免疫球蛋白 E 的生物功能、遗传控制与代谢"进行基础研究，可能有助于改善脱敏疗法和其他疗法，但对如何实现这一点并未予以具体解释。③

　　文章体现了扬金杰与格莱克乐观而又热情的态度，他们不仅认为免疫球蛋白 E 有助于改进临床实践，同时还认为制药业与商业实验室也会从放射过敏原吸附测试、标准化过敏原提取物和实验室服务的销售中取得巨大收益。④ 他们承认当前还存在着一些挑战，比如购买测试所需的自动伽马闪烁计数器的费用较高（8000 美元），可用的放射免疫测定材料有限，但他们向读者保证，这些问题终将会被解决。⑤ 此外，放射过敏原吸附测试研究开始于 20 世纪 70 年代早期，主要是由参与发明这种测试方法的瑞典团队成员实施的，这一研究非常重视各种过敏疾病（也包括某些食物过敏）诊断的准确性。两位作者认为，新方法与皮肤测试一样有效，但却没有皮肤测试的负面作用，初步证明了免疫球蛋白 E 可能预示着过敏研究中的免疫

---

① Yunginger and Gleich, "*The* Impact of the Discovery of IgE on the Practice of Allergy," 8.

② Ibid., 9–11.

③ Ibid., 12.

④ 关于免疫球蛋白 E 的药物潜力的讨论有 Jackson, *Allergy*, 126; Mitman, *Breathing Space*, 236–237。

⑤ Yunginger and Gleich, "*The* Impact of the Discovery of IgE on the Practice of Allergy," 9.

学革命。

　　然而没过多久，随着放射过敏原吸附测试与免疫球蛋白 E 在临床过敏方面的重要性与日俱增，相关的问题也开始出现。临床医生很快抱怨，与皮肤测试相比，放射过敏原吸附测试缺乏灵敏度。得克萨斯州儿科过敏医生威廉·尼克（William T. Knicker）指出："临床医生发现，首批投放市场的产品灵敏度不高，且呈阴性结果的患者过多，因而他们对于体外测试的热情迅速消退。"[①] 这与皮肤测试的问题正好相反，在皮肤测试中经常出现过多的假阳性结果。随着更多对比研究数据的发布，这两种测试方法孰优孰劣更加难以判断。[②] 尽管研究人员对放射过敏原吸附测试进行了各种改进以提高其灵敏度，但美国过敏与免疫学学会（American Academy of Allergy and Immunology，AAAI）在正式的文件中指出，事实上，这种测试方法目前仍无法完全取代皮肤测试。[③] 立场文件在对比两种测试方法的优点后发现，尽管它们在"最佳操作"的状态下都较为准确，但放射过敏原吸附测试灵敏度较低，出具结果的过程较慢（需要两到三天的时间，而皮肤测试仅需要 45 分钟），而且成本更高。[④] 放射过敏原吸附测试受到严重皮肤病患者的欢迎，总体来说这种方法更安全、方便且可重复，并便于非过敏医生实施，但皮肤测试由于灵敏度较高而仍然占有重要地位。尼克建议同时采用这两种测试方法以获取最佳结果，但他同时也提到，医疗保险公司不太可能为此支付两笔理赔费用。尼克指出，保险公司已经变得越来越吝啬，不论是两种

---

① William T. Knicker, "Is the Choice of Allergy Skin Testing Versus *In Vitro* Determination of Specific IgE No Longer a Scientific Issue?" *Annals of Allergy* 62 (1989): 373.

② Ibid., 373–374.

③ 1982 年，美国过敏学会更名为美国过敏与免疫学学会，这在一定程度上是为了强调过敏的免疫性，1995 年则再次更名为美国过敏、哮喘与免疫学学会。本书尽量根据讨论内容所处的时期选择相应的名称。

④ American Academy of Allergy and Immunology, "Position Statement of the Practice Standards Committee, Skin Testing and Radioallergosorbent Testing (RAST) for Diagnosis of Specific Allergens Responsible for IgE-Mediated Diseases," *JACI* 72 (1983): 515–517.

测试方法中的哪种，他们都不愿意为此向过敏医生支付费用，特别是他们认为，收费较低的非过敏医生（如实验室人员）也可以实施体外放射过敏原吸附测试并解释测试结果。相较于为两种方法孰优孰劣争论不休，尼克力劝他的同行们将精力集中于确保所有的过敏测试均由过敏医生开展，并以此获得足额的理赔。[①] 总之，放射过敏原吸附测试不仅没有简化过敏实践，反而使它变得更加复杂。[②]

　　研究人员对于免疫球蛋白 E 的其他设想很快就破灭了。他们的早期目标之一是确立过敏与非过敏人群免疫球蛋白 E 水平的标准值，从而为诊断过敏和判断过敏的严重程度提供更加客观的标准。1970年，英国医学研究委员会（British Medical Research Council）启动了相关工作，并确立了该机构自身的标准。1973 年，世界卫生组织也紧随其后，并于 1980 年、2013 年分别对制剂加以改进。[③] 然而，马克·杰克逊发现，由于遗传、性别、年龄和环境等因素都会对结果产生影响，导致人们的免疫球蛋白 E 水平差别很大。[④] 比如，很多研究表明，吸烟与酗酒会提高免疫球蛋白 E 水平。[⑤] 其他潜在的健康问题，如癌症、寄生虫感染、脂泻病以及肝硬化，也会引起免疫球蛋白 E 水平上升。[⑥] 一项研究显示，与酗酒者、精神分裂者和测试对照

---

① Knicker, "Is the Choice of Allergy Skin Testing Versus *In Vitro* Determination of Specific IgE No Longer a Scientific Issue?" 374.

② 尽管放射过敏原吸附测试仍在使用中，但是它的灵敏度始终不及皮肤测试。这类测试的高成本仍然是过敏医生与患者所要面临的挑战。此外，多数过敏协会要求，对所有测试结果的解读都必须与患者的综合病史结合起来。AAAI, "Allergy Diagnostic Testing," S1-S148.

③ Susan J. Thorpe et al., "The Third International Standard for Serum IgE," World Health Organization, http://www.who.int/biologicals/BS_2220_Candidate_ Preparation.pdf (accessed October 22, 2013).

④ Jackson, *Allergy*, 126.

⑤ J. W. Gerrard, D. C. Heiner, et al., "Immunoglobulin Levels in Smokers and Non-Smokers," *Annals of Allergy* 44 (1980): 261–263; B. Burrows et al, "The Relation of Serum Immunoglobulin E and Cigarette Smoking," *Annals of Allergy* 44 (1980): 523–525; R. Hällgren and L. Lundin, "Increased Total Serum IgE in Alcoholics," *Acta Medica Scandinavica* 213 (1983): 99–103.

⑥ Heiner and Rose, "Elevated Levels of Gamma-E (IgE)."

组相比，抑郁症患者的免疫球蛋白 E 总量要高得多，这使得过敏与心理健康之间的关系更加复杂。[①]大多数报告呼吁开展更多的研究，以确定免疫球蛋白 E 的基础率并确立标准值，从而使研究人员更全面地了解免疫球蛋白 E 在人体生理学中的作用。[②]

在过敏学者看来，免疫学革命是短暂的，尽管有些过敏学者认为免疫球蛋白 E 有助于解释过敏学中某些方面的问题，但它对临床实践的影响不大。1972 年，弗兰克兰坦率地指出："尽管免疫学者为我们表征了独特的免疫球蛋白 E，但到目前为止，这一发现尚无法造福于遗传过敏患者。"[③]在弗兰克兰看来，这是因为由免疫球蛋白 E 介导的过敏诊断难度不大，而那些没有免疫球蛋白 E 相关抗体的过敏才是难点之所在。食物过敏仍然是最令人困惑的过敏类型，弗兰克兰认为这意味着免疫失调并非只与免疫球蛋白 E 有关："近期研究人员在研究巧克力、香蕉或牛奶对引发紫癜的影响时，通过摄入刺激性食物进行激发实验，发现症状能够在实验男孩的身上再现。不过，没有哪种测试方法可以解释，这名患者为什么会以如此古怪的方式发生反应。当一名儿童对巧克力过敏时，这显然无法用免疫学来解释。"[④]

弗兰克兰还宣称："直到如今，我仍然无法通过放射过敏原吸附测试为我的患者提供更多的帮助。在实验室研究成果与临床应用之间仍然存在着巨大的鸿沟。"[⑤]最后，弗兰克兰认为，他与他的过敏

① A. A. Sugarman, D. L. Southern, and J. F. Curran, "A Study of Antibody Levels in Alcoholic, Depressive, and Schizophrenic Patients," *Annals of Allergy* 48 (1982): 166–171.

② Deborah A. Meyers and David G. Marsh, "Report on a National Institute of Allergy and Infectious Diseases–Sponsored Workshop on the Genetics of Total Immunoglobulin E Levels in Humans," *JACI* 67 (1981): 167–170.

③ A. W. Frankland, "Allergy: Immunity Gone Wrong," *Proceedings of the Royal Society of Medicine* 66 (1972): 1.

④ Ibid.

⑤ A. W. Frankland, "Some Observations on the RAST Test," *Annals of Allergy* 33 (1974): 105–106.

科同僚们"可能都相信自己非常了解过敏患者，但是对于过敏反应中所发生的复杂的事件序列，我们的认知可能才刚刚开始"。^① 对于那些相信很多过敏并非免疫球蛋白E介导的过敏医生（如弗兰克兰）以及那些强调过敏的心理特征的过敏医生而言，这种想法很有道理。免疫球蛋白E水平与压力有关吗？如果有，那么那些先前声称过敏主要是心理作用的过敏医生，为什么从未研究过它们之间的关系呢？

其他过敏学者纷纷对此表示赞同。1972年，在写给美国过敏学会研究委员会主席伦纳德·伯恩斯坦（Leonard Bernstein）的信中，约翰·泽尔纳（John C. Selner，1936—2006）指出："尽管免疫学的发展使得研究人员在对很多过敏现象的理解上深受启发，然而临床中却有大量患者对过敏诊断和治疗表示抗拒。"^② 泽尔纳是丹佛市儿科过敏医生，他在1992年至1993年担任美国过敏、哮喘与免疫学学院主席，并在丹佛长老会医院建立了短暂存在的环境监护室。他还提到，由于免疫学的新焦点，使得研究食物过敏和化学过敏的医生纷纷被调离原有岗位，"有些医务人员曾经报告过与食物摄入和化学品暴露相关的现象，但这些现象无法用我们现有的免疫学机制进行解释。在研究这些报告时，我很想对它们置之不理"。^③

对于食物过敏医生来说，这类研究非常有趣，但是它们缺乏临床相关性。弗兰克兰指出，免疫球蛋白E只在某些过敏反应中发挥作用，这类过敏最容易诊断。在一篇题为"食物过敏：杰出的伪装者"

---

① Frankland, "Allergy," 1.

② John C. Selner to Leonard Bernstein, August 17, 1972, Box 361, Folder 9, American Academy of Allergy, Asthma and Immunology Records, 1923–2011, University of Wisconsin–Milwaukee Libraries, Archives Department.

③ Ibid. 尽管泽尔纳起初对临床生态学的部分观点表示赞同，然而最终他与心理学家赫尔曼·施陶登迈尔（Herman Staudenmeyer）共同认定，很多多发性化学物质过敏症患者的症状源于童年时期遭受的性虐待。Peter Radetsky, *Allergic to the Twentieth Century: The Explosion in Environmental Allergies—From Sick Buildings to Multiple Chemical Sensitivity* (Boston: Little, Brown, 1997), 122–127.

（"Food Allergy：The Great Masquerader"）的文章中，作者威廉·克鲁克认为，这其中有一个原因是免疫球蛋白 E 介导的过敏容易引起呼吸道反应，而非免疫球蛋白 E 介导的过敏（其真实性遭到传统的过敏医生的质疑）则会在神经系统、胃肠道以及皮肤等其他部位引发过敏症状。[①] 必然会对呼吸道造成影响的食物致敏反应属于前者（免疫球蛋白 E 介导的过敏反应），但大多数食物过敏属于后者（非免疫球蛋白 E 介导的过敏反应）。因此，免疫球蛋白 E 有效地将医生分为两大阵营，一个是"A 组"，组内医生认为"过敏"一词是指"已知免疫机制发挥作用的反应"[②]。这类病例即为免疫球蛋白 E 介导的或者 I 型过敏，此类过敏发病快，且可以通过皮肤测试进行诊断（也适用于食物过敏）。"B 组"医生（克鲁克也是其中之一）还承认非免疫球蛋白 E 介导的过敏的存在（这类过敏无法通过皮肤测试或放射过敏原吸附测试进行诊断），通常为原因不明的食物过敏。克鲁克承认免疫球蛋白 E 已经成为过敏医生的通用语，但他同时也在竭力否定免疫球蛋白 E。克鲁克反复强调，"非免疫球蛋白 E 介导的食物过敏是导致儿童行为与学习问题的重要因素"，不仅如此，它也会导致很多其他的疾病。[③]

比如，"A 组"有一位叫作查尔斯·梅（Charles D. May，1908—1992）的医生于 1954 年至 1961 年间任《儿科杂志》（*Pediatrics*）编辑，他所撰写的关于食物过敏的评论文章，与克鲁克的文章在同一期《北美儿科临床学期刊》（*Pediatric Clinics of North America*）中发表。[④] 梅是食物过敏医生的劲敌，对于克鲁克提出的食物过敏是"杰

---

① William G. Crook, "Food Allergy: The Great Masquerader," *Pediatric Clinics of North America* 22 (1975): 227–238.

② Crook's two camps of physicians resemble the dichotomy provided by Frederic Speer, "What Is Allergy?" *Annals of Allergy* 34 (1975): 49–50.

③ Crook, "Food Allergy," 235.

④ James E. Strain, "Biographical Sketches of the First Editorial Board and Those Who Have Edited *Pediatrics*," *Pediatrics* 102 (1998): 191–193; Charles D. May, "Food Allergy: A Commentary," *Pediatric Clinics of North America* 22 (1975): 217–220.

出的伪装者"的说法，他嘲讽道，最好将其称为"临时拐杖"。他还暗示，克鲁克以及其他"鼓吹可疑观点的"人员的研究方法，源于直觉与想象，缺乏科学依据，或者顶多算是基于"微不足道的证据"的"江湖医术"。[①] 在梅看来，唯一科学的食物过敏研究方法是"以免疫学为基础"，"通过抗原和抗体与组织间的相互作用，来确定参与了过敏发病机制的抗原和抗体的特征"。从免疫学角度阐述过敏并非易事，这是因为：

> 由于食物中抗原成分的复杂性，以及每种抗原特有的异种反应所引起的特定抗体的极其多样性，还有不断变化的组织反应……可以预见，种种未经甄别的有关食物与过敏的关系的观点会不断涌现，而未经证实的诊断和治疗"体系"也会层出不穷……在研究人员找到更好的缓解疾病的方法之前，饱受折磨以及发病原因不明的患者将会催生一种新的、采用某种"体系"的骗术，让患者借助拐杖艰难前行。[②]

尽管传统过敏医生在对食物过敏进行抨击时一向措辞严厉，但是这种把执业医生（如克鲁克）比作江湖骗子的言论，无疑拉低了过敏之争的层次。对传统的过敏医生而言，免疫球蛋白 E 并没有按照预期带来诊断与治疗方面的突破，但是在围绕过敏定义、严重程度和重大意义的思想交锋中，免疫球蛋白 E 的确帮助他们重拾信心。

---

① May, "Food Allergy: A Commentary," 217–219; Charles D. May, "Food Allergy: Lessons from the Past," *JACI* 69 (1982): 255–259, and "Food Sensitivities: Facts and Fancies," *Nutrition Reviews* 42 (1984): 72–78; "Dr. Charles D. May, 84; Debunked Myth That Linked Asthma Food Allergies," *Boston Globe*, June 18, 1992.

② May, "Food Allergy: A Commentary," 219.

除了免疫球蛋白 E 之外，除了过敏之外

　　梅当然不是"A 组"中唯一抨击食物过敏学与临床生态学的医生。对于劳伦斯·迪基（Lawrence D. Dickey）所著的《临床生态学》（*Clinical Ecology*）一书，韦恩·莱克（Wayne Lake）在《过敏学年刊》的评论文章中写道，支持这一学科的证据往往是"模糊的"或"道听途说的"，而且多数来源于阿瑟·科卡、艾伯特·罗等早期研究人员；总而言之，这本书近乎"学界祸害"或"胡言乱语"。[1] 对此，克鲁克试图占领道德高地，他给《过敏学年刊》写了一封信作为回应。信中写道：

> 我非常清楚，从 20 世纪 20 年代的香农与罗开始，在过去的 50 年中，临床医生不断地描述各种非免疫球蛋白 E 介导的食物过敏反应，然而时至今日，很多"传统"过敏医生与免疫科医生仍然不接受这种未被及时承认的疾病。……在当今错综复杂的过敏领域，意见分歧在所难免。莱克博士当然有权表达他的看法。但是我认为，对于过敏以及生态病的研究与治疗，那些选择不同方法的人同样有权表达自己的观点与方法，他们的努力不应受到嘲笑与诽谤。[2]

克鲁克还补充说，这篇评论"囿于成见、流于表面且有失偏颇"。他在语气中暗示道，如果掀起这场论战的主人公更通情达理些，即便他持有偏见，仍然会使更多的患者得到帮助。

　　同样，西伦·伦道夫在之后一期《过敏学年刊》社论中表示可以做出让步。伦道夫还猜测，这种分歧主要是由所谓的临床免疫学革

---

[1]　Wayne A. Lake, "Review of *Clinical Ecology*," *Annals of Allergy* 37 (1976): 444.

[2]　William G. Crook, "To the Editor," *Annals of Allergy* 38 (1977): 285.

命引起的："多数过敏医生对人类生存环境的关注日益下降，这一点被某些人士解读为，过敏医生认为所谓的临床食物反应（特别是对生态环境中的化学物质的反应）不属于过敏反应，原因在于其中难以明显发现已知的免疫机制。"[1] 伦道夫还在另一篇文章中承认，免疫球蛋白 E 的发现为"限制在免疫学框架内的过敏理论"提供了支持，但是他仍然认为，"从免疫学角度定义的过敏，与临床生态科医生依据经验主义和实用主义所诊治的过敏之间，始终存在着巨大的鸿沟"。[2] 归根结底，这主要是源于实验室医学与临床医学之间的基本区别。对此，伦道夫解释道："要求临床医务人员像实验室科学人员那样行事是不合情理的。他们也做不到。然而，无视这些医生细致、可靠的观察结果，就是拒绝了科学领域最丰富的知识宝藏。"[3] 最后，伦道夫总结，要么传统过敏医生能够认可临床生态学的正确性，要么双方分道扬镳，继续背道而驰。

到了 20 世纪 80 年代，尽管传统过敏学与临床生态学泾渭分明，但二者已经越来越难以共存。两大派系不断努力巩固自己的地位，保守的美国过敏学会带头为过敏医生助阵，而临床生态学协会则为食物过敏医生与临床生态科医生摇旗呐喊。相比而言，美国过敏学者学院的态度温和许多，它听取了伦道夫的建议，于 1976 年成立了环境生态学委员会（Environmental Ecology Committee），并定期召开食物过敏专题研讨会，而在此之前，美国过敏学会（以下简称"过敏学会"，是这一机构不同时期名称的统称）拒绝开展这类活动。[4]

---

[1]　Theron G. Randolph, "Both Allergy and Clinical Ecology Are Needed," *Annals of Allergy* 39 (1977): 215–216.

[2]　Theron G. Randolph, *Environmental Medicine: Beginnings and Bibliographies of Clinical Ecology* (Fort Collins, Colo.: Clinical Ecology, 1987), 220.

[3]　Theron G. Randolph and R. W. Moss, *Allergies: Your Hidden Enemy* (Winnipeg: Turnstone Press, 1980), 11.

[4]　从美国过敏、哮喘与免疫学学会的归档信件可以看出，该机构甚至对于年度会议上是否能够出现有关食物过敏的论文而犹豫不决。Box 361, Folder 9, AAAAI Records.

然而，即便是临床导向的美国过敏学者学院也有其局限性。它主张"严格控制"这类专题研讨会的内容，压缩"在研究方法上存在争议的"报告的数量，并留有大量时间进行辩驳。[①] 尽管过敏的定义在日趋激烈的争论中始终是核心之所在，但是这类"在研究方法上存在争议的"问题，影响了过敏诊疗实践的经济收益，使得原本的学术之争转变为合法性之争。

与过敏的政治性和经济性相关的两大实际问题，也是造成临床生态学与主流过敏学理论的关系日益恶化的原因。首先是医学上的资质认证问题。1971 年，美国内科委员会（American Board of Internal Medicine，ABIM）与美国儿科委员会（American Board of Pediatrics，ABP）联合成立了美国过敏与免疫学委员会（American Board of Allergy and Immunology，ABAI）。在 1971 年以前，过敏学科是内科学（从 1936 年起）和儿科学（从 1941 年起）的附属学科。在 1933 年成立的美国医学专业委员会（American Board of Medical Specialties，ABMS）的支持下，其成员单位确立了实践与从业标准，认定过敏医生作为特殊医学领域的专家具有从业资格。虽然这种认证从过去到现在都是自发的，但是它具有一定的威信。因此一方面，过敏医生由于患者和转诊患者的增多而获得经济收益；另一方面，由于担任了各种学术界和医学界的职务，过敏医生在职业上有所发展。此外，资质认证还展现了这一特殊医学领域的生命力和尊严，这对关心过敏学科地位的人来说具有重要意义。

尽管美国医学专业委员会对过敏的资质认证有诸多益处，但围绕它的争议却始终没有停止。莱斯利·盖伊等一些过敏医生提出，最好对儿科学和内科学进行精细分科，因为过敏医生需要展示他们精

---

① Minutes of the New Board of Regents of the American College of Allergists, April 8, 1981, Box 20, Folder 8, American College of Allergy, Asthma and Immunology Records, 1928–[ongoing], University of Wisconsin–Parkside Libraries, Archives Department.

通这些"基础领域"。也有人对此表示反对，如洛杉矶过敏医生乔治·派尼斯，他从 20 世纪 40 年代晚期到 50 年代，反复请求美国医学专业委员会对过敏从业者进行独立认证。[①] 除了关心过敏的合法地位，派尼斯还认为，过敏由于被认作附属学科而受到了"不公平的对待"，比如，如果耳鼻喉科医生和皮肤科医生没有获得内科或儿科认证，他们就无法专门从事过敏诊治。[②] 但此提议一再遭到拒绝，这令派尼斯及其支持者们感到非常诧异。1971 年，过敏学科终于获得美国医学专业委员会的认可，对于什么是过敏、什么是过敏医生等问题，过敏学科获得了更多的话语权。而对于遵循临床生态学原则的临床生态科医生与耳鼻喉科医生而言，他们显然仍然难以取得资质认证。[③]

尽管内科医生只要拥有行医执照，就可以在没有资质认证的情况下从事临床生态学实践，但如何让医疗保险公司为此买单则是另外一个问题。1975 年，伦道夫在伊利诺伊州的锡安地区设立了生态学研究小组，1983 年，他在芝加哥的汉罗廷医院成立了另一个"综合性环境控制病房"。[④] 建立这些病房的费用并非天价（汉罗廷医院投入了 13 万美元用于购置设备，其中包括充足的空调以及通风设备），但是在伦道夫的患者中，有 15% 由于病情过重必须住院治疗，而且一住就是数日，导致这些病房的运营成本高昂。[⑤] 对患者和伦道夫本人来说，更加不幸的是医疗保险公司越来越不情愿为这类治疗买单。20 世纪 70 年代末，一位患者通过法律手段迫使蓝十字（Blue

---

① Advisory Board of Allergy to American Boards for Medical Specialties and of Internal Medicine and Pediatrics [letter], undated, Box 432, Folder 1, AAAAI Records.

② Ibid.

③ Randolph, "Allergy and Clinical Ecology," 215–216.

④ Randolph, *Environmental Medicine*, 214.

⑤ 尽管伦道夫的收费标准难以估算，但在 20 世纪 90 年代，达拉斯一个类似机构对门诊患者开展的为期超过两周的化验项目、皮肤测试和就诊的费用是 5500 美元，而多丽丝·拉普对患者实施的为期三天的测试收费 1200 美元。针对某位前来拉普处就诊的患者，蓝十字保险公司不愿支付其中任何一项费用，直到患者威胁诉诸法律方才妥协。Radetsky, *Allergic to the Twentieth Century*, 109–110.

Cross）保险公司向伦道夫的门诊部支付赔偿金。然而到了 1982 年，蓝十字公司再次拒绝赔付请求，联邦医疗保险计划以及私人赞助商也如法炮制。1986 年初，由于享有医疗保险的患者不再前来就诊，这些特殊病房被迫关闭了。[①]

对于资质认证和保险责任范围等问题，过敏学会也曾经试图对辩论过程施加影响，然而，这却使食物过敏诊断与治疗的难题愈发突出。对于过敏诊断与治疗的合法性的问题，美国过敏学者学院与过敏学会均宣称拥有话语权，并分别开展了双盲试验，以验证食物过敏医生采用的备受争议的诊断与治疗技术是否有效。1974 年，美国过敏学者学院所属的食物过敏学委员会（Food Allergy Committee）公布了食物过敏舌下测试的研究结果（顾名思义，舌下测试就是在患者的舌头下面滴一滴食物过敏原提取物）。结果显示，这种方法并不可靠，尽管患者"期待"得到阳性结果，但却出现了大量的假阳性结果。在一位委员会成员看来，"患者往往会有意识或无意识地认为用于检测的食物此前曾经引起过异常反应"，这类测试为"患者表达自己的想法提供了有效途径并因此受到患者喜欢"。因此，舌下测试并没有"为患者所支付的费用带来最大回报"，它只能被视为"一种尝试"。[②] 不久之后，过敏学会（此时全称仍为"美国过敏学会"）开展了自己的"林克尔免疫疗法"（一种舌下脱敏技术）试验。尽管赫伯特·林克尔曾经用这种方法治疗过各种类型的过敏，但美国过敏学会选择只对豚草引发的花粉症进行测试。最终，美国过敏学会在

---

① Radetsky, *Allergic to the Twentieth Century*, 1986 年年底，以枪伤治疗见长的汉罗廷医院也因财务危机在成立 99 年后被迫关闭。Ron Kotulak, "Henrotin Hospital Closing Set," *Chicago Tribune*, October 2, 1986.

② Douglas C. Heiner, "Sublingual Testing in the Diagnosis of Food Allergy," *Western Journal of Medicine* 121 (1974): 152; Food Allergy Committee of the American College of Allergists, "Final Report of the Food Allergy Committee of the American College of Allergists on the Clinical Evaluation of Sublingual Provocative Testing Method for Diagnosis of Food Allergy," *Annals of Allergy* 33 (1974): 164–166.

此项临床实验上花费了 2 万美元，却发现林克尔免疫疗法的效果与语言安慰相差无几。[1]

不过，一旦原有的试验被证实无效，就会冒出更有争议的试验取而代之。就像免疫球蛋白 E 的发现推动了新型诊断技术的产生（如放射过敏原吸附测试），在 20 世纪七八十年代，由于大众对食物过敏与化学品过敏的兴趣与认知不断提升，围绕着食物过敏、化学品过敏和其他过敏的备选检测法与疗法，以及一个颇具争议的健康产业也应运而生。[2] 这些测试大多需要患者提供血样，用以检测有无免疫球蛋白、白细胞上升情况或"细胞毒性"。有些供应商，如免疫营养临床实验室（"美国领先的食物过敏实验室"）列出测试方法清单并推销给内科医生，其中包括速发过敏（免疫球蛋白 E 介导过敏和 I 型过敏）试验以及针对迟发反应的"食物免疫复合检测"；其他供应商则通过在各种报纸和杂志上刊登广告来直接向顾客销售其产品，广告打出各种吸引眼球的标题，比如"过敏试验重大突破""你吃的食物会导致灾难！"等，供应商声称通过他们的测试法，能够找出头痛、疲劳、皮肤病、胃肠疾病、哮喘、关节炎以及抑郁等各种健康问题的根本原因。

上门推销专利药物的时代已经过去，制药厂家新的盈利点来源于日益增长的食物恐慌、现代医学对很多慢性疾病的治疗无能为力

---

[1]　Oscar L. Frick to Roger Hirsch and Jordan Fink, December 29, 1977, Box 122, Folder 9, AAAAI Records; T. E. Van Metre Jr. et al., "A Controlled Study of the Effectiveness of the Rinkel Method of Immunotherapy for Ragweed Pollen Hay Fever," *JACI* 65 (1980): 288–297. 然而，近期一项研究表明，事实上这种舌下脱敏法可能比皮下注射法更有效。D. D. Skoner et al., "Sublingual Immunotherapy in Patients with Allergic Rhinoconjunctivitis Caused by Ragweed Pollen," *JACI* 125 (2010): 660–666.

[2]　更多关于 20 世纪 60 年代美国人对食物态度的变化，参见 Harvey A. Levenstein, *Paradox of Plenty: A Social History of Eating in Modern America* (New York: Oxford University Press, 1993); Warren J. Belasco, *Appetite for Change: How the Counterculture Took on the Food Industry*, 2nd ed. (Ithaca, N.Y.: Cornell University Press, 2007); and Matthew Smith, *An Alternative History of Hyperactivity: Food Additives, and the Feingold Diet* (New Brunswick, N.J.: Rutgers University Press, 2011), 68–86。

的窘况，以及只要向实验室邮寄血样就能判断食物过敏原因的错误观念（具有讽刺意味的是，正是由于免疫球蛋白E的发现以及放射过敏原吸附测试的研发，促使人们形成了这种观念）。比如，纽约代谢研究小组（"现代过敏测试与治疗的专家"）在《纽约时报》上刊登了题为"你爱的食物可能不爱你"的整版广告，里面有个卡通人物被一只虚张声势的龙虾紧紧地钳住。标题下配有文字说明："橘子可令你抓狂、甜品能使你酸楚、禽肉也会让你痛苦。事实上，从羹汤到坚果，你可能会对任何一种食物过敏，可你竟浑然不觉……很多时候，你越想吃的食物，伤害你越深。"[1] 广告声称该实验室"先进的"细胞毒性测试已对175种食品进行检测，它使"费时的皮肤划痕过敏检测成为历史"。该广告承诺，患者不仅能够得到为其量身定制的丰富的饮食和维生素补充计划，而且能够得到"烹饪专家"关于合理膳食的精心指导。[2] 患者有望在几周甚至几天之内"改善睡眠、精力充沛、消化顺畅、脾气变好、幸福感全面提升"，甚至还可以减肥。[3]

美国过敏学会主动收集这类广告，一方面说明它对这些测试深感忧虑，另一方面也反映了在20世纪80年代初，这股销售浪潮突然席卷了整个美国。某个在美国西南地区有很多分支机构的实验室在广告中疾呼："细胞毒性实验室并非生而平等！"这间接地反映了这类检测场所的普遍存在。总部设在贝弗利山庄的国立过敏门诊医

---

[1] New York Metabolic Group, "The Foods You Love May Not Love You" (advertisement), *New York Times*, June 27, 1984, Box 361, Folder 1, AAAAI Records.

[2] 由赫伯特·林克尔首创的轮流多元膳食法是一种具有争议的治疗方案，其理论基础是临床生态学中食物过敏具有成瘾性的观点；换句话说，人们会有不由自主地食用令其过敏的食物的病态行为。为了防止这种情况发生，医生会建议患者尽可能丰富食品种类，避免经常食用相同食物。极度过敏的患者必须采取极端措施以确保饮食的多样性，包括食用各种非本土食物，如袋鼠肉、大象肉以及狮子肉等。无论这些食物多么有效，由于它们过于怪异，临床生态科医生的声誉并未因此有所提高。Beatrice Trum Hunter, interview with author, December 8, 2007.

[3] New York Metabolic Group, "Foods You Love May Not Love You."

院（National Allergy Clinics）甚至承诺，要帮助那些准实验室成为真正的检测室。

> 发家致富好方法！成立一家高收益的过敏检测中心，先到先得！245 种食物过敏，血液测试就能轻松搞定！先付费，再测试，科研成果助你零风险发财致富！我们不是特许经营，但是我们会为你提供训练、支持和帮助。费用只要 3 万美金（另，还需一定的启动资金）！来我们公司总部看看吧，我们的成功，就是无限商机的最好证明！[①]

这篇刊登在《华尔街日报》上的广告明目张胆地利用过敏测试的热潮牟利，其他类似广告同样无法掩盖从绝望的、轻信的患者（也可能是某些内科医生）身上牟利的目的。[②]

这种唯利是图的声音，与西伦·伦道夫和本·范戈尔德等人围绕工业化学品以及食用化学品的危害性所发出的真挚呼声，相去甚远。然而，传统过敏医生通常会将临床生态学与细胞毒素供应商以及其他有问题的产品混为一谈，从而维护过敏的合法性。

过敏学会对临床生态学（其中也包括类似的非正规实验室）的反应多种多样，但态度强硬，既包括对媒体报道的回应，也包括对个体从业者的批评。比如，过敏学会执行董事唐纳德·麦克尼尔曾经考虑，是否在《女士日常穿戴期刊》（*Women's Wear Daily*）上再次发表文章，因为该报在很多问题上都简明扼要地表达了赞成的态度；而在写给美国哥伦比亚广播公司（CBS）早间

---

① National Allergy Clinics, advertisement, *Wall Street Journal*, undated, Box 361, Folder 1, AAAAI Records (emphasis in original).

② 从詹姆斯·布拉利博士的最健康实验室的广告可以看出，"综合性过敏与营养计划"收费标准为 580 美元，个性化服务的收费标准从 9.5 美元（"血液化学测试"）到 395 美元（"食品免疫复合化验"）不等 (Box 115, Folder 12, AAAAI Records)。

新闻资深制作人的信中，过敏学会主席雷蒙德·斯莱文（Raymond Slavin）则抱怨道，节目把环境性疾病描述为"一个激动人心的新概念"。[1] 过敏学会采取的其他行动包括游说美国医学协会，阻止内科医生通过进修临床生态学课程获得继续教育学分等。[2] 这些行动大多得到了过敏学会过度医疗委员会（Committee on Abusive Practices）的支持，它通过美国各地的过敏医生获知广告内容，一旦认定可疑的从业者，该委员会就会通过媒体、监管机构（如国家医学委员会）与政府部门（如美国食品药品监督管理局）等各种渠道做出强烈回应。

耶胡达·巴舍勒（Yehuda Barsel）案即属于这类案例。巴舍勒是新泽西州的内科医生，1984 年 7 月 19 日，他在《犹太人时报》（*Jewish Times*）上发表了短篇文章，内容是对一亿美国人造成影响的神秘的过敏疾病。他认为，大部分儿科医生不愿意对幼儿进行过敏诊断，任由他们被"恼人的、痛苦的甚至令人衰弱的过敏症状"折磨。[3] 此前，巴舍勒于 1982 年 7 月在新泽西州什鲁斯伯里的《每日记录报》（*Daily Register*）上为他的"重大突破"刊登广告，声称自己的研究"对九成人有九成的治疗概率"，并能识别多动症、皮疹、偏头痛、哮喘以及各类疼痛的潜在原因。他的"方法"显然综合了放射过敏原吸附测试、细胞毒性测试、饮食排除法以及饮食轮换法

---

[1] Raymond G. Slavin to Donald McNeil, October 20, 1983; Raymond G. Slavin to Mike Whitney, July 15, 1983, both in Box 361, Folder 1, AAAAI Records. 在《女士日常穿戴期刊》上读到某篇文章后，斯莱文告诉麦克尼尔，他"已经有很长一段时间都没见到这种简明扼要的声援了……当你在一本声誉很好的杂志上看到这样的文章时，你会对未来又增加一线希望"。对此，麦克尼尔回答道，"这不过是临床生态学上板上钉钉的事实的复述罢了"。(Donald McNeil to Raymond G. Slavin, November 7, 1983, Box 361, Folder 1, AAAAI Records).

[2] DOCUMENT, DATE, Box 171, Folder 13, AAAAI Records.

[3] Yehuda Barsel, "Identify and Treat Children's Allergies Early," *Jewish Times*, July 19, 1984, Box 361, Folder 1, AAAAI Records.

的使用。[①] 巴舍勒的文章发表后，查尔斯·布卢姆斯坦（Charles G. Blumstein）在写给该报编辑、他的患者利昂·布朗（Leon Brown）的信中指出，对于这种名声"很差"且执业技能没有被"科学权威"认可的内科医生，报纸不应该刊登他的观点。

布卢姆斯坦还将此信抄送给过敏学会，当时过敏学会已经通过新泽西州国家医疗委员会、新泽西州医学会以及米德尔塞克斯县医学会对巴舍勒本人及其学术身份进行调查。委员会主席弗雷德里克·舒莱那（Frederic Schulaner）承认巴舍勒"没有任何违法行为"，但委员会"愿意与过敏学会一起采取任何可能的方式阻止巴舍勒博士的行为"。有趣的是，在这一案例中，舒莱那怀疑新泽西个别过敏医生在媒体上公开反对巴舍勒的做法会适得其反，因为这样反而会使他获得更多的关注。1982 年，新泽西州医学审查委员会开始对巴舍勒的活动进行独立调查，为此，过敏学会从《过敏与临床免疫学杂志》（*Journal of Allergy and Clinical Immunology*）上精选出一系列与巴舍勒观点相左的文章，并附上美国医学协会关于伦理标准的政策详解，还提出可以代为邀请一名其他州的医疗专家与巴舍勒当庭对质。尽管巴舍勒在文章中表示这类努力是白费力气，然而在美国其他州却有一些从业者，由于"在诊断和治疗过敏病症时反复的过失行为"而受到惩罚。[②]

过敏学会一方面对于违背其过敏学理念的个人及特定文章采取反击行动，另一方面则采取各种措施表达自身的忧虑。当美国食品药品监督管理局与卫生保健财政管理局（Health Care Financing Administration）宣布将对细胞毒性测试进行调查时，过敏学会为食物过敏患儿的父母起草了一封信，鼓励他们寄给（或

---

① *Daily Register* (Shrewsbury, N.J.), July 6, 1982, A4.

② "Disciplinary Actions: April 1, 1984 to September 30, 1984, Physicians and Surgeons," May 23, 1984, Box 361, Folder 1, AAAAI Records.

致电）所在州的参议员以支持这一倡议。信的右下角正是那则刊登在《华尔街日报》的题为"发家致富好方法！"的广告。信中提到岌岌可危的联邦医保计划，宣称"为那些未经证明或毫无科学依据的治疗方法买单……并削减医保的做法是错误的"。[①] 1985年，美国食品药品监督管理局与卫生保健财政管理局宣布，细胞毒性测试为"未经证实的诊断治疗方法"，过敏学会立即给全国所有报社发送新闻通稿，文中概括表述了官方的决定，并表达了自己对这一决定的支持。

几乎与此同时，过敏学会主席雷蒙德·斯莱文在《城镇与乡村》（*Town and Country*）上发表文章，除了强调新型抗过敏药以外，还贬低了食物过敏的重要性。此外，斯莱文指导读者如何"远离庸医"，即那些没有获得委员会过敏医生资质认证而又从事过敏诊治的人；以及如何"远离骗术"，即细胞毒性测试、舌下测试、皮肤滴定法等"无用的检测"。[②] 美国耳鼻喉科学院（American College of Otolaryngology，ACO）的成员海伦·克劳斯（Helen Krause）与杰罗姆·戈尔茨坦（Jerome G. Goldstein）对此做出回应。他们写信给斯莱文，对文章的论调以及对他们学科的影射表达了不满，因为他们恰好是从事过敏诊治却缺乏过敏医生资质的内科医生，而且他们经常使用被斯莱文认为一文不值的测试法。令他们尤为恼火的是，斯莱文的言论违反了近期两大机构为解决分歧而做出的联合声明。戈尔茨坦认为，斯莱文把耳鼻喉科医生暗讽为庸医的做法"有失尊严""违反职业道德"且"缺乏诚信"，他对这些测试方法的"责难""根本就是在煽风点火，毫不准确"。对此，斯莱文愤怒地反驳道："如果你们协会连对这点意见都暴跳如雷的话，未来让你们失望

---

① AAAAI, form letter, Box 361, Folder 1, AAAAI Records.

② Jeanie Wilson, "New Hope for the Allergic," *Town and Country*, August 1984, Box 361, Folder 1, AAAAI Records.

透顶的事还多着呢。"①

　　斯莱文与两位耳鼻喉科医生之间的通信显示，围绕着食物过敏、临床生态学以及相关检测方法的争论是多么容易上升到人身攻击。一方面，这种敌对反应情有可原。很多承诺包治百病的过敏测试实验室与医生实际上都是油腔滑调的推销员。由于其临床生态学观点遭到反对，过敏学会被患者和从业人员的抱怨信狂轰滥炸；同时还被数量庞大的请愿书淹没，请愿者的诉求是获得更多关于食物过敏和多发性化学物质过敏症的信息。②同样，有些临床生态学者的法定代理人可能太过专横，以至于唐纳德·麦克尼尔向临床生态学协会的律师咨询，可否发一道禁令，禁止这类律师无休止地给过敏学会发函。③同时，受该学会密切监控的其他临床生态学支持者对此不胜其烦。比如，住在夏威夷的艺术家、作家卡萝尔·巴尔（Carol Barr）曾经撰写了《国际过敏工作手册》（*International Allergy Workbook*），以纪念俄国沙皇年幼夭折的长子［"献给年轻的俄国沙皇亚历克西斯"（Alexis，1903—1913）］。巴尔相信，"从过去到现在，血友病一直属于过敏反应"，她还认为幼年时期食用浆果是影响身高的重要因素。④她在信中向过敏学会建议道："如果你们中间有任何人想同我联系，请写信预约以免发生误会。别在街上直接走过来，不做自我介绍就问我各种各样的问题。记住，**写信预约**。"对于居住在夏威夷库克船

---

①　Helen Krause to Raymond G. Slavin, August 23, 1984; Jerome G. Goldstein to Raymond G. Slavin, August 24, 1983, both in Box 361, Folder 1, AAAAI Records. 美国耳鼻喉科学院对过敏的态度仍相当开明。American College of Otolaryngology–Head and Neck Surgery, "Fact Sheet: Pediatric Food Allergies," http://www.entnet.org/HealthInformation/pediatricFood Allergies.cfm (accessed October 28, 2012).

②　AAAAI correspondence, Box 122, Folder 8; Box 137, Folder 2; Box 361, Folders 9–11, AAAAI Records.

③　Donald McNeil to Grace Powers Monaco, December 1, 1983, Box 361, Folder 7, AAAAI Records.

④　Carol Barr, *International Allergy Workbook* (Captain Cook, Hawaii: Barr, 1986), Box 115, Folder 11, AAAAI Records.

长村的人来说，这个要求确实相当奇怪。①

然而，过敏学会常把一些深受认可的临床医生（如伦道夫与范戈尔德）与一些怪人、庸医相提并论，这既不公平，也会引起误解。这种偏见不仅反映出过敏学会对于过敏学地位的担忧，也反映出它与食品公司、制药公司和化学品公司间的联系。过敏学会与这些公司联合起来，共同抵制临床生态学；这些公司还为过敏学会的会议、出版物以及培训提供资助，并与其通力合作，说服大众相信狭义的食物过敏定义的正确性。食品行业游说团体国际食品信息委员会（International Food Information Council，IFIC）在写给过敏学会的信中，探讨双方"共同努力在食品过敏领域与大众沟通"，纠正媒体发表的"令人沮丧的""不切实际的诉求"。1988 年，梅里尔·道制药公司（Merrell Dow Pharmaceuticals）为过敏学会在《时代周刊》副刊刊登的广告提供赞助，广告中明确地表达了过敏学会对食物过敏的观点。② 由此可见，过敏学会对于临床生态学与食物过敏的态度不仅由于观念上的差异，也同过敏学的经济利益密切相关。

1984 年，得克萨斯州的临床生态科医生威廉·雷（William Rea，生于 1935 年）向过敏学会、美国过敏学者学院、过敏与免疫学联合委员会（Joint Council of Allergy and Immunology，JCAI）以及保诚（Prudential）、安泰（Aetna）保险公司发起反垄断诉讼，使得传统过

---

① Carol Barr to American Academy of Allergy and Immunology, undated, Box 115, Folder 11, AAAAI Records (emphasis in original).

② Thomas E. Stenzel, International Food Information Council, to Donald McNeil, November 13, 1986, Box 221, Folder 11, AAAAI Records; "Allergies" (advertising supplement), *Time*, May 9, 1988. 截至 1991 年，美国过敏与免疫学学会从制药公司筹集的赞助超过 100 万美元，达到了既定目标。这些赞助一般用于高校课程、助学金、讲座、奖学金、科研，以及会议餐饮、娱乐和游戏等。尽管该机构对于双方的关系制定了指导原则，但有些过敏学者却为此感到不安。American Academy of Allergy and Immunology, "Policies Related to Support from Pharmaceutical Industries," memorandum, August 1991; and Jordan N. Fink to American Academy of Allergy and Immunology Executive Committee Members, memorandum, February 11, 1991, both in Box 253, Folder 6, AAAAI Records.

敏医生与临床生态学的对抗达到高潮。1974 年，胸外科、心血管外科医生雷在达拉斯成立了自己的环境医疗中心，作为专门从事多发性化学物质过敏症诊断与治疗的门诊部。雷发起的集体诉讼代表了临床生态科医生及其患者的共同利益，他认为这些被指名的被告人串通起来，使得他们为患者进行的诊治无法被医保覆盖，并逐步导致他们无法获得合理的赔偿。而过敏学会更加过分，竟然"试图通过非法的竞争手段来提高其市场地位"。[①] 由于医保赔付和业务方面的损失，雷本人的索赔金额高达 100 余万美元；其他患者的索赔金额则从 1000 美元到 62000 美元不等。

　　由于相关的司法解释，对过敏学会、美国过敏学者学院以及过敏与免疫学联合委员会的起诉很快就被撤销了。其余两家被告人（保诚与安泰保险公司）的辩护观点是，临床生态学"在医学范畴内没有被普遍认可的含义"，他们还提供了过敏医生和免疫科医生的书面证明。而没有经委员会认证的临床生态学培训，也就没有所谓的临床生态科医生，所以原告不满足"显示其学科的可识别性与可辨认性的起码要求"。[②] 然而，最为荒谬的是，最初提出这种辩解的正是雷本人，他在此前的一次诉讼中，把临床生态学描述为一种"视角"，而不是一门医学学科。[③] 1985 年 2 月，该案基于上述理由被撤销，被告人如释重负，这实际上也意味着在法律上并不存在所谓的临床生态学。

＊ ＊ ＊

　　尽管法庭做出了有利于过敏学会和其他一众被告的裁决，但这

---

①　*William Rea, et al. v. American Academy of Allergies and Immunologies [sic]*, Civil Action No. CA3-84-0219-R, United States District Court, Northern District of Texas, Dallas Division, 1984, Box 366, Folder 3, AAAAI Records.

②　Ibid. 法庭还认定，诉讼所代表的临床生态学家人数（3000 人）和相关的患者人数并不属实。

③　Ibid.

一裁决最终有赖于一条司法解释，即临床生态学是否真的具有"可识别性与可辨认性"，各原告是否可以以此提起集体诉讼。法庭否定的是原告的资格，而对于被告合谋对付威廉·雷等临床生态科医生及其患者的指控，却未置可否。美国过敏与免疫学学会主席约翰·萨尔瓦焦（John E. Salvaggio）将这一判决结果形容为"一年来在过敏领域所听到的最好的消息"，然而最终还是无法阻止患者向环境医学和雷医生寻求帮助。[①]1986 年，西伦·伦道夫以 80 岁的高龄从一线岗位退休，他始终坚定地认为，自己对于食物过敏以及其他环境疾病的诊治方法是正当而有效的。至于那些坚持"免疫学理论中狭义的过敏定义"的过敏医生，他们"陷入了自己所挖的陷阱中。过敏学有很多种机制，将超敏反应的概念局限于免疫球蛋白 E 机制中实在荒谬可笑。他们试图把其他诊治方法排除在外，而且矢志不渝。这是为什么呢？因为他们真的太蠢了"。[②] 其他临床生态科医生与食物过敏医生，如雷、威廉·克鲁克和多丽丝·拉普等，则继续在医学边缘开展诊断与治疗。2007 年，雷由于一系列失职行为而受到得克萨斯州医学委员会的起诉。

同时，过敏学会继续监控临床生态科医生的言论与实践，在立场声明和媒体中阐明自身的观点，并在它认为适当的时机采取更为激进的行动。尽管在法庭上击败了临床生态学的攻击，而且免疫球蛋白 E 的发现带来了显而易见的免疫学革命，但临床过敏学却依然停滞不前。美国国家过敏与传染病研究院（National Institute of Allergy and Infectious Diseases，NIAID）的负责人安东尼·福西（Anthony S. Fauci，生于 1940 年）在《过敏学年刊》中发表文章称，对雷的裁决公布后，很快过敏医生需要问自己这

① John E. Salvaggio to Timothy J. Sullivan, February 12, 1986, Box 361, Folder 7, AAAAI Records.

② Randolph, *Environmental Medicine*, 289; Jackson, *Allergy*, 201–203.

样一个问题："在医学知识方面迅猛发展的技术和重大突破，是否正在创造性地、有效地转化为临床应用。"福西认为过敏医生目前没能做到这一点，因此他建议过敏学科"审时度势"，"明智地利用摆在我们眼前的绝佳机会"，同时"改进治疗方法，造福患者"。[1]当时，各种各样的从业人员打着临床生态学的旗号，为人们提供替代性的、非传统的治疗方法，甚至还有虚假疗法，而市场上持续不断的需求显示出很多患者并没有享受到免疫学进步所带来的好处。免疫球蛋白 E 的发现与放射过敏原吸附测试的研发使过敏测试具有操作简便、可体外实施以及可邮寄采购的特点，由此带动了一批类似测试方法的兴起，这与福西所设想的免疫学革命的巨大成就相去甚远。

尽管过敏学者忽视了免疫球蛋白 E 的深层意义，而且它给临床医生带来的麻烦与它所解决的问题不相上下，但是，免疫球蛋白 E 对于传统的过敏医生的重大思想意义不容小觑。自 1966 年起，免疫球蛋白 E 开始成为行业标准，是过敏学的科学性与权威性的象征，并为过敏的免疫本质提供了无可辩驳的证据。而且，与其他任何一种过敏现象相比，免疫球蛋白 E 在食物过敏中的作用机制最为明显，由此可以区分真正的过敏与单纯的不耐受、真正的过敏医生与江湖郎中、真正的过敏患者与疑病患者。尽管在实践方面免疫球蛋白 E 的影响有限，但在理论方面免疫球蛋白 E 的贡献极大。

由于免疫球蛋白 E 只与少量食物不良反应有关，因此事实上免疫球蛋白 E 的发现将食物过敏推向了边缘（至少在传统过敏医生看来是如此）。到了 20 世纪 90 年代，随着新的过敏现象——致敏性花生过敏的突然出现，这种情况很快发生了转变。花生过敏是一种典

---

[1] Anthony S. Fauci, "The Revolution in the Approach to Allergic and Immunologic Diseases," *Annals of Allergy* 55 (1985): 632–633.

型的、具有潜在致死性的、Ⅰ型免疫球蛋白 E 介导的过敏，它使传统过敏医生在对食物过敏无休止的争论中领先了一步，收回了对食物过敏的话语权。花生过敏使免疫球蛋白 E 成为过敏领域的试金石，并缓解了食物过敏医生与临床生态科医生可能面临的危机，然而更加重要的是，正是花生过敏这一真正的免疫学重大事件，使得过敏医生获得了他们一直以来梦寐以求的学科合法性、公众形象与医学地位。

第六章
花生问题

花生引发的血案

1972 年 6 月 5 日，法裔美籍营养学家让·马耶尔（Jean Mayer，1920—1993）在专栏上转载了一封读者来信。马萨诸塞州戴德姆小镇的切斯特·格里兹宾斯基（Chester Gryzbinski）在信中写道，自己 10 岁的儿子迈克尔受邀到朋友家做客，并在那儿吃了一些黄油手指饼干冰淇淋。迈克尔对花生过敏，因此他养成了检查食品标签的习惯，而且也仔细检查了冰淇淋筒。但那上面没有确切的配料成分，只有一张手指饼干的图片，所以迈克尔觉得冰淇淋是可以吃的。不幸的是，厂家把花生酱混在了奶油中。迈克尔感到不适后迅速回家，随即发生过敏性休克，几分钟之后死去。[①]

格里兹宾斯基在信中向马耶尔解释道：

> 我写这封信给您的原因是……我和我的妻子希望这样的悲剧再也不要发生在其他过敏患者的身上，同时我们也希望食物的外包装能够标明成分，而不只是一块糖果的图片。我们无意起诉那家冰淇

---

① Jean Mayer, "Better Labeling Laws Are Needed," *Pittsburgh Post-Gazette*, June 5, 1972, 12.

淋公司，只是希望他们能够设法改善外包装并标明成分。①

对马耶尔而言，他很想知道美国当局为了避免类似悲剧采取了哪些措施。"有些行业强烈反对使用标签——名义上是因为大众会更加'糊涂'"，实际上政府机构（如美国食品药品监督管理局）则可以"莫名其妙地置身事外"。② 马耶尔曾与哈佛营养学家弗雷德里克·斯塔林（《食品中的危险品》的作者之一）共事，他很清楚，这种情况在一定程度上是由于主要的施压者并不是过敏儿童的家长，而是消费者权益倡导者，如拉尔夫·纳德尔（Ralph Nader，生于1934 年）、贝亚特丽斯·特鲁姆·亨特等，他们一直非常关注可能存在危害的食用化学品。③ 格里兹宾斯基事件则与以往不同：它与"某些成分的化学全称"无关，问题出在儿童单独行动时可能不会注意到的"天然成分"上。尽管美国食品药品监督管理局曾就此问题正式提出过法案，但马耶尔认为该法案"力度不大"故而不值一提；出于对食物过敏问题的关注，以纽约州民主党议员本杰明·罗森塔尔（Benjamin S. Rosenthal）为首的众多国会议员向参众两院提交了更为严格的法案草案。马耶尔力劝"觉醒的市民"向他们选举的议员施加"强大的压力"，以便法案能够获得通过、成为法律。④ 然而，令

---

① Quoted in Jean Mayer, "Better Labeling Laws Are Needed," (emphasis in original).

② Ibid.

③ 尽管与弗雷德里克·斯塔林共事，马耶尔对于食品添加剂与健康问题的想法却有所不同，这从他就范戈尔德饮食法撰写的文章中可见一斑。Matthew Smith, *An Alternative History of Hyperactivity: Food Additives, and the Feingold Diet* (New Brunswick, N.J.: Rutgers University Press, 2011), 82; 99–105. Some of Nader's and Hunter's work on food additives and labeling can be found in James S. Turner, T*he Chemical Feast: The Ralph Nader Study Group Report on Food Protection and the Food and Drug Administration* (New York: Grossman, 1970); and Beatrice Trum Hunter, *Beatrice Trum Hunter's Additives Book* (New Canaan, Conn.: Keats, 1972), and *The Mirage of Safety: Food Additives and Federal Policy* (Brattleboro, Vt.: Greene, 1975).

④ Mayer, "Better Labeling Laws Are Needed." 罗森塔尔感叹道，宠物食品对标签的要求比人类食品还要严格。"Coalition Asks More Specific Ingredient Labeling for Food," *Daily Herald*, December 13, 1973.

法案支持者们失望的是，他们一无所获。[①]

当时，花生过敏并没有掀起太大的波澜。尽管偶尔会有一两个奇怪的案例登上头条（如马耶尔所报道的案例），然而在绝大多数情况下，花生过敏根本不会引起主流媒体的关注。同样，致命或近乎致命的花生过敏病例也很少出现在医学文献中。[②] 尽管迈克尔·格里兹宾斯基的死亡表明事实并非如此，这篇文章还是被理所当然地推断致命的花生过敏现象极其罕见。同样，20 世纪 90 年代之前，在美国过敏、哮喘与免疫学学会和美国过敏学者学院组织的学术活动与交流中很少以花生过敏为重点；不过偶尔也会出现例外，并为医学界带来启发。1978 年，一位缅因州的内科医生给美国过敏与免疫学学会写信，请求该学会提供更多关于花生过敏的信息：

> 最近我接收了一名十分严重的花生过敏患者。他对用花生油烹制的开胃小吃产生了极其严重的突发性反应并险些丧命。他告诉我，很多甜甜圈的外包装上都会说明该食品由花生油烹制。我给他注射了一种肾上腺注射剂（Hollister-Stier Anakit），并指导他远离所有的油炸食物。但是对于类似情形，我需要更多的帮助和建议。[③]

---

① 1966 年，《公平包装与标签法案》（Fair Packaging and Labeling Act）被批准通过，不过该法案旨在确保任何产品（包括书籍）的成分含量都能够得到准确的测量，以便为消费者提供足够的信息从而方便他们在不同产品之间进行选择。此后对食品标签产生影响的主要法案是《营养标签与教育法案》（Nutrition Labeling and Education Act），该法案要求多数食品标注所含的营养成分，然而很多营养专家对于这种做法的有效性持怀疑态度。Michele Simon, *Appetite for Profit: How the Food Industry Undermines Our Health and How to Fight Back* (New York: Nation Books, 2006); and Marion Nestle, *Food Politics: How the Food Industry Influences Nutrition and Health* (Berkeley: University of California Press, 2002).

② Joseph H. Fries, "Peanuts: Allergic and Other Untoward Reactions," *Annals of Allergy* 48 (1982): 220–226.

③ Charles A. Hannigan to American Academy of Allergy, December 22, 1978, Box 137, Folder 2, American Academy of Allergy, Asthma and Immunology Records, 1923–2011, University of Wisconsin–Milwaukee Libraries, Archives Department. The Hollister-Stier Ana-kit was recalled in 1999 and 2009 due to ineffectiveness.

这封信颇为有趣，不仅是因为它即将引发一场关于花生油致敏性的小争论，更重要的是，它暗示了在食品供应中花生和花生制品无处不在。[①] 然而，这类情况总体而言少之又少，而且实际上没有引起太多关注。美国农业部的一位食品科学家曾就汉堡等食物中未标明含有花生粉的问题写信给美国过敏、哮喘与免疫学学会，然而后者并不愿对此进行回应，反映出该机构显然对于花生过敏毫无兴趣。这位科学家本人患有花生过敏，他之后又写了一封信抱怨自己受到忽视，然而并无记录表明他后来得到答复（写给该机构的信件往往石沉大海）。[②]

从表面上来看，传统的过敏医生认为花生与其他食物过敏原无异，不愿对其予以过多关注。比如，20 世纪 70 年代末，查尔斯·梅（任美国过敏学会食物过敏委员会主席）曾先后在两封信中写道，彻底无视花生过敏问题才是上策。[③] 在第一封信中，梅表示他们完全没有头绪，找不到任何值得委员会开展的活动；而在写给时任美国过敏学会主席罗伯特·巴克利（Roberta Buckley）的第二封信中，他强烈要求终止委员会的存在。梅的建议在一定程度上由于委员会成员构成"复杂"（既包括食物过敏医生，也包括传统过敏医生），而更加重要的是，他的信件表明当时的过敏领域普遍认为对食物过敏的关注越少越好。[④]

然而，到了 20 世纪 90 年代，美国过敏、哮喘与免疫学学会对待食物过敏的态度变得截然不同。食物过敏不仅不再遭受冷遇，反而成为重大的公共健康问题，而学会则在强化公众意识、采取有效

---

① S. L. Taylor et al., "Peanut Oil Is Not Allergenic to Peanut-Sensitive Individuals," *JACI* 68 (1981): 372–375.

② Gerald M. Sapers to American Academy of Allergy, March 14, 1972, Box 137, Folder 2, AAAAI Records.

③ Charles D. May, "Food Allergy: A Commentary," *Pediatric Clinics of North America* 22 (1975): 217–220, a rejoinder to William G. Crook, "Food Allergy: The Great Masquerader," *Pediatric Clinics of North America* 22 (1975): 227–238.

④ Charles D. May to Martin D. Valentine, August 21, 1978, Box 137, Folder 2; Charles D. May to Roberta Buckley, August 22, 1979, Box 443, Folder 10, both in AAAAI Records.

措施方面发挥了重要作用。当然，该学会并不是对每种食物过敏都一一过问，他们只关心免疫球蛋白 E 介导的、对花生以及少数其他食物的突发性反应。① 花生成了食物过敏的同义词，也是基层活动、自发的工业行动、立法以及大量媒体报道的主题，这远非其他任何一种食物过敏原所能企及。传统的过敏学者曾为免疫球蛋白 E 的出现欢欣鼓舞，认为过敏由此获得医学界的认可；与之相似，花生使食物过敏名声大噪，并使其获得前所未有的关注。花生过敏成就了过敏。

　　本章旨在探索这一巨变发生的进程。食物过敏史上的其他重大发展往往由以下因素主导：医生之间的思想交锋，临床诊治所面临的挑战，以及过敏的政治、经济因素等，而花生过敏则与此不同。患者及其家长对于花生过敏获得广泛关注发挥了重要作用，他们组织活动强化公众意识、监控花生污染、为改进标签标识进行游说并积极筹集研究资金。与此同时，各种过敏协会和食品行业利用公众对花生过敏的担忧与关注，形成最符合他们利益的食物过敏观点。食品行业先发制人，他们采取措施限定意外接触事件中自身所承担的责任，花生过敏也有助于分散公众对于更加严重的食品问题的注意力，如包装食品中食品添加剂、糖、盐以及饱和脂肪酸的含量。同样，美国过敏、哮喘与免疫学学会所代表的传统过敏医生，联合食品行业来强化他们狭义的食物过敏定义（该定义由花生过敏概括而来）。在聚焦于急性的突发性反应时，他们往往会遗忘慢性的、延迟发作的、久治不愈的或其他更为神秘的食物不良反应，而食物过敏医生则一直认为这些反应更为常见且问题重重。有些患者的病症可以从乳糖或麸质不耐受的角度予以解读；而对于与食品添加剂或精加工食品相关的症状，尽管越来越多的证据表明这些食品可能有害，传统的过敏医生仍然对此持怀疑态度。花生过敏的崛起使食物

---

①　少数其他食物将在本章后文中进行论述，包括牛奶、鸡蛋、小麦、海鲜、大豆和坚果等。

食物的心机

过敏成为合法的健康问题，不过它也使食物过敏成为一种非常具体的、弱化的、受限的现象，并始终遵循着传统的过敏医生对它所做的狭义上的定义。

走近花生

与花生过敏不同，花生可没什么新鲜的。它属于豆科植物，并不是坚果。考古学证据表明早在公元前 3000 年（甚至更早）就已经在南美种植，是人类最早种植的植物之一。据食物历史学家安德鲁·史密斯（Andrew F. Smith）所述，大约在公元前 500—前 100 年，在现今秘鲁沿海一带，花生十分常见，以至于"考古学家声称某些遗址……看起来像是没有打扫干净的棒球场，四下散落着花生壳"。[①] 16 世纪早期，欧洲人把花生带到非洲，随后基本取代了已在西非种植了数千年的班巴拉花生。[②] 16 世纪晚些时候，花生被带到亚洲；中国在 17 世纪早期引入豆科作物，是现今世界上最大的花生生产国。不过，花生并没有从南美洲进入北美洲，它作为奴隶贸易的副产品，于 18 世纪首次从非洲来到美国南部。[③] 美国东南部的沙地更加适合花生的种植。

到了 19 世纪末，花生（又称落花生）开始对美国南部地区的经济、社会、文化甚至是政治产生重大影响。正如史密斯所述，基于一系列原因，美国内战巩固了花生的地位。对鲸油的垄断使得花生油变成了机器的润滑油。人们还用花生油来点灯、入药和烹制食物，花生成为士兵们的主食。内战时期的歌曲《吃花生豆》中有一节唱道，花生成为南方人民的主食，也是休闲时解闷的零食：

---

① Andrew F. Smith, *Peanuts: The Illustrious History of the Goober Pea* (Champaign: University of Illinois Press, 2002), 6.

② B. W. Higman, *How Food Made History* (Oxford: Wiley-Blackwell, 2012), 41.

③ Jon Krampner, *Creamy and Crunchy: An Informal History of Peanut Butter, the All-American Food* (New York: Columbia University Press, 2013), 4.

夏日的一天坐在路边，

和伙伴聊天打发时间，

躺在茂密的树荫下，

天哪，花生豆太好吃了！

我希望战争可以结束，

人们不再穿得破破烂烂，

也没有跳蚤再跳来跳去，

我们能和心爱的人拥吻，

大口大口地吃花生豆！①

　　花生还和美国文化的其他方面产生了关联。纽约城中的意大利小贩沿街贩卖花生，人们在马戏团、市集还有棒球场大嚼花生。在经济上，花生成为美国南方棉花以外的新兴农作物，在 20 世纪初期棉籽象鼻虫灾肆虐后更是如此。② 1900 年前后，农业技术的提高使得花生的机械化种植和采摘成为可能，豆类作物得以成为主要的经济作物，引起了农民和食品行业的关注。③

　　19 世纪 90 年代中期花生酱被发明以后 [一说由健康饮食倡导者约翰·哈维·凯洛格发明，一说由圣路易斯市食品制造商乔治·贝尔（George A. Bayle）发明。前者视其为保健食品，后者视其为休闲食品]，花生愈加受到重视。④ 花生被制成花生酱不久后，人们开始

---

① Smith, *Peanuts*, 20–21. 曾经录制表演过歌曲《吃花生豆》的音乐人有伯林·艾夫斯（Burl Ives）、约翰尼·卡什（Johnny Cash）、金斯顿三重奏乐队（the Kingston Trio）以及埃尔顿·约翰（Elton John）。

② Krampner, *Creamy and Crunchy*, 14–16.

③ Kara Newman, *The Secret Financial Life of Food: From Commodities Markets to Supermarkets* (New York: Columbia University Press, 2013), 141.

④ 美国最早出现花生酱的地点之一是 1904 年的路易斯安纳交易展览会（圣路易斯世界博览会），同时参加展览的还有同样遍及美国的热狗、汉堡和蛋卷冰淇淋。Krampner, *Creamy and Crunchy*, 26–38.

把花生酱涂在面包上，而花生酱果酱三明治作为儿童的必备食物也于 1901 年首次亮相。[1] 在 20 世纪的前 20 年，消费者对于这种黏糊糊的食物的需求迅速增长。1899 年美国生产了 900 多吨花生酱，而到"一战"结束时，这一数字上升到 7 万多吨，这在一定程度上是由于美国政府鼓励人民多吃花生，少吃小麦，以便将小麦支援给欧洲同盟国。[2] 由于花生具有很高的营养价值，政府没有把花生送去战场也许是种遗憾。战后，为使花生酱的口感更顺滑、涂抹更容易且保存更持久，生产商使用了氢化的方法。对此，有位作者乔恩·克拉姆普内（Jon Krampner）写道，过去由地方生产的食品现在能由大型食品公司在全国生产并分销北美各地。在"二战"期间，生产商将花生酱作为午餐中的营养成分进行大规模推广，特别是搭配儿童午餐进行销售。[3] 一则广告宣称："嘿，美国太太们，用小飞侠花生酱做最好吃的午餐。"广告向妈妈们保证，花生酱所含的蛋白质"有助于孩子们拥有健康的体魄"，并推荐了很多新的花生酱的搭配方式，包括枣泥、葡萄干、培根、芹菜和橄榄等。[4] 花生酱逐渐成为烹饪中的必需品，主要是在美国，当然也包括加拿大、荷兰等其他国家，这些地方的人均消耗量甚至更高。[5]

花生还曾产生过巨大的政治影响，总统吉米·卡特（Jimmy Carter，生于 1924 年）的选举历程也许就是最好的说明。作为一位来自佐治亚州的花生农场主，尽管卡特在 1976 年的大选中，"巧妙地运用他和美国人民喜爱的食物之间的联系来提升自己的公众形

① Smith, *Peanuts*, 35.

② Krampner, *Creamy and Crunchy*, 44–45.

③ Smith, *Peanuts*, 126–129.

④ Krampner, *Creamy and Crunchy*, 57.

⑤ 除了加拿大、荷兰、澳大利亚、海地以及少数几个拥有自己的花生酱传统的国家外，美国之外的花生酱大多是由居住在国外的美国人食用的。有趣的是，历史最悠久的花生酱品牌并非美国所有，而是 1898 年由爱德华·哈尔西（Edward Halsey）开创，他是一名基督复临安息日会的信徒，曾与伦纳德·赫什博格共事。Ibid., 125, 127–192.

象",同时还大大提升了花生产业的地位,然而经济的不景气和1980年花生作物所遭受的严重旱灾导致他下台。[①]当旱灾对于花生产量的灾难性后果变得显而易见时,花生酱生产商明智地向总统寻求支持,期望政府能够提高花生的进口配额限制,从而将更多的花生用于生产花生酱。当时正值他与罗纳德·里根(Ronald Reagan,1911—2004)大选竞争之时,这位前花生农场主不愿使自己看起来像是在买选票,因此断然拒绝了。选举失败后,花生价格暴涨,消费者难以买到足够的花生酱以满足他们的日常需求。美国农业部甚至把校园午餐计划中的花生酱三明治换成了奶酪三明治。[②]

尽管第二年花生的产量就恢复如初,不过1980年的花生危机还预示了花生产业的其他问题,这在一定程度上与人们对花生是否有益健康的观点的变化有关。从健康角度来看,花生颇有些自相矛盾。一方面,正如美国国家花生委员会(National Peanut Council of America,NPCA)多次强调的那样,花生富含营养物质,包括蛋白质、纤维素、磷、钠、钾、镁、硫胺素(维生素 B_1)、烟酸、叶酸、维生素 E、多酚、抗氧化物质以及脂肪(多为"好"脂肪)等,[③]还是世界上用途最广的食物之一。同时,由于具有高烟点、耐酸败以及饱和脂肪酸含量低的特性,花生油广泛应用于世界各国的厨房之中,而花生、花生酱、花生粉也被大量应用于糖果、蛋糕、饼干、酱汁以及冰淇淋等加工食品中。[④]鉴于花生优点众多,因此它能够

---

① Krampner, *Creamy and Crunchy*, 163.

② Ibid., 166–171.

③ R. N. Adsule, K. M. Lawande, and S. S. Kadam, "Peanuts," in *Handbook of World Food Legumes*, ed. D. K. Salunkhe and S. S. Kadam (Boca Raton, Fla.: CRC Press, 1989), 2:193–214; National Peanut Council of America, *Peanuts: The Inside Story* (Alexandria, Va.: National Peanut Council of America, 1993).

④ 除了食品外,花生还有很多用途,如用于油漆、擦亮剂、纺织品、杀虫剂、肥料、护肤霜、洗发剂、肥皂、油以及疫苗等,其中有些产品也被认为与花生过敏的出现有关。生于非洲的美国科学家乔治·华盛顿·卡弗(George Washington Carver, 1864—1943)据说发明了一百余种花生的使用方法,不过人们对此争议很大。George Washington (转下页)

　　　　　　　　　食物的心机

一直作为全球主要的农作物也就不足为奇了，特别是在发展中国家，人们把花生视作对抗营养不良的重要武器。[①]

另一方面，花生对于健康也有不良影响。姑且不谈花生过敏，正所谓过犹不及，对于北美地区的人而言更是如此。以美国著名摇滚明星"猫王"（Elvis Presley）的油炸花生酱香蕉三明治（通常还有几片培根）为例，人们往往把花生酱与暴饮暴食联系起来，这种深受人们喜爱的三明治也在贪吃的午夜食客中流传开来。另外，并非所有的花生酱都一样。有的花生酱里面只含有花生，有的则添加了糖和油，使得热量（卡路里）增加。在 20 世纪 50 年代，关于花生酱中应该含有多少添加剂的争论使得美国食品药品监督管理局召开了所谓的花生酱听证会，确认产品中至少含有 90% 的花生，且脂肪的含量不可超过 55%。[②] 其他和花生有关的健康问题主要围绕可能存在的污染物，如生长在花生壳上的霉菌产生的黄曲霉素和沙门氏菌，都曾引起过大规模的产品召回。[③] 到了 20 世纪 90 年代初期，花生过敏的危险迫在眉睫，人们对于花生酱引起的健康问题（尤其是脂肪含量问题）的担忧日益增长，导致花生酱销量暴跌。对此，美国花生去壳产品协会（American Peanut Shellers Association，APSA）设立了花生研究院，以促进有助于花生食用的营养研究。随后，尽管花生过敏事件接连发生，花生酱的销量却大幅反弹，2010 年与 2011 年的消费总量高达 54 万余吨。

具有讽刺意味的是，正是由于营养丰富这一最大的优点，以及

（接上页）Carver, *How to Grow the Peanut and 105 Ways of Preparing It for Human Consumption*, 7th ed. (Tuskegee, Ala.: Tuskegee Institute Press, 1940); and Krampner, *Creamy and Crunchy*, 39–43.

① Adsule, Lawande, and Kadam, "Peanuts," 193; Krampner, *Creamy and Crunchy*, 210–219.

② Suzanne White Junod, "The Rise and Fall of Federal Food Standards in the United States: The Case of the Peanut Butter and Jelly Sandwich," in *The Food and Drug Administration*, ed. Meredith A. Hickman (Hauppauge, N.Y.: Nova Science, 2003), 35–48.

③ Krampner, *Creamy and Crunchy*, 63–68, 175–179, 199–209.

随处可见的特点，使得花生成为攻击力较强的过敏原，令人避之不及。花生之所以营养丰富，是因为其中含有蛋白，而这种蛋白具有高度致敏性，这意味着极少量的花生就足以使严重的过敏患者产生过敏反应。[①] 花生的攻击力如此之强，加之它在食品加工中的广泛应用，造成了"花生污染"的危险，给过敏患者和食品行业带来困扰。也就是说，尽管某些食品本身不含花生，但是如果它们的加工厂也加工花生产品，这些产品就有被极小的花生颗粒污染的风险。[②] 早在1990年，研究人员就开始设计检测方案，以量化这类工厂中微量的花生过敏原，希望借此避免意外接触。[③] 很多研究人员甚至认为空气中飘浮的花生尘埃也能在高度敏感人群中引发突发性过敏反应。英国过敏学者弗兰克兰与庞弗里（R. S. H. Pumphrey）认为，任何意想不到的接触都可能引起过敏反应："家长在吃花生酱时，飘入空气中的数百万个花生酱分子足以使一名儿童过敏，因此这名儿童在第一次吃花生时就可能经历过敏反应。"[④] 同时，对于这种过敏反应的恐惧会在心理作用下使轻微反应转变为严重的突发性过敏反应。[⑤]

花生是一种可以引发致命症状的具有较强攻击力的过敏原，是一种文化政治符号，是历史上南方经济的推动者，是各种场合男女老少大量食用的主食（包括早餐、午餐和晚餐），也是很多其他食品中不显眼的成分，它具备成为一种特别的过敏原的所有特性，因此

---

① 已知花生中有 11 种蛋白会引起过敏反应。J. E. Knoll et al., "TILLING for Allergen Reduction and Improvement of Quality Traits in Peanut (Arachis Hypogaea L.)," *BMC Plant Biology* 11 (2011): 81–99.

② S. F. Kemp and R. F. Lockey, "Peanut Anaphylaxis from Food Cross-Contamination," *JAMA* 275 (1996): 1636–1637.

③ M. U. Keating et al., "Immunoassay of Peanut Allergens in Food-Processing Materials and Finished Foods," *JACI* 86 (1990): 41–44.

④ A. W. Frankland and R. S. H. Pumphrey, "Acute Allergic Reactions to Foods and Crossreactivity Between Foods," in *Food Allergy and Intolerance*, ed. Jonathan Brostoff and Stephen J. Challacombe, 2nd ed. (London: Saunders, 2002), 413–423.

⑤ Ibid., 416.

多年以来令医生困惑，令家长恐慌，人们对此众说纷纭，分歧很大。然而尽管如此，在 20 世纪的大部分时间里，花生对于过敏学者而言并非难题。那么花生过敏是如何演变到如今的局面的呢？由于花生的社会影响错综复杂而又意义重大，那么它如何以及为何成为众所周知的过敏原的问题，与过敏患者、过敏医生等多方的利益密切相关。

攻击力强大的花生

1982 年正值美国花生作物的复苏期，一篇刊登在《过敏学年刊》上的文章给当时陷入困境的花生产业又笼上了一层阴影。纽约过敏学者约瑟夫·弗里斯（Joseph Fries，1902—1982）临终前所撰写的一篇文章，从过敏角度将花生过敏比作沉睡的巨人。弗里斯曾任《过敏学年刊》与《皮肤病学期刊》（*Journal of Dermatology*）的副编审，自 20 世纪 50 年代起撰写了很多有关过敏的文章，经常贬低食物过敏的重要性和饮食排除法的疗效。后来，他对巧克力过敏问题发表评论，声称人们对巧克力持有的"普遍怀疑态度"毫无道理，并暗示范戈尔德饮食法是当代社会中比比皆是的典型的"食物跟风主义"。[1] 不过，弗里斯认为，广泛应用于加工食品和素食食品中的大豆则是这种跟风行为的一个例外。早在 1971 年，弗里斯就曾警告说，由于大豆的普及，大豆过敏案例必将大幅增加。果然，10 年后，他的预言似乎得到了验证。[2] 11 年之后，也就是在 1982 年，弗里斯对花生也做了类似的预测。花生是"攻击力强大的抗原"，但是"这

---

① Joseph H. Fries, "Food Faddism—the Dilemma of Diet," *Annals of Allergy* 39 (1977): 288–289, and "Chocolate: A Review of Published Reports of Allergic and Other Deleterious Effects, Real or Presumed," *Annals of Allergy* 41 (1978): 195–207.

② Joseph H. Fries, "Studies on the Allergenicity of the Soy Bean," *Annals of Allergy* 29 (1971): 1–7, and "Food Allergy—Current Concerns," *Annals of Allergy* 46 (1981): 260–263.

种攻击力究竟有多么强大却从未得到充分的论证"。① 奇怪的是，尽管传统过敏医生经常将花生视为常见的过敏原，"而且媒体中曾报道过因食用鹰嘴豆和黑豆（二者具有植物间的亲缘关系）而爆发过敏反应的案例，但在医学文献中却没有这种致命性或近乎致命的突发性反应的记载"。② 尽管让·马耶尔在专栏中讲述的迈克尔·格里兹宾斯基案例表明，人们对于致命性的花生过敏并非一无所知，但过敏医生可能更加关注海鲜、牛奶或鸡蛋过敏的严重性。由于花生在食品生产中的应用愈加广泛，食品加工技术逐步发展完善，弗里斯预言这种情况可能会有所变化。不仅如此，弗里斯还暗示道，或许在一定程度上出于"对报道不幸事件的本能抗拒"，一些严重的花生过敏反应事件并未被公布。③

　　尽管弗里斯对于花生过敏迅猛蔓延的预测非常准确（事实上，比他预想的还要准确），然而他对于背后的原因的推理却并不成立。食品生产中对花生的使用日益增长，不过，正如安德鲁·史密斯和乔恩·克拉姆普内曾经指出的那样，这种趋势可以追溯到 20 世纪之初，而 20 世纪 20 年代花生酱的氢化技术是推动这一进程的最重要的因素。由于 1980 年花生作物歉收，适宜的农耕用地的费用不断飙升且农业种植方面的经济压力逐步增加，对于花生酱中脂肪含量的担忧日益蔓延，花生在食品生产中的重要性停滞不前（尤其是在美国更是如此）。此外，花生过敏的严峻问题和食物交叉污染所引起的并发症也对花生行业产生了不良影响。④

　　弗里斯提出的医生不愿报告"不幸事件"的观点同样并不可靠。长期以来，不论是传统过敏医生，还是食物过敏医生，都热衷于讲

---

① Fries, "Peanuts," 220.

② Ibid.

③ Bret Ratner, quoted in Fries, "Peanuts," 226.

④ 由于土地费用增加、农业综合企业聚集、国外竞争压力等原因，美国花生农场主的数量下降了 50%。Smith, *Peanuts*, 121.

述奇怪的或严重的食物不良反应案例，前者尤其热衷于讨论致敏案例（即"真正的"食物过敏）。甚至在过敏医生由于检测或治疗不当而引发类似反应时，情况也是如此。长期以来，不仅食物、昆虫叮咬以及异体血清是造成食物不良反应的罪魁祸首，战后初期青霉素的广泛使用成为另一种可能导致致命性过敏反应的元凶。[①] 从某些方面来说，反应越奇怪，就越容易吸引人们的注意。《纽约时报》中的一篇文章曾经写道：

> 从豚鼠身上抽几滴血注入受试者的皮肤，这本是一个小测试，不应该造成什么伤害。然而，仅仅在 16 分钟之后，接受注射的健康的年轻女子就死去了。她是一名医学实验志愿者，该测试被认为是完全安全的，但是她的身体反应十分强烈。注射几分钟后，她开始抱怨头痛，随即就呼哧呼哧地喘息，皮肤也变得青紫。虽然医生立刻全力抢救，但她还是死了。
>
> 这是由强烈的免疫反应引起的。受试者身体内部的防御系统对于异物的入侵，反应太过强烈。这种被称为过敏性休克的反应每年大概会导致 30 人死亡，诱因可能小到蜜蜂叮咬，而那些由于对青霉素等抗生素产生强烈反应而死的人数则要多得多。[②]

报道此次事件的记者并没有罗列极具致敏性的食物；与此不同，过敏学者则经常强调哪些食物过敏原可能会给皮肤测试带来危险。范戈尔德等过敏学者曾提出，坚果（不包括花生）具有潜在的威胁，但是花生引起致命性反应的案例极其罕见。[③]

尽管弗里斯的分析有些问题，不过到了 20 世纪 80 年代末，他

---

① 丹麦政治剧《权力的堡垒》（*Borgen*）中有一个情节，某个人由于吃到了被抗生素污染的猪肉而出现了青霉素过敏反应。

② Harold M. Schmeck Jr., "Doctors Seek Keys to Body's Defenses," *New York Times*, December 29, 1972.

③ Ben F. Feingold, *Introduction to Clinical Allergy* (Springfield, Ill: Thomas, 1973), 149.

关于花生过敏案例数量攀升的预测开始得到证实。文章发表不久后，新的研究不断涌现，研究人员围绕花生过敏原的不同方面进行分析，包括在花生中发现的蛋白，最适合诊断的测试方法，母乳喂养对于过敏患儿（花生以及其他免疫球蛋白 E 介导的食物过敏原诱发）的影响。[①] 然而，这些文章无一讨论了死亡案例。直到 1988 年，一篇发表于《加拿大医学协会期刊》的文章不仅提供了一起早期的花生过敏致死案例，而且还强调了为了避免意外接触，过敏患者需要多么地小心翼翼。[②] 文章中提到的受害者是加拿大安大略省一位 24 岁的女士，她深知自己患有严重的花生过敏；由于曾因突发性反应入院治疗，所以她平时会随身携带肾上腺素注射剂。这一次，她在宴会上吃了一块蛋糕，上面撒了榛子和杏仁霜（杏仁蛋白糖），她以前对此均不过敏。然而几分钟后，她开始呼吸困难，呕吐，然后就死去了，甚至没有机会使用她所携带的肾上腺素。经查明证实，面包房在制作蛋糕和糖霜的时候使用了花生油，最终她的死亡被归因于糖霜中含有的极少量的花生蛋白。正如法医最后发现的那样，杏仁霜通常由杏仁酱与花生混合而成，在本案中标签上标注的是"落花生"。面包房的店员并不知道"落花生"与"花生"是同义词，因此，宴会上的服务人员不知道蛋糕会危及患有花生过敏的人。在文章末尾，作者建议餐厅和宴会承办人员提供更加详尽全面的标签以说明配料成分。

埃德蒙顿 AC/DC 乐队演唱会所引发的花生之争以及加拿大的一些其他动向均可以表明，加拿大报告了最早期的花生过敏反应致死

① D. Barnett, B. A. Baldo, and M. E. Howden, "Multiplicity of Allergens in Peanuts," *JACI* 58 (1983): 61–68; A. S. Kemp et al., "Skin Test, RAST, and Clinical Reactions to Peanut Allergens in Children," *Clinical Allergy* 1 (1985): 73–78; J. W. Gerrard and L. Perelmutter, "IgE-Mediated Allergy to Peanut, Cow's-Milk, and Egg in Children with Special Reference to Maternal Diet," *Annals of Allergy* 56 (1986): 351–354.

② Susan Evans, Danna Skea, and Jerry Dolovich, "Fatal Reaction to Peanut Antigen in Almond Icing," *CMAJ* 139 (1988): 231–232.

案例并不意外，因为频发的过敏反应案例、骇人听闻的媒体报道以及激进的基层活动，在加拿大催生了世界上最为积极主动的官方回应。在一封写给《加拿大医学协会期刊》编辑的信中，作者讲述了一名青少年死亡案例。这个女孩患有榛子粉过敏，她在食用了含有榛子粉的苹果派后死于突发性反应。作者还在信中补充道，他与他的同事成功地说服议员希拉·科普斯（Sheila Copps，生于1952年）提交旨在改进类似产品标识的法案，以免加拿大官方采取立法措施规避意外过敏事件中过错方的责任。①

　　不久，美国的多起过敏致死事件也被公之于众。加拿大过敏案例被报道一个月之后，《美国医学协会杂志》上刊登了一篇综述文章，回顾了七起食物过敏致死案例。作者们发现这类致命性反应案例的"资料少之又少"，于是他们又开始着手调查并记录这些案例。②在这七起死亡案例中，有四例归因于花生过敏，另外三例分别由山核桃、螃蟹和鱼引起。尽管七名死者中有五名是儿童或青少年，但是两名成年人的死亡却使作者警醒地意识到，与其他疾病不同，过敏患者通常无法随着年龄的增长而摆脱过敏问题，这是时至今日研究人员仍在讨论的花生过敏的特征之一。同样值得注意的是，其中六名死者并非死于家中，表明他们对外面的饮食的掌控能力较弱。比如，在其中一名18岁大学生的案例中，过敏原来自为了使辣椒酱变浓稠而添加的花生酱，而这道菜通常来说是不含花生的。③

　　随后类似的研究迅速展开。罗得岛过敏学者盖伊·赛迪佩恩（Guy Settipane，1930—2004）撰写了一篇综述文章，讲述了七起患

---

①　J. Michael White, "Fatal Food Allergy," *CMAJ* 139 (1988): 8. 安大略立法机构于2005年出台了《萨布丽娜法》（Sabrina's Law），旨在解决突发性食物过敏问题，该法规要求学校为过敏学生制定预防及突发事件方案。Legislative Assembly of Ontario, 38:1 Bill 3, Sabrina's Law (2005), http://www.ontla.on.ca/web/bills/bills_detail.do?locale=en&BillID=135&isCurrent=false&ParlSessionID=38:1 (accessed August 8, 2014).

②　J. W. Yunginger et al., "Fatal Food-Induced Anaphylaxis," *JAMA* 260 (1988): 1450–1452.

③　Ibid., 1451.

有花生过敏的哮喘患者的死亡案例；还有一篇文章则报告了六起死亡案例（三起为花生过敏，两起为其他坚果过敏，一起为鸡蛋过敏）以及七起近乎致命的过敏反应案例，受害者既包括儿童，也包括成年人。[①] 后一篇文章的作者指出，由于类似案例十分罕见，以至于在国际疾病分类（International Classification of Diseases）中没有相关的代码。而且在这六起死亡案例中，没有任何死者或死者家长对他们食用的食物中所含的致命性过敏原有所了解。此外，尽管他们均患有哮喘，但六名死者生前均未发生过近乎致命的过敏反应。在作者看来，多数家长"没有意识到过敏反应可能带来的严重后果"。[②] 六起死亡事件中有四起发生在学校，这预示着抗过敏行动即将在各学校开展，很多生存下来的过敏患者则曾经接受过肾上腺素注射。在文章结尾，作者指出近年来食物过敏案例逐步增加，因此他强烈要求家长、学校以及其他机构能够接受更多的相关培训与指导。[③]

到了 20 世纪 90 年代初期，美国过敏与免疫学学会等过敏机构也开始注意到突发性食物反应。该机构发现，与慢性食物过敏不同，这类突发的过敏反应不容忽视。当时即将出任学会食品与药物利益部（Food and Drug Interest Section）部长的蒂莫西·沙利文（Timothy J. Sullivan），曾经给时任学会主席的威廉·皮尔逊（William A. Pierson, 1934—2011）写过一封信，信中讲述了在该部门 1990 年和 1991 年的会议上，与会者围绕突发性反应及其对过敏学者的重要性进行了激烈讨论。沙利文一方面建议将部门名称改为食物与药物反应以及突发性反应利益部（Food and Drug Reactions and Anaphylaxis Interest Section），另一方面则建议该学会着手"监控致命性以及近乎

① Guy A. Settipane, "Anaphylactic Deaths in Asthmatic Patients," *Allergy Proceedings* 10 (1989): 271–274; Hugh A. Sampson, Louis Mendelson, and James A. Rosen, "Fatal and Near-Fatal Anaphylactic Reactions to Food in Children and Adolescents," *NEJM* 327 (1992): 380–384.

② Sampson, Mendelson, and Rosen, "Fatal and Near-Fatal Anaphylactic Reactions," 383.

③ Ibid., 384.

致命的突发性反应案例，同时向医生以及公众强调这种致命的过敏疾病的严重性"。[①] 沙利文在信中总结道，突发性反应"应当是美国过敏与免疫学学会工作的重心"。[②] 不久之后，该学会和其他过敏机构都开始高度重视突发性反应，并围绕该病症开展工作。然而，真正促使过敏学者采取行动的是来自另一群体的压力，他们深受突发性食物过敏的影响，即患者家长。[③]

影响力强大的家长

患者家长在强化公众对食物过敏的认知、使其由临床不解之谜转变为公众健康问题等方面发挥了重要作用，这从凯特·布罗德斯基（Kate Brodsky）的故事中可见一斑。凯特即前文中《美国医学协会杂志》的文章里未透露姓名的 18 岁大学生，由于吃到隐藏在辣椒酱里的花生酱而不幸身亡。1986 年 2 月 18 日凯特去世后，率先报道这一事件的并不是《美国医学协会杂志》或其他过敏杂志，而是一家报纸——《纽约时报》，这与迈克尔·格里兹宾斯基死亡事件的传播途径相似。凯特不仅仅是医学杂志上的一个数据，更是布朗大学的一名新生、全国名列前茅的壁球运动员。她只是吃了几勺辣椒酱，然后就引发了致命的过敏反应。据她的妈妈芭芭拉所述："凯特从两三岁起，就知道自己对坚果过敏……她甚至不能忍受花生的气味，也有意回避任何含有坚果的食物。谁能想到辣椒酱里面竟然放了花

---

① Timothy J. Sullivan to William A. Pierson, March 20, 1991, Box 668, Folder 7, AAAAI Records.

② Ibid.

③ 促使美国过敏、哮喘与免疫学学会采取行动的还有其他原因。比如，学会的档案中保存了一封 1994 年一家律所的来信。当时在新泽布什尔州的一家餐厅，一名妇女由于在不知情的情况下食用了含有花生的香蒜酱而死，事件发生后，该律所鼓励学会对花生过敏进行全面调查。尽管信中没有提及诉讼问题，然而这类意外的突发性过敏反应事件引发诉讼的可能性愈发凸显，这促使传统过敏学者不得不更加严肃地考虑食物过敏问题。Richard C. Bardi to Donald L. McNeil, February 24, 1994, Box 668, Folder 7, AAAAI Records.

生酱？"[1] 刊登在《美国医学协会杂志》的文章言辞简洁，且对凯特颇有些指责的意味（凯特自认为症状轻微，起初拒绝入院医治）；与之形成鲜明反差的是，报纸以同情的态度对凯特的悲剧进行了细致报道，特别是描述了死者母亲的痛苦和困惑，反映出患者家长的叙述对媒体报道具有较大影响。[2] 家长的过敏史不仅是很好的媒体素材，还对过敏学者、学校董事会、政府以及食品行业产生很大的影响，使得食物过敏问题在食物过敏史上获得前所未有的关注。

患者家长之所以能够有效地对这些向来自私自利、态度强硬的团体施加压力，在一定程度上是因为他们具有强大的组织能力。如今，食物过敏患者及其家长在不同国家开办了数十个过敏机构与网站，其中最引人注目的莫过于两大早期机构，时至今日仍然影响着人们对过敏的认知以及对抗过敏的行动。一个是位于弗吉尼亚州的食物过敏网（Food Allergy Network，FAN），后来更名为食物过敏与过敏反应网（FAAN），近期与食物过敏行动计划（Food Allergy Initiative，FAI）合并为食物过敏研究与教育网（Food Allergy Research and Education，FARE）；还有一个是 1994 年于英国创立的"致敏反应运动"（Anaphylaxis Campaign）。[3] 尽管这两大机构起初均由患者家长独立创办（安妮·穆尼奥斯·弗朗创立了食物过敏网，戴维·雷丁创立了致敏反应运动），不过它们迅速与过敏组织和食品行业建立了联系。从表面上来看，弗朗与雷丁由于同为食物过敏儿童

---

① William R. Greer, "Warnings on Food Allergies," *New York Times*, March 29, 1986.

② 从本书前几章引用的案例可以看出，食物过敏医生与临床生态学者从不吝惜对他们的患者所经历的折磨进行生动的描述。而传统过敏医生，特别是到了 20 世纪 80 年代，则与此不同，他们倾向于采用医学上那种枯燥的文字和超然的态度陈述情况。在这一时期，精神病学也出现了从生动的案例研究到简洁的案例回顾的显著变化，这是由于此前在文献方面具有重要地位的精神科学者为生物精神科学者所取代。Matthew Smith, "Psychiatry Limited: Hyperactivity and the Evolution of American Psychiatry," *Social History of Medicine* 21 (2008): 541–559.

③ Here I focus on FAN; Mark Jackson has discussed the AC in *Allergy: The History of a Modern Malady* (London: Reaktion, 2006).

的家长而开始关注过敏运动，不过他们的经历相差很大。雷丁十来岁的女儿因花生过敏引起的突发反应于 1993 年 10 月死亡，弗朗的女儿因患有牛奶和鸡蛋过敏而导致慢性疾病（并非突发性过敏反应）。[①] 两人的共同点在于他们都拥有丰富的媒体经验：弗朗为《时代周刊》供稿，雷丁从事撰稿和编辑工作长达 34 年之久（包括为一家著名的饮食杂志撰稿）。[②] 此外，他们都擅长与媒体、过敏组织和食品行业打交道，以强化公众认知、筹集研究资金并保护突发性过敏易感人群。

对于弗朗而言，她创立食物过敏网的初衷是向其他与食物过敏斗争的家长施以援手并为他们提供信息。她的小女儿玛丽埃尔（Mariel）刚刚出生就开始表现出"典型的食物过敏症状"，包括荨麻疹、喷射性呕吐、痉挛和过敏性鼻炎等，不过当时弗朗并没有意识到这些是过敏症状。[③] 她担心玛丽埃尔吃不饱而喂给她更多的食物，结果导致症状加剧。弗朗忧心忡忡，她带着女儿看了一名又一名医生，然而效果并不尽如人意，直到来到位于华盛顿特区的儿童医院，在这里玛丽埃尔被确诊为牛奶和鸡蛋过敏。由于医生嘱咐只需避开相应食物即可，弗朗如释重负地回家了，然而对今后如何喂养自己的女儿仍然感到非常困惑。[④]

和许多与食物过敏打交道的家长一样，弗朗起初没有从家人和朋友那里得到多大帮助。[⑤] 有些人和她一样对这种疾病一无所知，还

[①] 安妮·穆尼奥斯·弗朗的另一个女儿曾经在 30 多岁时出现了突发性海鲜过敏。Anne Muñoz-Furlong, interview with author, October 9, 2010.

[②] Jackson, *Allergy*, 146, 190–191; Muñoz-Furlong interview; for information on David Reading, see Anaphylaxis Campaign: Supporting People with Severe Allergies, http://www.anaphylaxis. org.uk/about-us/our-vice-president (accessed September 22, 2014).

[③] Muñoz-Furlong interview.

[④] Ibid. Rima D. Apple, *Perfect Motherhood: Science and Childrearing in America* (New Brunswick, N.J.: Rutgers University Press, 2006).

[⑤] 在我撰写的另一部关于食品添加剂与超敏反应的作品中，我所采访的很多家长都讲述了努力寻求朋友和亲戚支持而一无所获的经历。这也是他们转向互助小组求助的原因之一。Smith, *Alternative History of Hyperactivity*, 131–152.

有些人则根本不相信一个鸡蛋或一点牛奶能够引起严重后果。当玛丽埃尔到了上幼儿园的年纪时，弗朗却难以找到合适的地方，因为很多幼儿园都不愿意接收过敏儿童。在她好不容易找到一家幼儿园后，有些家长对此甚至表示十分反感。一次，一位知情的家长为别的孩子带来杯子蛋糕和冰淇淋，却只分给玛丽埃尔一些薄脆饼干和白水。面对周遭的怀疑与冷漠，弗朗不得不放弃自己的饮食习惯以避免矛盾，她变得坚定自信，全面控制女儿的饮食。她依靠自己的新闻行业背景，开始对食物过敏、免疫学以及错综复杂的食物标签和成分进行研究。她找到了不用鸡蛋和牛奶做杯子蛋糕的方法，了解到某些化学物质（如酪氨酸）实际上和牛奶一样会引起过敏，在女儿稳定后她开始为育儿杂志撰写关于食物过敏的文章。[①]

文章发表后，弗朗陆续收到了有类似遭遇的家长的来信。自己的心血没有白费，弗朗为此深受鼓舞，于是她又找到了其他方式与患儿家长建立联系，包括给他们定期发送简讯《食物过敏报》(Food Allergy News，讲述既科学又实用的食物过敏知识)，还设计了能放入钱包夹层的卡片，用来指导患儿家长如何解读食品标签。[②] 1990 年，第一期《食物过敏报》发行后，弗朗决定参加美国过敏学者学院研讨会，并在会议展厅内留下了一些报样。很快就有人向她询问如何成为会员并定期接收资讯，于是在 1991 年，食物过敏网诞生了。

食物过敏网、过敏医生与食品行业

自食物过敏网成立，弗朗就得到了来自过敏界的大力支持，率先施以援手的休·桑普森（Hugh Sampson）很快成为食物过敏网医学

---

① Muñoz-Furlong interview.

② "How to Read a Label for a Peanut-Free Diet," Box 216, Folder 1, AAAAI Records.

顾问委员会的负责人。桑普森仔细审读了弗朗发表的文章，以确定其科学性与准确性，这也是顾问委员会的一大功能。当然，关于哪些才是对过敏的正确认知尚无定论。弗朗没有过多研究这些棘手的问题，她在最开始就决定仅仅关注最常见的八大食物过敏原（牛奶、鸡蛋、花生、大豆、鱼、贝类、小麦和坚果），并完全规避了对食用化学品和其他有争议的过敏原的讨论。[①] 一方面，这种务实的选择使得食物过敏网目标明确，也更容易得到传统过敏学者和食品、餐饮业的支持。正如弗朗在《食物过敏报》上设立的专栏标题——"我们同在一起"，严重的食物过敏患者及其家长、过敏医生和相关行业必须通力合作才能击退突发的食物过敏反应所带来的威胁。另一方面，选择性忽视由较为少见或更富争议的食物成分（如食用添加剂）引起的慢性食物过敏，意味着很多过敏患者会被排除在外。实际上，慢性过敏患者、临床生态学者以及很多传统过敏医生并没有与食物过敏网"同在一起"。食物过敏网对于严重过敏的高度重视使其实现了既定目标，但与此同时，它也使那些支持更加宽泛的过敏定义的人士被进一步边缘化。

由于食物过敏网对待食物过敏的态度合乎美国过敏与免疫学学会的想法，这在一定程度上促使后者迅速成为前者的盟友。不久之后，美国过敏与免疫学学会与其他感兴趣的机构一道，资助了食物过敏网的多个项目：1992 年提供 23600 美元，拍摄关于突发性过敏的"患者教育"视频，题为"只吃一口：食物过敏与突发性过敏"；1996 年提供 21800 美元开展"校园食物过敏计划"（School Food Allergy Program），旨在提高学校对食物过敏的认知。[②] 过敏学者与机构不仅为《食物过敏报》撰写专栏（通常与传统的过敏定义相一致），还与食物过敏网一道制作关于食物过敏具体问题的报告，通

---

① Muñoz-Furlong interview.

② Anne Muñoz-Furlong, "Final Report," August 6, 1996, Box 216, Folder 1, AAAAI Records.

常由弗朗和一名颇具影响的过敏学者共同撰写。这些报告涉猎广泛，从《食物过敏与特应性皮炎》（*Food Allergy and Atopic Dermatitis*）到《食物过敏学生去上学》（*Off to School with Food Allergies*），以患者家长为对象，提供互助小组、医疗机构和销售低敏产品的公司的信息、建议以及详细的联系方式等。[①]

《食物过敏与特应性皮炎》（1992）一文，还反映出食物过敏网是如何与食品行业紧密合作的，这是因为该机构由国际生命科学研究所（International Life Sciences Institute，ILSI）提供资助，而后者在本质上是食品、药物以及化工行业的游说团体。1978 年，国际生命科学研究所作为美国营养基金会（Nutrition Foundation）的分支机构创办，开展了诋毁《寂静的春天》和范戈尔德饮食法等多项活动，并于 20 世纪 80 年代中期在名义上取代了美国营养基金会。[②] 从食物过敏网的角度来看，特别是鉴于它仍然处于发展初期，因此从国际生命科学研究所获得资助一事并没有太大的问题。它对该研究所一直以来捍卫的食用化学品兴趣不大，事实上，弗朗坚信，如果要在食品生产与食品成分标注方面实现对过敏患者的保护，成长中的食物过敏网日后必将与食品行业密切合作。尽管《食物过敏与特应性皮炎》推荐了多种抗过敏药物和低敏产品，但这本手册的总体基调并未向行业利益团体给予特别的倾斜。国际生命科学研究所对临床生态学和更加开明的食物过敏诊治方法的敌意，仅仅隐晦地出现在手册结尾部分，它指出患者家长往往高估了导致他们孩子过敏的食物的数量。

然而从另一方面来说，食物过敏网对于食品行业利益团体的迎

---

① Anne Muñoz-Furlong and A. Wesley Burks, *Food Allergy and Atopic Dermatitis* (Fairfax, Va.: Food Allergy Network, 1992); Anne Muñoz-Furlong and Robert S. Zeiger, *Off to School with Food Allergies* (Fairfax, Va.: Food Allergy Network, 1992).

② Harvey A. Levenstein, *Paradox of Plenty: A Social History of Eating in Modern America* (New York: Oxford University Press, 1993), 112; Smith, *Alternative History of Hyperactivity*, 70.

合，无论其根本原因是什么，都反映了它对这场 20 世纪里无休无止的食物过敏之争的态度。尽管从某种意义上来说，它不过是一个以患儿家长为基础成员的民间组织，但是如果换个视角来看，它采取的是一种自上而下的策略，传达了被传统的过敏学者、保守的医学机构以及食品、化工、制药等行业广泛认可的食物过敏概念。正如前文所述，美国过敏与免疫学学会一向致力于获得这类利益团体的青睐，这从其所属的相关行业委员会（Related Industries Committee）开展的活动中可见一斑。[①] 其中，制药行业是该机构的首要目标。1990 年，该机构前任主席乔丹·芬克（Jordan N. Fink）在写给现任主席约翰·安德森（John A. Anderson）的信中，鼓励他大力推广由"我们的药业朋友"资助的区域性过敏会议。当时芬克刚刚参加了威斯康星州由"当地药业代表"全权资助的过敏会议，他认为召开更多的类似会议对所有相关方都大有裨益。[②]

当然，这种合作关系并没有得到一致认可。在此不到一个月前，《时代周刊》刊登的一篇文章就曾警告说，制药公司向医生施加重压迫使后者使用它们的产品。特非那定（seldane），是由为美国过敏与免疫学学会慷慨解囊的捐赠者马里恩·梅雷尔·陶氏制药公司（Marion Merell Dow）生产的抗过敏药，也是文章中揭露的产品之一。[③] 两年后，针对一些受企业赞助的研讨会的会议记录的发表，《新英格兰医学杂志》（*New England Journal of Medicine*）提出了批评，指出某些刊物在刊登这类文章时会删除业内人员的评论，使它们实际上成为宣传资料。[④] 尽管担忧的声音不绝于耳，到了 1991 年，

① Related Industries Committee, correspondence, Box 253, Folder 6, AAAAI Records.

② Jordan N. Fink to John A. Anderson, June 19, 1990, Box 253, Folder 6, AAAAI Records. 在此前的信中，芬克表示美国过敏、哮喘与免疫学学会还"征求"了一些不在美国的公司的意见。

③ Andrew Purvis, "Just What the Patient Ordered," *Time*, May 28, 1990, 42.

④ Lisa A. Bero, Alison Galbraith, and Drummond Rennie, "The Publication of Sponsored Symposiums in Medical Journals," *NEJM* 327 (1992): 1135–1140.

美国过敏与免疫学学会还是成功地实现了从制药行业募集 100 万美元的目标；到了 1995 年，在相关行业委员会的积极运作下，这一数字上升到原先的三倍。尽管对于医学机构而言，这可能尚未达到常规的支持力度，但是它显示出双方的共生关系，以及该学会对于建立更加密切联系的渴望。[①]

制药行业对于过敏组织的支持还牢固地确立了一种预期，即过敏（包括突发性食物过敏），不仅可以通过加强教育、强化意识以及改进食品标签来进行预防，还可以使用甾类化合物和肾上腺素注射剂等药物进行治疗。过敏的人越来越多，从而使得制药行业获得了一线商机。"全球过敏经济"一词可谓是老生常谈，不过从 20 世纪90 年代初起，人们对突发性食物过敏的恐慌不断升级，这股笼罩在人们心上的阴霾至今挥之不去。[②] 比如，当英国数量空前的肾上腺素注射剂（25 万支）定于 2009 年末到期时，这一事件迅速成为头条新闻，致敏反应运动组织与英国过敏机构（Allergy UK）均警告道，成千上万名过敏患者正处于危险之中。[③] 美国奥巴马总统签署了《肾上腺素进校园法案》（School Access to Epinephrine Act），对大量储备肾上腺素的学校提供经济奖励。[④] 该法案由食物过敏研究与教育网倡导制定，起因是两名女孩因食物过敏突发死亡，它的出台显然保护了

① Jordan N. Fink to American Academy of Allergy and Immunology Executive Committee Members, memorandum, February 11, 1991, Box 253, Folder 6, AAAAI Records. 至于赞助商的资金可以换取的权利，举例来说，美国过敏与免疫学学会在 1994 年写给目标赞助商的信中提到：赞助 85000 美元，赞助商可以举办周日晚上的研讨会；赞助 60000 美元，赞助商可以举办周三下午的研讨会。AAAI, form letter, 1994, Box 253, Folder 7, AAAAI Records.

② Jackson, *Allergy*, 103–147; Gregg Mitman, *Breathing Space: How Allergies Shape Our Lives and Landscapes* (New Haven, Conn.: Yale University Press, 2007), 206–250.

③ "Adrenaline Epipens for Anaphylactic Shock to 'Expire,'" BBC News, December 10, 2009, http://news.bbc.co.uk/1/hi/health/8404536.stm (accessed November 21, 2013).

④ "President Signs Epinephrine Incentive Bill," News 4 San Antonio, November 14, 2013, http://news4sanantonio.com/news/features/top-stories/stories/presi- dent-signs-epinephrine-incentive-bill-5724.shtml (accessed November 21, 2013).

食物的心机

青少年儿童过敏患者及其家长的利益，对制药行业而言也是一件好事。

美国过敏与免疫学学会不仅与制药公司进行合作，在 20 世纪 90 年代初，随着食物过敏网的创立和花生过敏的出现，该机构还加强了与食品行业的联系。比如，1992 年，该机构决定与国际食品信息委员会共同制作一本过敏手册，以对大众进行食物过敏教育。与许多类似的机构情况相同，成立于 1985 年的国际食品信息委员会并非正式的游说团体，它出版了《走近食物》（*Food Insight*）通讯，从表面上看其存在的意义在于提供关于食品健康与营养的科学资讯。然而，大致浏览一下该组织的创办者（包括可口可乐公司、孟山都公司和杜邦公司）、开展的活动以及各种消息就可以知道事实并非如此。在内容方面，从一封概括了双方协议条款的信函来看，它将"由双方成员共同撰写、编辑，非经双方最终一致批准，不得出版"。[①]尽管美国过敏与免疫学学会和国际食品信息委员会对于食物过敏的观点差异不大，但是前者同意接受这种协议；与制药公司之间的合作关系，也使得外界对于美国过敏与免疫学学会在食物过敏政策和立场上是否受到不同行业的影响产生了质疑。同 20 世纪 80 年代与临床生态学者之间的剑拔弩张相比，美国过敏与免疫学学会与食品行业之间的关系实属亲厚。

随后出版的过敏手册也得到了食物过敏网的支持，这说明食物过敏网如果要说服食品行业改变当前做法、保护食品过敏患者，就需要对它的举措心领神会。[②]尽管弗朗乐于与食品行业合作，然而起初她的主动示好却遭到怀疑，后者担心她会像其他众多的消费者团

---

① AAAI to IFIC, July 1, 1992, Box 221, Folder 12, AAAAI Records.

② International Food Information Council Foundation, Food Insight: Your Nutrition and Food Safely Resource, http://www.foodinsight.org/Content/6/FINAL_Under standing-Food-Allergy_5–22–07.pdf.

体一样使其"陷入危险"。① 不过食品行业终于意识到，弗朗由衷地希望建立彼此能够互惠互利的合作关系。就家长而言，他们会由于食品标签更加清晰、过敏原污染不断减少而感到孩子得到了较好的保护；就食品行业而言，它们也会降低潜在的诉讼风险。当食品生产商主动将未标明过敏原的食品下架时，食物过敏网还会迅速地在《食物过敏报》上对其进行赞扬。尽管弗朗对于进展缓慢感到十分沮丧，然而最终她与食物过敏网说服了食品行业加入他们的行动。食物过敏网的第一批盟友有通用磨坊食品公司和迪士尼公司，这有赖于它们所呈现的极其关注儿童的企业形象。"通用磨坊"迅速改变食品标签标注方法，并与"好时"公司共同制作了视频，为员工提供食品过敏培训；迪士尼则为医院食堂和其他公共用餐区域制作了海报，提醒人们关注食物过敏。

　　起初餐饮业对此支持力度不大，这在一定程度上是由于这个行业人员流动很快，难以对员工进行充分的培训，还有一个原因是餐饮业还受到了来自其他健康运动的压力（如针对心脏病的健康运动）。比如在 1986 年，议员约翰·查菲（John Chafee，1922—1999）成功说服了快餐店列出食物的营养成分清单，以保护公众的心血管健康。在凯特·布罗德斯基死于突发性食物过敏的同一年，美国过敏与免疫学学会写信给查菲，强烈要求他考虑在清单中添加常见的食物过敏原。② 尽管当时并没有取得任何实质性进展，然而六年后，随着人们对突发性花生过敏的意识逐步提升，美国过敏与免疫学学会和食物过敏网再次瞄准了餐饮行业，特别是美国餐饮协会（National Restaurant Association，NRA）。这一次，他们得到了较为满意的答复。美国餐饮协会同意与食物过敏网共同发起"餐厅食物过敏认知计划"（Restaurant Food Allergy Awareness Program），其中包括向全美

---

① Muñoz-Furlong interview.

② Elliot F. Ellis to Joseph J. Lotharius, May 30, 1986, Box 366, Folder 6, AAAAI Records.

国的 18000 家餐厅发放过敏手册——《关于食物过敏你需要知道什么》(*What You Need to Know About Food Allergies*)。[①] 手册中虽然没有对如何制作详尽的菜单给予建议,但就哪些食物隐含过敏原、如何应对患有过敏的顾客以及面对突发性食物过敏应当采取什么措施给予了指导。[②] 就其自身而言,食物过敏网通过《食物过敏报》指导会员如何回避含有过敏原的食物,以及菜单上的哪些菜肴更加安全。严重的食物过敏患者也参与进来,指导餐厅如何保护过敏患者。

向花生宣战

在这类合作项目中,由突发性反应引起的过敏受到特别对待,这与食物过敏网的总体目标以及美国过敏、哮喘与免疫学学会对食物过敏的看法相一致。食物过敏网的权力有限,而且专注于免疫球蛋白 E 介导的过敏,这使得它更容易说服食品行业进行改变。这种专注不仅使当时的讨论局限在八大主要食物过敏原内,而且这种反应的严重性与即时性有利于向餐厅和食品厂家阐明情况。味精等备受争议的食品添加剂多引发延迟反应,表现为由多种原因导致的头痛等慢性症状,而突发性过敏则与此不同,这种病症通常单独发病,急性发作,令人恐慌,而且病因容易查明。[③] 在八大食物过敏原中,花生被认为是最严重的过敏原,因此花生过敏预防被列为工作目标。

花生成为众矢之的的原因很多。与大多数过敏原引发的症状相比,花生过敏症状异常严重,且极其微量的花生蛋白即可导致过敏。更重要的是,与其他突发性过敏相比,花生过敏致死率很高。无论

---

① National Restaurant Association, *What You Need to Know About Allergies* (Washington, D.C.: National Restaurant Association, undated), Box 514, Folder 1, AAAAI Records.

② 如今在很多烹饪学校的课程表上,强化食物过敏认知是课程之一。Giorgio Locatelli, interview with author, October 15, 2010.

③ Ian Mosby, "'That Won-Ton Soup Headache': The Chinese Restaurant Syndrome, MSG, and the Making of American Food, 1968–1980," *Social History of Medicine* 22 (2009): 133–151.

是《食物过敏报》、主流媒体的报道，还是口口相传，花生过敏发作之迅速、反应之猛烈、死亡率之高都要求相关各方必须采取行动。患者家长对这类致命案例的描述同样不容忽视，以21岁的萨拉·韦弗（Sarah Weaver）之死为例，1996年夏天，萨拉和家人到纽约参加婚礼，在自助晚宴上，由于没什么合胃口的食物，萨拉决定在回家路上买点什么。然而，就在她临走之前，一位服务员拿来了一盘曲奇饼干，萨拉在询问并确定其中不含花生后吃了一块。几分钟后，她开始觉得胃不舒服，出了门哮喘就发作了，同时伴有耳朵发绀。然而由于手边没有肾上腺素，人们只能等待救护车，结果第一辆救护车也没准备肾上腺素。萨拉很快失去了意识，心脏停搏，并在第二天死去。这起意外的偶然性，加之它发生在充满欢乐的婚礼上，意味着它与许多类似的案例一样，不会轻易被其他患者的家长、过敏学者、政治家以及食品行业所忽视。[1]

根据弗朗的说法，花生过敏儿童的家长对于这类反应尤为担心，因此他们在保护自己的孩子方面更加激进，即使这意味着在公共场所全面禁止食用花生。[2] 为了更好地了解花生过敏的发病率和死亡率，食物过敏网及其医学委员会联合制作了坚果过敏自愿登记表，追踪花生和坚果过敏患者的经历和死亡案例，包括年龄、性别、食用坚果的时间、地点，以及是否使用了肾上腺素进行治疗。[3] 从第一批死亡案例的报告可以发现，在32个案例中，花生及坚果过敏致死率高达94%（其中花生过敏占62%），而更具悲剧色彩的是，儿童、少年和青年人（如萨拉）最有可能死于突发性、致命性的坚果过敏。同时，死亡案例多发生在受害者外出时（占85%），如在学校、餐厅

---

① Food Allergy and Anaphylaxis Network, "Sarah Weaver, Allergic to Peanuts," Box 116, Folder 2, AAAAI Records.

② Muñoz-Furlong interview.

③ Scott H. Sicherer et al., "A Voluntary Registry for Peanut and Tree Nut Allergy: Characteristics of the First 5149 Registrants," *JACI* 108 (2001): 128–132.

或别人家里，因此加强过敏教育、改进食品标签并在某些场所推行花生禁令势在必行。[1]

如果当时突发性花生过敏本身还没有受到足够的关注，那么接下来即将出现的一系列案例则使这类反应看起来更加诡异。魁北克市的一个女孩在吻了近期曾经吃过花生酱三明治的男友后死亡。尽管法医无法明确地将死因归结于三明治，然而这起被称为"死亡之吻"的过敏案例还是在国际媒体上掀起了轩然大波。[2] 在魁北克市的另一起案例中，一位80岁的女患者在输入了花生过敏患者的血液后，也患上了花生过敏，该案例随后引发了是否要对供血者进行过敏筛查的问题。[3] 这些奇奇怪怪的花生过敏原以及花生过敏的传播方式得到了媒体的大肆宣传，花生过敏的风险被进一步夸大，这也解释了各界采取果断措施防治过敏的原因。与其他严重的食物过敏不同，花生过敏还是一种新现象。也正因为如此，对于花生过敏的流行情况及严重程度的研究有限，加剧了媒体、网络等对此的猜测。

最后，由于美国绅士公司创造的"花生先生"等拟人形象，花生易于识别且很容易被妖魔化，这在有关花生过敏的图文描述中经常出现。尽管花生不像牛奶、鸡蛋、小麦一样常见，但也不像鱼肉那样容易回避。花生（特别是花生酱）还是一种儿童食品，与儿童密切相关，而恰恰是这一群体最容易由于意外接触而受到伤害。[4] 花生酱三明治出现在数百万份校园午餐中，还出现在大量以儿童为目标群体的食物中。

① S. Allan Bock, Anne Muñoz-Furlong, and Hugh A. Sampson, "Fatalities Due to Anaphylactic Reactions Due to Foods," *JACI* 107 (2001): 191–193.

② Gwen Smith and Karen Eck, "Teen Food Allergy Deaths: Lessons from Tragedy," *Allergic Living*, Summer 2006, http://allergicliving.com/index.php/2010/07/02/ food-allergy-teen-tragedies (accessed November 26, 2013); Clive Seale, *Media and Health* (London: Sage, 2002).

③ Donald M. Arnold at al., "Passive Transfer of Peanut Hypersensitivity from Fresh Frozen Plasma," *Archives of Internal Medicine* 167 (2010): 853–854.

④ Smith, *Peanuts*, 124.

这些因素使得人们相信，花生对公众健康产生了严重威胁，因此，政府批准在最有可能发生意外接触的公共场所实施花生禁令，这与餐厅、飞机和其他公共场所的禁烟法令非常相似。校园、幼儿园、飞机和体育场馆是最常见的治理场所，除此之外，相关机构还采取了很多其他措施来处理这一难题。[①] 有些做法相对简单且不突兀，如设计专供过敏儿童穿着的 T 恤并在上面标注他们不能食用的食物（不过穿着这种 T 恤的儿童可能会感到尴尬），还有更加复杂的措施。在个别案例中，家长甚至利用可以嗅出坚果气味的狗来保护自己 7 岁的女儿免于意外接触。[②]

利用花生恐吓花生过敏患者的行为也得到严肃对待。《儿科杂志》（Pediatrics）于 2013 年开展的一项调查显示，在 251 名食物过敏患者中，三分之一的儿童声称自己由于过敏疾病而受到威胁，其中仅有一半家长了解孩子的情况。[③] 在澳大利亚的一起案例中，13 岁的花生过敏患者丹尼尔·布朗（Daniel Browne），曾经被人把花生酱三明治扔到脸上。之后，攻击者变本加厉，又把三明治放到他的鼻子下。很快，丹尼尔发生了突发性食物过敏，反应十分严重，由于救护车及时赶到并为他注射了大量的肾上腺素，在经历了数小时的重症监护后，丹尼尔渡过了难关。[④] 在英国，金内顿糖果公司（Kinnerton Confectionary）前雇员保罗·本特利（Paul Bentley）曾经受到指控，因为他在与人争吵后在公司生产线的"无坚果"区域将

---

① 航空公司是最早实施花生禁令的行业之一，这可能与它们早期的禁烟运动以及吸入式花生过敏的风险有关。

② Nsikan Akpan, "Goldendoodle Sniffs Out Peanuts to Protect Seven-Year-Old Girl, Meghan Weingarth, from a Deadly Nut Allergy," *Medical Daily*, August 9, 2013, http://www.medicaldaily.com/goldendoodle-sniffs-out-peanuts-protect-7-year-old-girl-meghan-weingarth-deadly-nut-allergy-250095 (accessed November 26, 2013).

③ Eyal Shemesh et al., "Child and Parental Reports of Bullying in a Consecutive Sample of Children with Food Allergy," *Pediatrics* 131 (2013): e10–e17.

④ "Teenage Bully Pushes the Limit at Lunch," news.com.au, June 14, 2006, http:// www.childfoodallergy.com/archives/2006/06/teenage_bully_p.html (accessed November 26, 2013).

花生扔得到处都是。尽管本特利被宣告无罪，但是工厂仍然不得不花费 120 万英镑（超过 1000 万人民币）来消除花生污染。[①]

据金内顿公司总经理克莱夫·比彻姆（Clive Beecham）透露，公司之所以决定开辟无坚果区域，是因为他们曾经"接待过一位患儿的母亲，她对于出现在天线宝宝巧克力棒外包装上的'可能含有少量坚果'的警告字样牢骚满腹"。这类标签旨在减少食品厂家被起诉的风险，但对家长而言却没有多大帮助，特别是这类字样几乎会自动出现在各种包装食品上。公司同意这位母亲的观点，即他们不应该在一个"可能具有致命危险的环境中"生产面向儿童的食品，因此他们决定耗资 100 余万英镑（800 多万人民币）将工厂分成两个部分。工具、衣物、厨房、更衣室、急救室等所有用品和设施均有两套，并用颜色标记以避免污染；同时，他们还实施一套检测制度，以确保没有花生、杏仁、榛子等坚果出入无坚果区域。[②]

英国、加拿大和美国的其他公司纷纷效仿，包括加拿大玛氏食品公司在内的许多公司都开始把"无坚果"标签作为营销手段。2006年，加拿大玛氏食品公司启动了一轮重要的广告宣传，声称他们的巧克力棒在完全没有坚果的环境中生产。当市面上充斥着士力架、锐滋花生糖和 M&M 豆等含花生的食品时，这对于急需找到"安全"食品的家长而言是一大福音。营销专家对此见解各异，或认为是明智之举，或认为是利欲熏心。社会上批评之声日盛，特别是随着花生禁令在学校、飞机和演唱会等场合的推行，有人认为这是反应过度，也有人认为这是本末倒置或是由于恐慌而导致的限制公众自由，并为此感到担忧。哈佛社会医学家、主治医师尼古拉斯·克里斯塔基斯（Nicholas A. Christakis）曾在覆盖面较广的《英国医学杂

① Peter Jackson, "The Peanut Detectives," BBC News, February 24, 2009, November 2, 2013, http://news.bbc.co.uk/1/hi/uk/7868115.stm (accessed November 2, 2013).
② Ibid.

志》（*British Medical Journal*）上发表评论文章《过敏恐慌是无稽之谈》（"This Allergies Hysteria is Just Nuts"），他认为花生禁令"是过于谨慎之举……是对重大威胁的过度反应"，这种"虚张声势……会把情况变得更加糟糕"。[①] 为了说明这股"恐慌潮"过于夸张，克里斯塔基斯老生常谈，把美国突发食物过敏致死事件的概率（每年 150 起），与雷击致死事件（每年 100 起）以及离奇的蜜蜂叮咬致死事件（每年 50 起）相提并论。他还突出强调了以下数据，每年有 45000 人死于机动车事故、1300 人死于枪击、2000 人死于溺水，同时，还有成千上万名儿童在运动中头部受伤而入院治疗。克里斯塔基斯并不否认花生过敏的存在和成千上万的人因此入院治疗的事实，不过他也表示，大规模禁止花生实际上会导致花生过敏问题更加严重，因为这样一来，多数儿童可能由于从未接触过花生而更容易出现不良反应。这种花生恐慌促使家长带着孩子进行过敏测试，并有可能被诊断为"轻微的坚果'过敏'"，从而使问题进一步复杂化。最终这将形成"从焦虑到严厉措施再到坚果过敏日益蔓延"的恶性循环。这一现象的专业术语叫作"集体心因性疾病"，克里斯塔基斯认为这种疾病现象本身就应当接受治疗。[②]

克里斯塔基斯的文章火药味十足（或许很符合 AC/DC 乐队粉丝的心态），有种刻意挑衅的感觉，但其中某些观点存在自相矛盾之处。首先，克里斯塔基斯过于强调花生禁令，忽视了政府在解决花生过敏问题的过程中使用的限制性不强的重要措施，如加强教育、强化意识以及制订行动计划等。家长甚至让患儿加入具有一定风险

---

① Nicholas A. Christakis, "This Allergies Hysteria is Just Nuts," *BMJ* 337 (2008): 1384.

② Ibid. 其他社会学者则使用更加温和的字眼来描述这类反应，如"道德规范"而不是"道德恐慌"，他们采用乌尔里克·贝克的观点将这种现象解读为西方世界正在逐步成为"风险社会"，到处都隐藏着环境问题，从而加剧了不确定性，促进了"风险管理文化"的兴起。*World Risk Society* (Malden, Mass.: Polity Press, 1999); Trevor Rous and Alan Hunt, "Governing Peanuts: The Regulation of the Social Bodies of Children and the Risks of Food Allergies," *Social Science and Medicine* 58 (2004): 825–836.

的脱敏试验以降低他们对花生的敏感性，显示出他们摆脱疾病控制的意愿。而且，正如弗朗所说，并不是所有的患儿家长都支持花生禁令，他们认为教育自己的孩子和周围的人对花生保持警觉并随身携带肾上腺素注射剂是更好的解决方法。[1] 克里斯塔基斯认为花生禁令会使儿童群体对花生更加敏感，然而事实却是非过敏儿童可以在家中和大多数公共场所吃他们想吃的各种食物，而且全球的花生产品消费总量反而增加了。[2] 尽管花生过敏带来的恐慌令更多家长带着自己的孩子进行测试，但就花生过敏的攻击力而言，并不存在"轻微的"花生过敏，而且轻微过敏史并不能排除严重反应的可能，特别是对哮喘患者而言更是如此。[3] 此外，由于引起花生过敏发病率上升的原因在医学上尚无定论，因而对此类流行病学的任何假设都过于草率。

最后，克里斯塔基斯将花生过敏致死案例的数量与其他原因致死案例的数量进行了粗略对比，这种做法缺乏逻辑，思维混乱。与雷击、枪击和机动车引发的危险不同，突发性花生过敏仅仅危及过敏人群。因此，克里斯塔基斯所提供的流行病学数据并非在同类事物中进行比较，比如，公众受雷击而死的风险要远远低于花生过敏人群因突发性过敏而死的风险。而他关于枪击致死的风险的观点，即便是在持枪合法的美国，严格看来同样站不住脚，因为中弹身亡的风险仅仅影响美国社会的某些人群，特别是坚持在家中放置枪支的人群。克里斯塔基斯还可能会辩称，与吃花生相比，花生过敏患者死于车祸的风险要高得多，然而这里更多地反映了社会对于预防交通死亡的措施多么有限，而不是对花生过敏采取了哪些防治措施。再者，克里斯塔基斯在进行数据对比时将一般人群与花生过敏患者

---

① Muñoz-Furlong interview.

② Krampner *Creamy and Crunchy*; Smith, Peanuts, 133.

③ Frankland and Pumphrey, "Acute Allergic Reactions," 419.

混为一谈，这显然忽视了两个群体的差别，对于弱势群体采取特定的保护措施也是一种人道主义行为。举例来说，自从20世纪80年代以来，西方社会采取了大量措施来方便依靠轮椅出行的人。为什么不能同样采取措施来避免过敏人群对花生的意外接触呢？

与其他威胁公众健康的疾病（特别是那些覆盖人群更广的疾病）相比，这并不意味着人们对于花生过敏的反应是过度反应。哮喘是一种发病率和死亡率都远高于花生过敏的疾病，美国每年有3400余起死亡案例，近50万名患者因此入院治疗。[①] 花生过敏患者需要从根本上避免与花生接触，与此不同，哮喘是一种慢性疾病，患者需要每天都配合治疗。尽管一直以来社会各界普遍认为，不同污染物带来的污染和恶劣的居住条件是造成哮喘发病率居高不下的重要因素，但是与避免意外接触花生的措施相比，相关各方在减少污染物接触和改善居住环境等方面的主动性和积极性都相去甚远，特别是如果考虑到哮喘人群的覆盖范围更是如此。为什么会发生这种情况呢？格雷格·米特曼认为原因在于医药机构与制药行业不愿使关注焦点偏离获利丰厚的药物和药物吸入器，而且说服企业、消费者以及政府相信外部污染、恶劣的居住条件同哮喘之间确实存在关联的难度较大，因此这有赖于社会采取相应措施。[②] 就花生过敏而言，患者、家长、传统过敏医学和食品行业的利益密切相关，而哮喘的情形则并非如此，尽管采取更加积极的预防措施会在公共健康领域产生更加积极的影响，但是患者、主治医生、制药企业和引起哮喘发病率上升的污染企业等相关方却各持己见。从漫长的食物过敏史来看，他们大可不必如此。其他一些备受争议的过敏理论，如食品添加剂与行为问题之间的关系，曾在20世纪七八十年代被大肆嘲讽，

---

① Centers for Disease Control and Prevention, *Asthma Facts* (Atlanta: U.S. Department of Health and Human Services, Centers for Disease Control and Prevention, 2013), http://www.cdc.gov/asthma/pdfs/asthma_facts_program_grantees.pdf (accessed November 27, 2013).

② Mitman, *Breathing Space*.

直到接下来的几年才在某些场合得到了较为正面的评价。从食品添加剂和花生过敏的例子均可以看出，患者群体的游说和医学机构、食品行业及其他利益相关方的逐步接受或直接认可最终促成了这种改变。[①] 对于那些关注公众健康的群体而言，他们应当从中吸取经验，而不是对于预防意外花生过敏反应的强制措施予以批评或嘲讽。

为什么是花生？

在过去的 25 年间，尽管食物过敏互助团体、过敏机构和食品行业在强化大众花生过敏意识、研究措施减少意外死亡等方面成效显著，但花生过敏导致的死亡案例仍在不断增长。[②] 其中的原因令人不安，即越来越多的人对花生过敏，而且是严重的花生过敏。这是为什么呢？各方对此说法很多，不过始终难以达成共识；而且更令人担心的是，与过敏学者为提高公众对突发性过敏的认识而耗费的心血相比，有关方面对于深入研究花生过敏、推广肾上腺素注射剂的普及、游说食品行业兴趣不大。尽管食物过敏网、此后的食物过敏与过敏反应网以及如今的食物过敏研究与教育网，将寻找食物过敏的治疗方法作为重中之重，然而现实依旧如此。到了 20 世纪 90 年代中期，食物过敏网和其他食物过敏团体开始向研究人员提供资金，希望借此找到引起花生过敏蔓延的具体原因。其中一项资金筹集活动始于 21 世纪之初，是与其他有组织的健康活动相似的年度竞走活动。该活动要求支持者"为食物过敏而走，向有效疗法而行"。研究一方面致力于寻找治疗方法，另一方面则重点关注造成花生过敏发病率上升的原因。问题一直悬而未决，直到 2013 年 11 月，在人们为

[①] Smith, *Alternative History of Hyperactivity*.

[②] Michael C. Young, Anne Muñoz-Furlong, and Scott H. Sicherer, "Management of Food Allergies in Schools: A Perspective for Allergists," *JACI* 124 (2009): 175–182.

此等待了 25 年后，食物过敏研究与教育网发布了《关于食物过敏研究的展望与规划》（*A Vision and Plan for Food Allergy Research*），该机构最终不得不承认：“时至今日，我们对于食物过敏发病的内在原因、机制和历史仍然一无所知。”[1]

人们对于食物过敏人数和就诊人数（尤其是花生过敏患者）的增长提出了很多猜测，从中可以清晰地看出他们对食物过敏所知甚少的原因。少数几种理论争议不大，比如一种观点认为，花生在烘焙后更容易导致过敏（在花生过敏多发的西方国家，花生通常在烘焙后食用，而在花生过敏较为少见的亚洲和非洲，人们喜欢煮食花生），其他多数理论则分歧较大，甚至顽固地拒绝接受检验。[2] 在早期的猜测中，有一种至少可以追溯到 20 世纪 20 年代的观点认为，妊娠期或哺乳期的妇女所食用的食物可能会导致其子女出现食物过敏。[3] 多年以来英国食品标准局（Food Standards Agency）一直建议英国女性避免食用花生，不过这一政策却在 2009 年发生了根本改变。[4] 然而到了 2010 年，加拿大的一项研究结果又提供了与之相反的证据，再一次提出妇女在妊娠和哺乳期间食用花生确实存在风

---

[1] 食物过敏研究与教育网所提出的未来解决这些问题的行动计划，包括更有效地使用动物模型、创建食物过敏生物数据库以及鼓励更多的科学人员开展研究等。*A Vision and Plan for Food Allergy Research* (McLean, VA: FARE, 2013), http://www.foodallergy.org/ document. doc?id=250 (accessed November 27, 2013).

[2] 干烤由于使用较高的温度烘焙花生，显然会提高花生蛋白的致敏性（Ara h 1），而油炸或水煮花生似乎会降低花生的致敏性。一个案例研究发现，不论是油炸还是水煮，花生蛋白部分改变的程度相同。与烘焙花生相比，在油炸或水煮烹制时，Ara h 1 会有所降低，从而导致与免疫球蛋白 E 有关的强度显著降低。此外，与烘焙花生相比，油炸或水煮花生中与 Ara h 2 和 Ara h 3 有关的免疫球蛋白 E 会显著减少。K. Beyer, E. Morrow, X.-M. Li, L. Bardina, G. A. Bannon, A. W. Burks, and H. A. Sampson, "Effects of Cooking Methods on Peanut Allerginicity," *JACI* 107 (2001): 1077.

[3] W. Ray Shannon, "Demonstration of Food Proteins in Human Breast Milk by Anaphylactic Experiments in Guinea Pigs," *American Journal of Diseases of Childhood* 22 (1921): 223–231.

[4] Food Standards Agency, "Peanuts During Pregnancy, Breastfeeding and Early Childhood," August 24, 2009, http://www.food.gov.uk/policy-advice/allergyintol/ peanutspregnancy#. UpXxmdK-0yo (accessed November 27, 2013).

险。[1] 两年后，一个丹麦研究小组又再次推翻了此前的结论，认为在妊娠期间食用花生实际上能够预防过敏，使得争议更加复杂。[2]

母乳喂养本身就是一个复杂的话题，又与花生过敏产生了千丝万缕的联系。从国际母乳会（La Leche League）到联合国儿童基金会，大大小小的组织提倡母乳喂养的原因之一是这种喂养方式有利于提高免疫力，保护个体健康。还有一种主张可以作为这种论断的补充，既然大豆与花生同科，那么为什么人工配方奶粉中的大豆没有同样引起花生过敏呢？[3] 然而与之相反，又有人找到其他证据证明母乳喂养实际上会导致婴儿出现过敏反应。两名加拿大研究人员乔安妮·邓肯（Joanne Duncan）与马尔科姆·西尔斯（Malcolm Sears）在撰写文章时采用了措辞激烈的标题"母乳喂养与过敏：老规矩要改了吗？"（"Breastfeeding and Allergies：Time for a Change in Paradigm?"），对母乳喂养从长远来看是否真的会降低过敏发病率的问题提出了质疑。[4] 他们并不阻止母乳喂养，但是他们警告说鼓吹母乳喂养在免疫方面的功效可能会产生误导。令情况更加糟糕的是，这些争论频频出现在媒体报道中，为此准妈妈们陷入进退两难的境地，无法确定在宝宝成长的关键时刻是否可以食用这些营养丰富的食物。

同样备受争议的"卫生假说"则与儿童成长的环境密切相关。长期以来，过敏研究中一直有一个流派，将过敏的出现与蠕虫感染

---

[1] A. DesRoches et al., "Peanut Allergy: Is Maternal Transmission of Antigens During Pregnancy and Breastfeeding a Risk Factor?" *Journal of Investigative Allergology and Clinical Immunology* 20 (2010): 289–294.

[2] Ekaterina Maslova et al., "Peanut and Tree Nut Consumption During Pregnancy and Allergic Disease in Children—Should Mothers Decrease Their Intake? Longitudinal Evidence from the Danish National Birth Cohort," *JACI* 130 (2012): 724–732.

[3] Gideon Lack et al., "Factors Associated with the Development of Peanut Allergy in Childhood," *NEJM* 348 (2003): 977–985.

[4] Joanne M. Duncan and Malcolm R. Sears, "Breastfeeding and Allergies: Time for a Change in Paradigm?" *Current Opinion in Allergy and Clinical Immunology* 8 (2008): 398–405.

联系起来，认为这是西方社会的文明病。1989 年，这种观点又被延伸到多种其他感染类疾病。研究人员认为，由于儿童多生活在清洁无菌的环境中，接触到的病原体不多，他们的免疫系统尚不能区分有害蛋白。[①] 或者，用弗兰克·麦克法兰·伯内特的表述方式，他们的免疫系统无法区分自己与非己。有些理论则更为极端，甚至认为家庭消毒制品中的某些化学物质也会对儿童的免疫系统产生不良影响，这就进一步强化了过敏是文明病的观点。[②] 由于卫生假说与临床生态学理论相似，都认为环境与过敏疾病的出现存在关联，因此很多传统过敏学者不愿对此进行验证也就不足为奇了。

还有一种认为花生过敏与疫苗注射有关的理论，如果说还有哪种观点比卫生假说、母乳喂养说更具争议性的话，那一定非它莫属了。该理论的创始人是加拿大历史学者、作家希瑟·弗雷泽（Heather Fraser），她也是一名花生过敏患儿的母亲。她曾经仔细追溯花生过敏的发展历程，并对当时围绕花生过敏的蔓延出现的种种解释进行了评估。[③] 弗雷泽认为无论是卫生假说还是蠕虫感染，多数假说都不能充分揭示 20 世纪 90 年代花生过敏案例迅速增长的原因。简单地说，时间点根本对不上。在弗雷泽看来，与花生过敏的大爆发在时间点上最接近的事件，是某种以花生油作为增效剂的疫苗的迅速使用。

弗雷泽解释道，"二战"后花生油取代棉籽油（另一种攻击力较强的过敏原）成为青霉素的佐剂。花生油能够包裹住已经与蜂蜡结合的青霉素，使得药物可以缓慢释放入血。[④] 尽管弗雷泽推测有人会在服用青霉素后患上花生过敏，但是这种情况一直较为罕见。1964 年，事

---

① D. Strachan, "Hay Fever, Hygiene and Household Size," *BMJ* 299 (1989): 1259–1260.

② Charles E. Rosenberg, "Pathologies of Progress: The Idea of Civilization at Risk," *Bulletin of the History of Medicine* 72 (1998): 714–730.

③ Heather Fraser, *The Peanut Allergy Epidemic: What's Causing It and How to Stop It* (New York: Skyhorse, 2011).

④ Ibid., 92–94.

情发生了变化，制药业巨头默克公司在《纽约时报》上宣布，公司将在生产的一系列疫苗中使用新型的花生油佐剂（65号佐剂）。65号佐剂不仅能够产生相同的缓释效应，同时也会激发抗体的产生。[1] 尽管弗雷泽声称此后医生确实发现花生过敏儿童的数量有所上升，但花生过敏的蔓延仍然没有出现。[2] 当时，人们开始关心类似药品佐剂的安全性以及诱发过敏等疾病的可能性，并因此导致了大量诉讼案件的产生。尽管65号佐剂在英国获准使用，然而在20世纪70年代后期至80年代，它在美国却并未获得批准使用。20世纪80年代，由于相关诉讼案例不断增多，很多制药公司干脆放弃了疫苗的生产，为此，里根总统于1986年签署了《国家儿童疫苗损伤法令》(National Childhood Vaccine Injury Act)，加大了疫苗诉讼的难度。随着法案的实施，制药公司重提疫苗生产计划，但是这次他们做得相当隐秘，并没有像之前那样在《纽约时报》上大肆宣传药品配方，将患者及其家长都蒙在鼓里。

到了20世纪90年代早期，随着花生过敏患者数量的激增，一些研发成果促进了疫苗的生产。当时学龄前儿童的疫苗接种率已降至60%左右，于是小布什政府宣布要在2000年前将全国学龄前儿童疫苗接种率提升至90%。[3] 为此研发的多种新型疫苗中，有一种是b型流感嗜血杆菌疫苗（Haemoiphilus influenzae type b, Hib）。Hib疫苗与其他疫苗结合后可以提供一种治疗多种感染性疾病的结合疫苗，并达到更好的接种效果。新型疫苗不仅在美国大受欢迎，同时在加拿大、英国等国家也大受好评。那么这些疫苗中含有花生油吗？根据商业机密方面的法律规定，美国、加拿大和英国的生产商不必公开类似信息。此外，Hib蛋白与其他疫苗中蛋白的结合也有可能引发Hib过敏。由

---

① Fraser, *The Peanut Allergy Epidemic*, 100–101.

② 本章开头部分所讨论的1972年迈克尔·格里兹宾斯基的死亡案例，是笔者了解到的唯一相关案例。

③ Fraser, *The Peanut Allergy Epidemic*, 107.

于 Hib 蛋白与花生蛋白的分子大小相似，也有可能产生交叉反应；换言之，抗 Hib 抗体可能会对花生产生反应。当然还有可能出现其他由花生过敏引起的交叉反应的案例。尽管仍然有很多问题悬而未决，但弗雷泽认为最重要的一点在于疫苗的使用与花生过敏患者数量的增长存在联系，不过这一点还需要大量的科学研究来证实。[1]

与那些强词夺理反对接种的言论不同，弗雷泽的研究深入、周密，因而具有说服力并容易引起共鸣。提到接种，过敏的话题绕了一圈又回到冯·皮尔凯起初对于血清病的研究。同时这还引发了关于疫苗接种问题的争论，特别是在安德鲁·韦克菲尔德（Andrew Wakefield）提出麻腮风（MMR）三联疫苗与自闭症之间的关联的假说后，争论逐步升级。由于担心接种麻腮风三联疫苗会诱发自闭症，成千上万名家长不让孩子接种疫苗，结果导致英国南威尔士（2013年）和美国俄亥俄州（2014年）等多地爆发了麻疹。尽管韦克菲尔德的理论遭到很多业内人士的反对，但迅速席卷了整个网络，由此可以看出这类反对接种的理论在外界仍然深受认可。此外，她还对自闭症与胃肠疾病（包括过敏）之间的关系提出猜测。[2] 或许是因为弗雷泽并非医生，当然也因为她的观点涉及疫苗接种这个棘手到任何尚有理智的研究人员都不敢提及的话题，过敏学者并未草率地接受她的观点，而是选择了无视。[3] 当被问及疫苗中是否存在花生抗原

---

[1] Fraser, *Peanut Allergy Epidemic*, 122–129.

[2] Chloe Silverman, *Understanding Autism: Parents, Doctors, and the Understanding of a Disorder* (Princeton, N.J.: Princeton University Press, 2013), 197–228; Emily Underwood, "Gut Microbes Linked to Autism-Like Symptoms in Mice," *Science Now*, December 5, 2013, http://news.sciencemag.org/biology/2013/12/gut-mi-crobes-linked-autismlike-symptoms-mice (accessed December 11, 2013).

[3] 其中偶尔会有几个例外，主要与局部药物中所含的花生油有关，不过具有讽刺意味的是，这些药物用于诊治湿疹，并不是疫苗。J. Ring and M. Möhrenschlager, "Allergy to Peanut Oil—Clinically Relevant?" *Journal of the European Academy of Dermatology and Venereology* 21 (2007): 452–455; and Viktoria Dixon, Shymau Habeeb, and Raman Lakshman, "Did You Know This Medicine Has Peanut Butter in It, Doctor?" *Archives of Disease in Childhood* 92 (2007): 654.

时，美国过敏、哮喘与免疫学学会的一位发言人回应（至少他们在自己的网站上公布了答复）：

> 关于疫苗中花生抗原的问题，在阅读了目前能够接触到的材料后，在我看来这与疫苗中水银的副作用的问题比较相似。这个问题似乎源于消费者留言板和消费者导向型网站，据我所知，它们声称有少量的花生抗原污染了疫苗，又没有在包装中的产品成分标签上进行标注。我本人并未在医学资料中找到任何关于疫苗被花生抗原污染的证明。[①]

这一回应的含义是，本来没什么问题，为此议论纷纷的人才有问题。而且，如果科学人员没有对此展开研究，那就没什么要担心的。作为一个投入了大量的时间、金钱和精力以强化花生过敏认知的机构，美国过敏、哮喘与免疫学学会的上述言辞颇有些令人生疑。

* * *

1908 年，伦敦医生艾尔弗雷德·斯科菲尔德曾经利用含有少量鸡蛋的药丸为鸡蛋过敏患者进行脱敏治疗，大约 100 年后，剑桥大学开始尝试对严重的花生过敏患儿进行脱敏治疗。从斯科菲尔德公布治疗成功到剑桥大学开展试验，在这 100 年间的大部分时间里，食物过敏学者始终避免进行脱敏治疗，这不仅是因为效果并不显著，还因为这种疗法存在风险。剑桥的研究人员应用 21 世纪高科技手段以及抗组胺药和肾上腺素抑制患儿的免疫系统，从极小剂量的花生蛋白（5 毫克）开始，采用口服免疫治疗（oral immunotherapy）的方

---

① Phil Liebermann, "Is Peanut Antigen in Vaccines," American Academy of Allergy, Asthma and Immunology, Ask the Expert, http://www.aaaai.org/ask-the-expert/ peanut-antigen-in-vaccines. aspx (accessed November 28, 2013).

法，降低了患儿对过敏原的敏感性。到试验即将结束时，四分之三的患者能够吃下 12 粒花生而不产生反应。随后，研究人员指导患者在家中继续采取脱敏饮食法，以维持抵抗力。[①] 即便花生酱三明治不能立即出现在餐桌上，如果这些孩子中有人不小心吃了一粒花生，也不太可能发生严重的突发性过敏反应。其他机构也开展了类似试验，对口服免疫治疗及舌下脱敏治疗进行测试（后者是指将液态的花生提取物含于舌下但并不吞下）。尽管医学界已经开始为哪种方法更加适合患者进行辩论，但也有人警告说此项研究尚处于初期阶段，然而无论如何，对于花生过敏患者及其家庭来说，希望就在眼前。[②]

从某种意义上来说，过敏研究人员不得不追溯到 100 年前以寻求花生过敏的治疗方法。尽管花生过敏曾被传统的过敏学者视作巫术、臆想或是骗术，但也正是花生过敏使得突发性食物过敏得到了前所未有的关注。小小的花生令人恐惧、古怪离奇、备受争议、易于混淆而又无处不在，它所引起的过敏反应使得医生、家长、教育工作者、政治家与食品行业开始重新审视，社会为了保护这些脆弱的生命远离这些罕见却真实存在的突发性食物过敏，需要做的还很多。无论是在体育场等场所实施花生禁令，还是改变食品生产操作方法，或者是招募儿童进行具有致命危险的花生脱敏试验，花生过敏理应受到高度重视。由此引发的自上而下和自下而上的压力，强化了人们对花生过敏认知，改善了防治措施，花生过敏极好地展示

---

① A. T. Clark et al., "Successful Oral Tolerance Induction in Severe Peanut Allergy," *Allergy* 64 (2009): 1218–1220.

② Aziz Shiekh, "Oral Immunotherapy for Peanut Allergy," *BMJ* 341 (2010): 264; American Academy of Allergy, Asthma and Immunology, "Swish or Swallow: Comparing Oral and Sublingual Immunotherapy for Peanut Allergy," March 26, 2013, http://www.aaaai.org/global/latest-research-summaries/Current-JACI-Research/oral-sublingual-immunotherapy-peanut-allergy.aspx (accessed December 2, 2013); Hugh A. Sampson, "Peanut Oral Immunotherapy: Is It Ready for Clinical Practice?" *JACI: In Practice* 1 (2013): 15–21.

食物的心机

了社会应当如何快速有效地进行调整以解决少数弱势群体所面临的健康威胁。尽管准确来说，社会对于突发性过敏反应本身的响应过于强烈，但是这给那些致力于采取防治措施、保护身体健康的人带来了希望。在大型露天体育场采取花生禁令有可能是过度保护，但对那些面临潜在威胁的人群而言却是仁慈之举。

然而，所有这些关注与措施都是要付出代价的。对于慢性过敏患者来说，花生过敏反而强化了非突发性过敏疾病不具有合理性的观点，往好说是单纯的不耐受，往坏说则是心身疾病。"乳糖不耐受""麸质不耐受"等说法可能给患者提供了更多权威性的专业语言来描述他们的病症，而且如今人们能够在大量的食品店与面包店买到无麸质面包、曲奇、杂粮和蛋糕等。尽管如此，食物过敏患者仍然备受怀疑，就好像他们的症状全是心理作用。治疗中年妇女的胃肠疾病比较容易，而询问严重的花生（或是其他公认的七大主要食物过敏原之一）过敏儿童则要困难得多。随着花生过敏的出现，传统过敏学者长期以来一直渴望的狭义上的食物过敏定义终于得以实现。

结　论

　　1997 年，生物物理学家理查德·科恩和人类学家埃米莉·马丁联合发表了一篇具有煽动性的文章。文中指出，人体与环境越来越不和谐，从而导致了自身免疫病的迅速传播，其中不仅包括过敏与哮喘，还包括多发性硬化、关节炎、红斑狼疮以及糖尿病等。[①] 文章作者认为，免疫病理学问题急剧增长的一大原因就是饮食的变化。在过去，多数人会食用当季的本地蔬果和种类丰富的肉；然而在现代饮食中，人们（尤其是城市中的穷人）越来越局限于选择有限的脂肪、糖类、淀粉类食物，并且这些多为来自遥远地区的加工食品。饮食的改变导致人们很少有机会摄入人体所需并且能够保持健康的蛋白质。比如，如果一个人不吃由整只鸡熬制的鸡汤，包括汤中的骨头、肌腱和其他组织，那么他的免疫系统就可能无法识别自身结缔组织，也无法使免疫系统发动攻击，这就是关节炎。一个人如果不吃当地蜂蜜，就可能会较少接触当地经空气传播的花粉、粉尘、霉菌等无害蛋白，因此他的免疫系统可能会对吸入物做出反应，表现为哮喘、花粉症等。农药和防腐剂会发挥辅助作用，欺骗免疫系

---

①　Richard A. Cone and Emily Martin, "Corporeal Flows: The Immune System, Global Economies of Food, and Implications for Health," *Ecologist* 27 (1997): 107–111.

统，让免疫系统认为乳糖等无害食物分子是有毒的，需要免疫反应，从而使得这一问题更加棘手。

科恩与马丁的文章发表后，二十年间常在各种科研文献中被引用和转载，却完全被医学人员所忽视。从一定程度上来说，这种现象并不奇怪。尽管文章引用了大量同时期的科研成果，并且发表在知名杂志上，但是内容多为推测，作者也承认需要进行更多的研究来证明相关理论的正确性。从另一个角度来看，他们的研究临床效益较低，同时还缺少完整的研究理论来解释过敏和免疫功能障碍，这令人提不起兴趣。同时也突显了一个基本难题，即如何使这类慢性病至少受到主流医学团队的关注。尤其是在食物过敏的问题上，大多数医生和研究人员不思考这类疾病及病因，不指明人们应该如何改变与食物、环境及生活方式的关系，却耗费了大量的精力为狭隘的教条辩护、为精准的定义争论。更糟糕的是，人们普遍丧失了对这一问题的兴趣，这不是因为没有一个完美的理论可以解决所有相关难题，而是过敏学者只关注他们的政治经济利益而不惜以牺牲患者健康为代价。传统过敏学者并不认为食物过敏发病率的增加与西方饮食的变化有关，他们不断缩小利益范围，直到食物过敏范围缩小至花生和一小部分其他食物。过敏医生不会为患者对症下药，而是做些并不可靠的皮试，一旦结果呈阴性，他们就用疑难杂症来搪塞。同样，对于西伦·伦道夫与艾伯特·罗详细记录的饮食排除法的每一个结果，都会有道德败坏的医生想要利用新兴科技和免疫学理论向病人推销邮购的过敏测试。临床医生不愿承认过敏和精神障碍互相影响，他们有的认为患者患有心身疾病；有的正相反，不承认紧张能够加重过敏反应。当然也会有显著例外，弗兰克兰和本·范戈尔德突然意识到，大多数的过敏医生对于食物过敏的看法呈两极分化，这导致他们对病人健康状况的理解能力较差，在预防和治疗这类疾病方面更是难有作为。

这种僵持的局面造成了认知上的空白，那些怀疑自己的慢性疾病由饮食引起的人们开始转移视线，远离过敏。无论是传统超市中的"无过敏食品"通道，还是注重健康的有机替代食品（如乔氏超市和全食超市），替代食品行业以及大量业余营养师利用人们对健康的担忧牟利，在提供饮食建议的同时也提供昂贵的特殊食品。[①] 人们控制自己的饮食很正确，在许多医疗传统中，利用食物进行自我治疗也一直是健康疗法的核心。然而，这也存在着风险，很多人遭到利用，花费太多精力在低致敏性或"无致敏物"食品上，却没能解决他们特殊的健康问题。[②] 除此之外，对饮食建议和食品行业的冷嘲热讽不断增加，使得营养学知识的断层也越来越大，这是更加严重的问题。食品专家捷尔吉·斯克利尼斯（Gyorgy Scrinis）认为，战后营养方面的政治因素，导致了毫无益处的饮食建议，对于最基本的营养学问题也产生了意识形态上的分歧：所有卡路里都一样吗？有好脂肪和坏脂肪吗？有些糖比其他糖更糟糕吗？我们应该服用维生素吗？有没有抗癌食物？[③] 长期以来，食品行业对于如何回答以上问题产生了极大的影响，并将继续影响下去。但是，随着确定或假定与饮食有关的慢性疾病（如肥胖、癌症、心脏病、糖尿病与自身免疫系统疾病）的大量出现，国家及国际健康组织必须采取更有建设性和更加公正的方式来解决这些分歧。过敏学中关于食物过敏的分歧，在食品与营养学中也十分普遍。

过敏学中这种棘手的局面，令人想起另一医学领域——精神科学，后者同样面临着思想僵化、内部争论与合法性危机等问题。正

---

① 迈克尔·米库拉克（Michael Mikulak）认为，大型有机食品跨国公司引诱人们购买所谓环保且健康的食品，然而事实上，这些食品对于解决地球所面临的食物危机作用不大。*The Politics of the Pantry: Stories, Food, and Social Change* (Montreal: McGill-Queen's University Press, 2013).

② Nancy N. Chen, *Food, Medicine, and the Quest for Good Health* (New York: Columbia University Press, 2009).

③ Gyorgy Scrinis, *Nutritionism: The Science and Politics of Dietary Advice* (New York: Columbia University Press, 2013).

如过敏界努力解释人们发生过敏和过敏发病率逐渐增加的原因，精神科学者也在各种各样的病例中举步维艰，给予的解释最终都让人大失所望。[1] 精神分析理论需要与遗传学、生物学以及社会学等多种假说竞争，其中有些观点缺乏包容性，甚至违反了人类行为复杂而又受多种因素影响这一最基本的认知。[2] 精神科学与过敏类似，所有争论的核心在于对精神科学的定义。花生过敏的增多导致食物过敏的定义范围缩小，讨好了传统的过敏界、食品行业和制药公司。大规模销售治疗精神障碍和精神疾病的药品则适得其反，这极大地扩展了精神疾病的定义范围，以至于世界卫生组织认为抑郁症很快会成为全球健康的最大威胁（超过癌症和心脏病）。令人沮丧的是，事实证明，精神疾病和食物过敏的复杂含义难以明确，包括这两种疾病究竟是什么、如何最恰当地定义它们，以及它们为什么会持续增长。至少精神科医生希望从 DNA 或脑部扫描图中发现端倪，而过敏医生则选择尽量避免诊断出过敏病症。

有人认为，多元而差异不大的疾病概念削弱了对患者进行行之有效而又价格低廉的治疗。将导致儿童多动症的遗传因素与营养、环境和心理因素进行区分十分复杂，不如简单地开些盐酸哌醋甲酯（Ritalin®）。皮肤测试不能将病人的症状与食物过敏原联系起来，因此，医生把病人的症状归结于心理因素，比起开诚布公地确定病人饮食与慢性病之间的联系，前者明显简单许多。但是这种方法无助于加深对类似病症的理解，从长远来看，也不符合患者及潜在患者的最大利益。对花生过敏脱敏的研究十分合理，但在往后的几十年中，的确应当付出同样多的努力来扩大对过敏的研究，尽管结果可能令人难以接受。研究结果可能同精神病学一样，复杂多面、不易

---

[1] Thomas Kuhn, *The Structure of Scientific Revolutions* (Chicago: University of Chicago Press, 1962).

[2] Matthew Smith, "Psychiatry Limited: Hyperactivity and the Evolution of American Psychiatry," *Social History of Medicine* 21 (2008): 541–559.

接受，但医学界的谜题大多如此。医学的最终目标是预防疾病，这也最符合患者和医疗保健系统的最大利益。精神科医生和过敏医生都需要重新开始努力，遏制精神疾病和过敏疾病的迅速发展。人们期望医生们能够采取预防性的治疗措施，而不是偏激地只关注治疗方法。

历史的演变也起到了一定作用。在着手写这本书的时候，我并未打算解决关于食物过敏的争论，更不会傻到解释花生等食物过敏现象不断增加的原因。这不在我的能力范围之内。作为一名历史学者，我能够做的是，基于现存的历史证据，从多角度来看待过敏，进而分析过敏学者难以回答这些问题的原因，同时提出相关建议，以促使他们能够在未来从不同的角度来解决问题。这与咨询顾问类似，只不过不需要支付高昂的薪水。如果过敏学者可以在本书中有所收获，那么基于同样的原因，本书也能供精神科学者参考。食物过敏与精神疾病十分相似，它复杂可怕又十分私密，这与希波克拉底和盖伦时代富有洞察力的医生们的观察结论相同。食物过敏是模糊而复杂的一种现象或一系列现象，它随着时间的流逝不断发生变化，不应该用单一的概念来定义或描述它。① 从这一方面理解食物过敏，需要创造力、想象力以及开放的心态，这些素养在医学教育和医疗健康经济中并不常见。揭开食物过敏的谜题，将会是医学界最重要的里程碑。如果要解决由食物过敏引起的谜题，这些素养才是最为重要的。

---

①   Mark Jackson, *Allergy: The History of a Modern Malady* (London: Reaktion, 2006), 216–220.

致　谢

当我开始在埃克塞特大学进行博士研究时，我的导师马克·杰克逊会这样介绍我："这是马修·史密斯，他正在攻读过敏专业学博士学位。"当时的我为此感到困惑，因为我认为自己在进行多动症研究。最终我们两人都是对的。在写这本书的时候，我对马克的感激之情越来越深，他不仅给了我最好的指导，还引领我走进迷人的过敏世界。感谢珍妮弗·克鲁与哥伦比亚大学愿意接受这个项目，感谢他们和评审人员给予的建议。

如果没有韦尔科姆基金会的慷慨支持，这本书无法出版。韦尔科姆不仅为我提供了博士后奖学金，使我得以研究和写作，图书馆及其工作人员（特别是罗斯·麦克法兰与菲比·哈金斯）还为我提供了很多超出他们本职工作的帮助。感谢皇家医学协会图书馆、哈佛大学弗朗西斯·A.康特威图书馆、波士顿大学霍华德·戈特利布档案研究中心，特别是存放在威斯康星大学密尔沃基分校以及威斯康星大学帕克赛德分校的美国过敏、哮喘与免疫学学会与美国过敏、哮喘与免疫学学院的档案。感谢英国广播公司和英国艺术与人文科学研究理事会设立的新一代思想家计划，使我有机会与大量的读者近距离接触。

尽管口述病史在本书中所占比例不大，不过我确实做过一些采访，在此感谢所有受访者。我曾一度认为，有些人是为生存而食，有些人则为食而生存，他们使我认识到现实要复杂许多。他们的故事非常重要，令我在研究中深受启发，并会在未来继续得到使用。感谢安妮·穆尼奥斯·弗朗以及食物过敏研究与教育机构帮助我联系受访者。

我还要感谢斯特拉斯克莱德大学以及健康与医疗史中心的同事们。吉姆·米尔斯与阿瑟·麦基弗为我提供了很好的建议（他们每周还陪我打壁球），埃玛·纽兰兹、约翰·斯图尔特、珍妮特·格林利斯、彼得·柯比、维基·隆等人则为我提供了指导和支持。感谢盖尔·戴维斯以及医学社会史协会执行委员会的善意的提醒，使我意识到医学史当前和未来的功能之一是让人们了解医学争论的相关情况。感谢我的朋友和我的家人让我保持专注。特别是感谢斯蒂芬·莫兹利为我提供新的过敏案例，不然我很可能会错过它们；感谢阿加巴使我对人生有了新的认知。马克·多伊奇、安格斯·弗格森、德斯波·克里措塔里、马修·艾斯勒、里马·阿普尔、阿里·哈格特、利娅·桑赫斯特、埃德·拉姆斯登、乔纳森·赖茨纳、戴维·简蒂克尔、埃丽卡·戴克等人一直为我提供各种建议，他们都是我的挚友。我也感谢所有远在加拿大的家人与朋友们对我的鼓励（包括我的母亲、父亲、赫伯特、伯克斯、伦茨、博恩斯、帕特森以及其他人），我还要永远衷心地感谢米歇尔与达希尔的耐心和理解，最后，感谢小索尔薇，她一直等到我的作品完成后才降临人世！

参考文献

档案资料

American Academy of Allergy, Asthma and Immunology Records, 1923–2011. University of Wisconsin-Milwaukee Libraries, Archives Department.

American College of Allergy, Asthma and Immunology Records, 1928– [ongoing]. University of Wisconsin–Parkside Libraries, Archives Department.

Beatrice Trum Hunter Collection, Howard Gotlieb Archival Research Center, Boston University.

Theron G. Randolph Papers, 1935–1991, H MS c183. Harvard Medical Library in the Francis A. Countway Library of Medicine, Center for the History of Medicine, Boston.

已公开资料

Abramson, Harold A. "The Present Status of Allergy." *Nervous Child* 7 (1948): 86–101.

——. "Psychosomatic Aspects of Hay Fever and Asthma Prior to 1900." *Annals of Allergy* 6 (1948): 110–121.

"Adrenaline Epipens for Anaphylactic Shock to 'Expire.'" BBC News, December 10, 2009. http://news.bbc.co.uk/1/hi/health/8404536.stm. Accessed November 21, 2013.

Adsule, R. N., K. M. Lawande, and S. S. Kadam. "Peanuts." In *Handbook of World Food Legumes*, edited by D. K. Salunkhe and S. S. Kadam, 2: 193–214. Boca

Raton, Fla.: CRC Press, 1989.

Akpan, Nsikan. "Goldendoodle Sniffs Out Peanuts to Protect Seven-Year-Old Girl, Meghan Weingarth, from a Deadly Nut Allergy." *Medical Daily*, August 9, 2013. http://www.medicaldaily.com/goldendoodle-sniffs-out-peanuts-protect-7-year-old-girl-meghan-weingarth-deadly-nut-allergy-250095. Accessed November 26, 2013.

Albala, Ken. *Eating Right in the Renaissance*. Berkeley: University of California Press, 2003.

Alvarez, Walter C. "Foreword." In *You Can't Eat That! A Manual and Recipe Book for Those Who Suffer Either Acutely or Mildly (And Perhaps Unconsciously) from Food Allergy*, by Helen Morgan. New York: Harcourt, Brace, 1939.

———. *Incurable Physician: An Autobiography*. Kingswood: World's Work, 1963.

———. "The Production of Food Allergy." *Gastroenterology* 30 (1956): 325–326.

———. "Puzzling Nervous Storms Due to Food Allergy." *Gastroenterology* 7 (1946): 241–252.

American Academy of Allergy, Asthma and Immunology. "Allergy Diagnostic Testing: An Updated Practice Parameter." *Annals of Allergy, Asthma, and Immunology* 100 (2008): S10.

———. "Allergy Statistics." http://www.aaaai.org/about-the-aaaai/newsroom/allergy-statistics.aspx#Food_Allergy. Accessed March 4, 2012.

———. "Swish or Swallow: Comparing Oral and Sublingual Immunotherapy for Peanut Allergy." March 26, 2013. http://www.aaaai.org/global/latest-research-summaries/Current-JACI-Research/oral-sublingual-immunotherapy-peanut-allergy.aspx. Accessed December 2, 2013.

American Academy of Allergy and Immunology. "Position Statement of the Practice Standards Committee, The American Academy of Allergy and Immunology: Skin Testing and Radioallergosorbent Testing (RAST) for Diagnosis of Specific Allergens Responsible for IgE-Mediated Diseases." *JACI* 72 (1983): 515–517.

American College of Otolaryngology–Head and Neck Surgery. "Fact Sheet: Pediatric Food Allergies." http://www.entnet.org/HealthInformation/pediatricFood Allergies.cfm. Accessed October 28, 2013.

American Almanac and Repository of Useful Knowledge. 2nd ed. Boston: Bowen, 1833.

[American Association of Immunologists.] "The Founding of The Journal of Immunology." http://www.aai.org/about/History/Articles/AAI_History_001.pdf. Accessed August 22, 2013.

American College of Allergy, Asthma and Immunology. "Food Allergies." http://www. acaai.org/allergist/allergies/Types/food-allergies/Pages/default.aspx. Accessed March 7, 2012.

Anderson, McCall. "A Lecture on Nettle Rash." *BMJ* 1197 (1883): 1107–1109.

Anderson, Warwick, Myles Jackson, and Barbara Gutmann Rosenkrantz. "Toward an Unnatural History of Immunology." *Journal of the History of Biology* 27 (1994): 575–594.

Apple, Rima D. *Perfect Motherhood: Science and Childrearing in America*. New Bruns-wick, N.J.: Rutgers University Press, 2006.

——.*Vitamania: Vitamins in American Culture*. New Brunswick, N.J.: Rutgers University Press, 1996.

Arnold, Donald M., Morris A. Blajchman, Julie DiTomasso, Myron Kulczycki, and Paul K. Keith. "Passive Transfer of Peanut Hypersensitivity from Fresh Frozen Plasma." *Archives of Internal Medicine* 167 (2010): 853–854.

Baer, Rudolph L. "Correspondence." *Journal of Allergy* 27 (1956): 483–484.

Bahna, Sami L., and Douglas C. Heiner. *Allergies to Milk*. New York: Grune and Stratton, 1980.

Baldwin, Horace S., and W. C. Spain. "Editorial." *Journal of Allergy* 20 (1949): 388–390.

"Banning Nuts at a Local Stadium?" June 5, 2006. Parenting a Child with a Food Allergy. http://www.childfoodallergy.com/archives/2006/06/banning_nuts_at.html. Accessed March 10, 2012.

Barnett, D., B. A. Baldo, and M. E. Howden. "Multiplicity of Allergens in Peanuts." *JACI* 58 (1983): 61–68.

Bateman, B., J. O. Warner, E. Hutchinson, T. Dean, P. Rowlandson, C. Grant, J. Grundy, C. Fitzgerald, and J. Stephenson. "The Effects of a Double-Blind, Placebo Controlled, Artificial Food Colourings and Benzoate Preservative Challenge on Hyperactivity in a General Population Sample of Preschool Children." *Archives of Disease in Childhood* 89 (2004): 506–511.

Baumhauer, J. H. "Allergy in Children with Particular Reference to Food Idiosyncrasy; Report of Cases." *Journal of the Medical Association of Alabama* 2 (1932): 195–202.

Beck, Ulrich. *World Risk Society*. Malden, Mass.: Polity Press, 1999.

Becker, Robert, and Meg McSherry Breslin. "Banker Gives $75 Million to NU." *Chicago Tribune*, February 14, 2002. http://articles.chicagotribune.com/2002–02–14/ news/0202140008_1_medical-school-nu-bessie-feinberg-foundation.

Accessed September 25, 2013.

Belasco, Warren J. Appetite for Change: *How the Counterculture Took on the Food Industry*. 2nd ed. Ithaca, N.Y.: Cornell University Press, 2007.

Bell, R. G. "IgE, Allergies and Helminth Parasites: A New Perspective on an Old Conundrum." *Immunology and Cell Biology* 74 (1996): 337–345.

Berg, T., H. Bennich, and S. G. Johansson. "In Vitro Diagnosis of Atopic Allergy. I. A Comparison of Provocation Tests and the Radioallergosorbent Test." *International Archives of Allergy and Applied Immunology* 40 (1971): 770–778.

Bero, Lisa A., Alison Galbraith, and Drummond Rennie. "The Publication of Sponsored Symposius in Medical Journals." *NEJM* 327 (1992): 1135–1140.

Besredka, Alexandre. *Anaphylaxis and Anti-Anaphylaxis and Their Experimental Foundations*. Edited by S. Roodhouse Gloyne. London: Heinemann, 1919.

———. "Du mécanisme de l'anaphylaxie vis-à-vis sérum de cheval." *Annales de l'Institute Pasteur* 4 (1908): 496–508.

———. *L'histoire d'une idée*. Paris: Masson, 1921.

Beyer, K., E. Morrow, X.-M. Li, L. Bardina, G. A. Bannon, A. W. Burks, and H. A. Sampson. "Effects of Cooking Methods on Peanut Allerginicity." *JACI* 107, no. 6 (2001): 1077–1081.

Bibel, Debra Jan. *Milestones in Immunology: A Historical Exploration*. Madison, Wis.: Science Tech, 1988.

Bielory, B. P., T. Mainardi, and M. Rottem. "Evolutionary Immune Response to Conserved Domains in Parasites and Aeroallergens." *Allergy and Asthma Proceedings* 34 (2013): 93–102.

Biroum-Noerjasin. "Serum IgE Concentrations in Relation to Anti-Helminthic Treatment in a Javanese Population with Hookworm." *Clinical and Experimental Immunology* 13 (1973): 454–451.

Black, Callen. "A Brief History of the Discovery of Immunoglobulins and the Origin of the Modern Immunoglobulin Nomenclature." *Immunology and Cell Biology* 75 (1997): 65–68.

Blank, Charles H. "The Delaney Clause: Technical Naïveté and Scientific Advocacy in the Formulation of Public Health Policies." *California Law Review* 62 (1974): 1084–1120.

Blom, Ida. *Medicine, Morality and Political Culture: Legislation and Venereal Disease*. Lund: Nordic Academic Press, 2012.

Bock, S. Allan, Anne Muñoz-Furlong, and Hugh A. Sampson. "Fatalities Due to Anaphylactic Reactions Due to Foods." *JACI* 107 (2001): 191–193.

食物的心机

Boden, Stephen R., and A. Wesley Burks. "Anaphylaxis: A History with Emphasis on Food Allergy." *Immunological Reviews* 242 (2011): 247–257.

"Book Notices." *JAMA* 113 (1939): 446.

Bottini, N., M. P. Ronchetti, F. Gloria-Bottini, and L. Fontana. "Malaria as a Possible Evolutionary Cause for Allergy." *Allergy* 54 (1999): 188–189.

Brady, William. "Health Talk: Eczema." *Ogden (Utah) Standard*, March 17, 1917.

Brander, Michael. *Eve Balfour: Founder of the Soil Association and Voice of the Organic Movement: A Biography*. Haddington: Glenneil Press, 2003.

Branum, Amy M., and Susan L. Lukacs. "Food Allergy Among U.S. Children: Trends in Prevalence and Hospitalizations." National Center for Health Statistics Data Brief, no. 10 (2008) . http://www.cdc.gov/nchs/data/databriefs/db10.pdf. Accessed March 1, 2012.

Bree, Robert. *A Practical Inquiry into Disordered Respiration*. Birmingham: Swinney and Hawkins, 1800.

Brostoff, Jonathan, and Stephen J. Challacombe, eds. *Food Allergy and Intolerance*. 2nd ed. London: Saunders, 2002.

Brown, E. A., and G. P. Wadsworth. "The Leucopenic Index." *Journal of Allergy* 9 (1938): 345–370.

Brown, Ethan Allan. "American Academy of Allergy: The Changing Picture of Allergy." *Journal of Allergy* 28 (1957): 365–366.

Brown, W. R., B. K. Borthistle, and S. T. Chen. "Immunoglobulin E (IgE) and IgE-Containing Cells in Human Gastrointestinal Fluids and Tissues." *Clinical and Experimental Immunology* 20 (1975): 227–237.

Browne, Thomas. *Religio Medici*. 1643. London: J. Torbuck, 1736.

Brumberg, Joan Jacobs. *Fasting Girls: The History of Anorexia Nervosa*. Cambridge, Mass.: Harvard University Press, 1989.

Buchan, William. *Domestic Medicine*. Philadelphia: John Crukshank, Robert Bell, James Bell, 1790.

Burisch, J., and P. Munkholm. "Inflammatory Bowel Disease Epidemiology." *Current Opinion in Gastroenterology* 29 (2013): 357–362.

Burnett, Frank Macfarlane. *The Production of Antibodies*. Melbourne: Macmillan, 1941.

Burnham, John C. "The Decline of the Sick Role." *Social History of Medicine* 25 (2012): 761–776.

Burrows, B., M. Halonen, R. A. Barbee, and M. Lebowitz. "The Relation of Serum Immunoglobulin E and Cigarette Smoking." *American Review of Respiratory*

Disease 124 (1981): 523–525.

Bynum, Russ. "Peanut Ban on Airplanes? FAA Considers Nut Ban on Airlines Because of Allergy." *Huffington Post*, June 12, 2010. http://www.huffingtonpost.com/2010/06/12/peanut-ban-on-airplaines-_n_610247.html. Accessed March 1, 2012.

Caldwell, Janet A. "The Manifestations of Food Allergy." *Dallas Medical Journal* 19 (1933): 51–53.

Callis, H. A. "Food Allergy: Two Unusual Cases." *Journal of the National Medical Association* 22 (1930): 14–15.

Cameron, Charles A. *A Handy Book on Food and Diet in Health and Disease*. London: Cassell, Petter and Galpin, 1871.

Cantor, David. "The Diseased Body." In *Medicine in the Twentieth Century*, edited by Roger Cooter and John Pickstone, 347–366. Amsterdam: Harwood Academic, 2000.

Carroy, Jacqueline. "Playing with Signatures: The Young Charles Richet." In *The Mind of Modernism: Medicine, Psychology, and the Cultural Arts in Europe and America, 1880–1940*, edited by Mark S. Micale, 217–249. Stanford, Calif.: Stanford University Press, 2004.

Carson, Rachel. *Silent Spring*. Boston: Houghton Mifflin, 1962.

Carver, George Washington. *How to Grow the Peanut and 105 Ways of Preparing It for Human Consumption*. 7th ed. Tuskegee, Ala.: Tuskegee Institute Press, 1940.

"Causes of Asthma." *Times* (London) , January 16, 1929.

Centers for Disease Control and Prevention. *Asthma Facts*. Atlanta: U.S. Department of Health and Human Services, Centers for Disease Control and Prevention, 2013. http://www.cdc.gov/asthma/pdfs/asthma_facts_program_grantees.pdf. Accessed November 27, 2013.

Chen, Nancy N. *Food, Medicine, and the Quest for Good Health*. New York: Columbia University Press, 2009.

Cheyne, George. *The English Malady*. London: G. Strahan, 1733.

Christakis, Nicholas A. "This Allergies Hysteria is Just Nuts." *BMJ* 337 (2008): 1384.

"City Offers Tips." *Edmonton (Alberta) Journal*, August 23, 2009.

Clark, A. T., S. Islam, Y. King, J. Deighton, K. Anagnostou, and P. W. Ewan. "Successful Oral Tolerance Induction in Severe Peanut Allergy." *Allergy* 64 (2009): 1218–1220.

Clarke, T. Wood. "Neuro-Allergy in Childhood." *New York State Journal of Medicine* 42 (1948): 393–397.

———. "The Relation of Allergy to Character Problems in Children." *Annals of Allergy*

8 (1950): 21–38.

"Coalition Asks More Specific Ingredient Labeling for Food." *Daily Herald*, December 13, 1973.

Coca, Arthur F. *Familial Nonreaginic Food-Allergy.* Springfield, Ill.: Thomas, 1943.

———. "Hypersensitiveness." In *Practice of Medicine*, edited by Frederick Tice, 1: 109–199. Hagerstown, Md.: Prior, 1920.

———. *The Pulse Test for Allergy.* London: Parrish, 1959.

Coca, Arthur F., and Robert Cooke. "On the Classification of the Phenomena of Hypersensitiveness." *Journal of Immunology* 8 (1923): 163–182.

Coca, Arthur F., and Ella F. Grove. "Studies in Hypersensitiveness 13: A Study of the Atopic Reagins." *Journal of Immunology* 10 (1925): 445–464.

Cohen, Sheldon G., ed. *Excerpts from Classics in Allergy.* 3rd ed. Bethesda, Md.: National Institutes of Allergy and Infectious Diseases, 2012.

Cohen, Sheldon G., and Myrna Zelaya-Quesada. "Prausnitz and Küstner Phenomenon: The P-K Reaction." *JACI* 114 (2004): 705–710.

Collins, Harry, and Trevor Pinch. *Dr. Golem: How to Think About Medicine.* Chicago: University of Chicago Press, 2005.

Cone, Richard A., and Emily Martin. "Corporeal Flows: The Immune System, Global Economies of Food, and Implications for Health." *Ecologist* 27 (1997): 107–111.

Conford, Philip. *Origins of the Organic Movement.* Edinburgh: Floris Books, 2001.

Consumer Reports. "Our History." http://www.consumerreports.org/cro/about-us/history/index.htm. Accessed September 24, 2013.

Cooke, Rose Terry. "The Household." *Fort Worth Daily Gazette*, December 6, 1885.

Craik, Elizabeth. "Hippokratic Diaita." In *Food in Antiquity*, edited by John Wilkins, David Harvey, and Mike Dobson, 343–350. Exeter: University of Exeter Press, 2003.

Crook, William G. *Can Your Child Write? Is He Hyperactive?* Jackson, Tenn.: Pedicenter Press, 1975.

———. "Food Allergy: The Great Masquerader." *Pediatric Clinics of North America* 22 (1975): 227–238.

———. "To the Editor." *Annals of Allergy* 38 (1977): 285.

———. *The Yeast Connection: A Medical Breakthrough.* New York: Vintage, 1986.

Crook, William G., Walton W. Harrison, and Stanley E. Crawford. "Allergy—The Unanswered Challenge in Pediatric Research, Education, and Practice." *Pediatrics* 21 (1958): 649–654.

Cullen, William. *Lectures on the Materia Medica.* London: T. Lowndes, 1773.

Cummings, A. J., R. C. Knibb, M. Erlewynn-Lajeunesse, R. M. King, G. Roberts, and J. S. Lucas. "Management of Nut Allergy Influences Quality of Life and Anxiety in Chil- dren and Their Mothers." *Pediatric Allergy and Immunology* 21 (2010): 586–594.

Cunningham, Andrew. "Identifying Disease in the Past: Cutting the Gordian Knot." *Asclepio* 54 (2002): 13–34.

Daschner, A., C. Cuéllar, and M. Rodero. "The Anisakis Allergy Debate: Does an Evolutionary Approach Help?" *Trends in Parasitology* 28 (2012): 9–15.

Davison, Hal M. "Cerebral Allergy." *Southern Medical Journal* 42 (1949): 712–716.

DesRoches, A., C. Infante-Rivard, L. Paradis, J. Paradis, and E. Haddad. "Peanut Allergy: Is Maternal Transmission of Antigens During Pregnancy and Breastfeeding a Risk Factor?" *Journal of Investigative Allergology and Clinical Immunology* 20 (2010): 289–294.

Deutsch, Felix, and Raymond Nadell. "Psychological Aspects of Dermatology with Special Consideration of Allergic Phenomena." *Nervous Child* 5 (1946): 339–364.

Dixon, Viktoria, Shaymau Habeeb, and Raman Lakshman. "Did You Know This Medicine Has Peanut Butter in It, Doctor?" *Archives of Disease in Childhood* 92 (2007): 654.

Dodds, J. C. "Idiosyncrasy to Eggs." *JAMA* 16 (1891): 827.

"Dr. Charles D. May, 84; Debunked Myth That Linked Asthma to Food Allergies." *Boston Globe*, June 18, 1992.

"Dr. Hirshberg Gets 4 Years in Prison." *New York Times*, May 12, 1923.

Dror, Otniel. "The Affect of Experiment: The Turn to Emotions in Anglo-American Experiment." *Isis* 90 (1999): 205–237.

Duke, William Waddell. *Allergy, Asthma, Hay Fever, Urticaria, and Allied Manifestations of Reaction*. London: Kimpton, 1925.

Duncan, Joanne M., and Malcom R. Sears. "Breastfeeding and Allergies: Time for a Change in Paradigm?" *Current Opinion in Allergy and Clinical Immunology* 8 (2008): 398–405.

"Eczema and Protein Hypersensitiveness." *JAMA* 67 (1916): 207.

"Edgewater Elementary School Parents Want Student Home Schooled over Peanut Allergy." *Huffington Post*, March 22, 2011. http://www.huffingtonpost.com/2011/03/22/peanut-allergy-edgewater-elementar y-school_n_839091.html. Accessed March 1, 2012.

Elliott, D. E., and J. V. Weinstock. "Where Are We on Worms?" *Current Opinion in*

Gastroenterology 28 (2012): 551–556.

Ellis, Elliot F. "Foreword." *Pediatric Clinics of North America* 22 (1975): 1–2.

Ellis, Sydney. "Review of *Human Ecology and Susceptibility to the Chemical Environment.*" Archives of Environmental Health 6 (1963): 814.

Ettelson, L. N., and Louis Tuft. "The Value of the Coca Pulse-Acceleration Method in Food Allergy." *Journal of Allergy* 32 (1961): 514–524.

Evans, Susan, Danna Skea, and Jerry Dolovich. "Fatal Reaction to Peanut Antigen in Almond Icing." *CMAJ* 139 (1988): 231–232.

Fagge, Charles Hinton, and Philip Henry Pye-Smith. *The Principles and Practices of Medicine.* 2nd ed. London: Churchill, 1888.

Farb, Peter, and George Armelagos. *Consuming Passions: The Anthropology of Eating.* Boston: Houghton Mifflin, 1980.

Fauci, Anthony S. "The Revolution in the Approach to Allergic and Immunologic Diseases." *Annals of Allergy* 55 (1985): 632–633.

Feinberg, Samuel. *Allergy in General Practice.* London: Kimpton, 1934.

———. *One Man's Food.* Chicago: Blue Cross Commission, 1953.

Feinberg, Samuel M., Harry L. Huber, J. Harvey Black, and Karl D. Figley. "Reactions to Dextrose." *JAMA* 145 (1951): 666.

Feingold, Ben F. "Allergy to Flea Bites—Clinical and Experimental Observations." *Annals of Allergy* 19 (1961): 1275–1289.

———. *Introduction to Clinical Allergy.* Springfield, Ill: Thomas, 1973.

———. "The Role of Diet in Behaviour." *Ecology of Disease* 1 (1982): 153–165.

———. "Tonsillectomy in the Allergic Child." *California Medicine* 71 (1949): 341–344.

———. "Treatment of Allergic Disease of the Bronchi." *JAMA* 146 (1951): 319–323.

———. *Why Your Child Is Hyperactive.* New York: Random House, 1974.

Feingold, Ben F., and Helene S. Feingold. *The Feingold Cookbook for Hyperactive Children.* New York: Random House, 1979.

Feingold, Ben F., Frank J. Gorman, Margaret Thaler Singer, and Kurt Schlesinger. "Psychological Studies of Allergic Women: The Relation Between Skin Reactivity and Personality." *Psychosomatic Medicine* 24 (1962): 195–202.

Ferris, Samuel. *A Dissertation on Milk.* London: T. Cadell, 1785.

Fickling, William E., and Duncan A. F. Robertson. "Immunologically Mediated Damage of the Gut." In *Food Allergy and Intolerance,* edited by Jonathan Brostoff and Stephen J. Challacombe, 293–301. 2nd ed. London: Saunders, 2002.

Fischer, Louis. "Milk Idiosyncrasies in Children." *JAMA* 39 (1902): 247–249.

Fisherman, E. W. "Does the Allergic Diathesis Influence Malignancy?" *JACI* 31 (1960):

74–78.

Fitzgerald, Michael. *Autism and Creativity: Is There a Link Between Autism in Men and Exceptional Ability?* New York: Routledge, 2004.

Fitzsimmons, C. M., and D. W. Dunne. "Survival of the Fittest: Allergology or Parasitology?" *Trends in Parasitology* 25 (2009): 447–451.

Fleck, Ludwik. *Genesis and Development of a Scientific Fact.* Translated by Frederick Bradley and Thaddeus J. Trenn. 1935. Chicago: University of Chicago Press, 1979.

Floyer, John. *A Treatise of the Asthma.* London: R. Wilkin, 1698.

Food Allergy Committee of the American College of Allergists. "Final Report of the Food Allergy Committee of the American College of Allergists on the Clinical Evaluation of Sublingual Provocative Testing Method for Diagnosis of Food Allergy." *Annals of Allergy* 33 (1974): 164–166.

Food Allergy Research and Education. *A Vision and Plan for Food Allergy Research.* McLean, Va.: FARE, 2013. http://www.foodallergy.org/document.doc?id=250. Accessed November 27, 2013.

Food Standards Agency. "Peanuts During Pregnancy, Breastfeeding and Early Childhood." August 24, 2009. http://www.food.gov.uk/policy-advice/allergyintol/peanuts pregnancy#.UpXxmdK-0yo. Accessed November 27, 2013.

Fothergill, John. "Remarks on That Complaint commonly known under the Name of the Sick Head-Ach." In *Medical Observations and Inquiries*, edited by the Society of Physicians of London, 6: 103–134. London: T. Cadell, 1784.

Fox, Howard, and J. Edgar Fisher. "Protein Sensitization in Eczema of Adults." *JAMA* 75 (1920): 910.

Fox, William Tilbury. *Atlas of Skin Diseases.* London: Churchill, 1877.

"Francis Hare: Noted Physician Passes." *Brisbane Courier*, March 20, 1929.

Frankland, A. W. "Allergy: Immunity Gone Wrong." *Proceedings of the Royal Society of Medicine* 66 (1972): 1–4.

———. "Carl Prausnitz: A Personal Memoir." *JACI* 114 (2004): 700–705.

———. "Some Observations on the RAST Test." *Annals of Allergy* 33 (1974): 105–106.

Frankland, A. W., and R. S. H. Pumfrey. "Acute Allergic Reactions to Foods and Crossreactivity Between Foods." In *Food Allergy and Intolerance*, edited by Jonathan Brostoff and Stephen J. Challacombe, 413–423. 2nd ed. London: Saunders, 2002.

Fraser, Heather. *The Peanut Allergy Epidemic: What's Causing It and How to Stop It.* New York: Skyhorse, 2011.

"Frederick Stare." *Economist*, April 18, 2002.

French, Thomas Morton, and Franz Alexander. *Psychogenic Factors in Bronchial Asthma*. Menasha, Wis.: Banta, 1941.

Friedman, Alice D. "Management with the Elimination Diet." In *Introduction to Clinical Allergy*, by Ben F. Feingold, 162–170. Springfield, Ill: Thomas, 1973.

Fries, Joseph H. "Chocolate: A Review of Published Reports of Allergic and Other Deleterious Effects, Real or Presumed." *Annals of Allergy* 41 (1978): 195–207.

———. "Food Allergy—Current Concerns." *Annals of Allergy* 46 (1981): 260–263.

———. "Food Faddism—The Dilemma of Diet." *Annals of Allergy* 39 (1977): 288–289.

———. "Peanuts: Allergic and Other Untoward Reactions." *Annals of Allergy* 48 (1982): 220–226.

———. "Studies on the Allergenicity of the Soy Bean." *Annals of Allergy* 29 (1971): 1–7.

Galen. *On the Properties of Foodstuffs*. Translated by Owen Powell. Cambridge: Cambridge University Press, 2003.

Gaud, William S. "The Green Revolution: Accomplishments and Apprehensions." Speech presented to the Society for International Development, Washington, D.C., March 8, 1968. http://www.agbioworld.org/biotech-info/topics/borlaug/borlaug-green.html. Accessed September 24, 2013.

Gay, L. P. "Gastro-Intestinal Allergy IV: The Leucopenic Index as a Method of Diagnosis of Allergy Causing Peptic Ulcer." *JAMA* 106 (1936): 969–976.

———. Review of *Elimination Diets and the Patients' Allergies*, by Albert H. Rowe. *Quarterly Review of Biology* 20 (1945): 183.

———. Review of *Familial Nonreaginic Food-Allergy*, by Arthur F. Coca. *Quarterly Review of Biology* 21 (1946): 408.

———. Review of *Strange Malady*, by Warren T. Vaughn. *Scientific Monthly* 54 (1942): 279–280.

Gell, P. G. H., and R. R. A. Coombs, eds. *Clinical Aspects of Immunology*. Oxford: Blackwell, 1963.

Gentilcore, David. *Pomodoro! A History of the Tomato in Italy*. New York: Columbia University Press, 2010.

Gerard, Margaret W. "Bronchial Asthma in Children." *Nervous Child* 5 (1946): 327–331.

Gerrard, J. W., C. A. Geddes, P. L. Reggin, C. D. Gerrard, and S. Horne. "Serum IgE Levels in White and Métis Communities in Saskatchewan." *Annals of Allergy* 37 (1976): 91–100.

Gerrard, J. W., D. C. Heiner, C. G. Co, J. Mink, A. Meyers, and J. A. Dosman.

"Immunoglobulin Levels in Smokers and Non-Smokers." *Annals of Allergy* 44 (1980): 261–263.

Gerrard, J. W., and L. Perelmutter. "IgE-Mediated Allergy to Peanut, Cow's-Milk, and Egg in Children with Special Reference to Maternal Diet." *Annals of Allergy* 56 (1986): 351–354.

Gerstenberger, H. J., and J. H. Davis. "Report of a Case of Anaphylaxis Following an Intradermal Protein Sensitization Test." *JAMA* 76 (1921): 721–723.

Ghosh, M. L. "Eosinophilia, Increased IgE Toxocariasis in Children." *Indian Journal of Pediatrics* 41 (1974): 11–14.

Gilman, Sander. *Fat: A Cultural History of Obesity*. Cambridge: Polity, 2008.

"Girl Fasting to Cure Asthma." *New York Tribune*, October 7, 1904.

Glaser, Jerome. "Gastrointestinal Allergy in Infancy and Childhood." *Journal of the Medical Association of Georgia* 45 (1956): 514–518.

Glickman, Laurence B. *Buying Power: A History of Consumer Activism in America*. Chicago: University of Chicago Press, 2009.

Goldman, Douglas, Nathan S. Kline, Veronica M. Pennington, and Burtrum C. Schiele. *Retrospective Diagnoses of Historical Figures as Viewed by Leading Contemporary Psychiatrists*. Bloomfield, N.J.: Schering, 1958.

Gooding, Ralph. *A Manual of Domestic Medicine*. London: Virtue, 1867.

Grant, Mark. *Galen on Food and Diet*. London: Routledge, 2000.

Greer, William R. "Warnings on Food Allergies." *New York Times*, March 29, 1986.

Grigson, Jane. *Jane Grigson's Vegetable Book*. London: Michael Joseph, 1978.

Gryboski, J. D. "Gastrointestinal Milk Allergy in Infants." *Pediatrics* 40 (1967): 354–362.

Hällgren, R., and L. Lundin. "Increased Total Serum IgE in Alcoholics." *Acta Medica Scandinavica* 213 (1983): 99–103.

Handbook of Domestic Medicine. London: Bohn, 1855.

Hare, F. E. *The Cold-Bath Treatment of Typhoid Fever*. London: Macmillan, 1898.

Hare, Francis. *The Food Factor in Disease: Being an Investigation into the Humoral Causation, Meaning, Mechanism, and Rational Treatment, Preventive and Curative, of the Paroxysmal Neuroses (Migraine, Asthma, Angina Pectoris, Epilepsy, Etc.) , Bilious Attacks, Gout, Catarrhal and Other Affections, High Blood-Pressure, Circulatory, Renal and Other Degenerations*. 2 vols. London: Longmans, Green, 1905.

———. *On Alcoholism: Its Clinical Aspects and Treatment*. London: Churchill, 1912.

Harvey, D. Review of *Human Ecology and Susceptibility to the Chemical Environment*, by Theron G. Randolph. Nutrition Abstracts and Reviews, January 1963, 11.

Hass, Myra May. *Recipes and Menus for Allergics: A Cookbook for the Harassed House keeper*. New York: Dodd, Mead, 1939.

Healy, David. *The Antidepressant Era*. Cambridge, Mass.: Harvard University Press, 1997.

Hegsted, D. Mark. "Frederick John Stare (1910–2002) ." *Journal of Nutrition* 134 (2004): 1007–1009.

Heiner, Douglas C. "Sublingual Testing in the Diagnosis of Food Allergy." *Western Journal of Medicine* 121 (1974): 152.

Heiner, Douglas C., and Bram Rose. "Elevated Levels of Gamma-E (IgE) in Conditions Other Than Classic Allergy." *Journal of Allergy* 45 (1970): 30–42.

Heremans, Joseph F., M. T. Heremans, and H. E. Schultze. "Isolation and Description of a Few Properties of ī2A-Globulin of Human Serum." *Clinica Chimica Acta* 4 (1959): 96–102.

Higman, B. W. *How Food Made History*. Oxford: Wiley-Blackwell, 2012.

Hill, Louis Webb. "Editorial: Atopic Dermatitis." *Journal of Allergy* 27 (1956): 480–482.

Hippocrates. Ancient Medicine. Part 20. Perseus Project. http://perseus.uchicago.edu/cgi-bin/philologic/getobject.pl?p.196: 29.GreekFeb2011. Accessed September 17, 2014.

Hirshberg, Leonard Keene. "Beauty, Only Skin Deep, Is Divine Stamp of Health, That Needs Preservation." *Washington Times*, May 24, 1915.

——. "Nature Provides Means to Conquer Bacteria and All Their Poisons." *Washington Times*, August 7, 1916.

——. "Why You Eat Some Foods with Pleasure and Are Unable to Enjoy Others." *Washington Times*, May 31, 1916.

Hoffman, D. R., and Z. H. Haddad. "Diagnosis of IgE-Mediated Reactions to Food Antigens by Radioimmunoassay." *JACI* 54 (1974): 165–173.

Hogarth-Scott, R. S., S. G. Johansson, and H. Bennich. "Antibodies to Toxocara in the Sera of Visceral Larva Migrans Patients: The Significance of Raised Levels of IgE." *Clinical and Experimental Immunology* 5 (1969): 619–625.

Hoobler, B. Raymond. "Some Early Symptoms Suggesting Protein Sensitization in Infancy." *American Journal of Diseases of Children* 12 (1916): 129–135.

Høst, Arne, and Sami L. Bahna. "Cow's Milk Allergy." In *Food Hypersensitivity and Ad- verse Reactions: A Practical Guide for Diagnosis and Management*, edited by Marianne Frieri and Brett Kettelhut, 99–112. New York: Dekker, 1999.

Hunter, Beatrice Trum. *Beatrice Trum Hunter's Additives Book*. New Canaan, Conn.: Keats, 1972.

——. "The Bookhunter." *Herald of Health*, August 12, 1962.

——. *The Mirage of Safety: Food Additives and Federal Policy*. Brattleboro, Vt.: Greene, 1975.

Hurst, Arthur F. "An Address on Asthma." *Lancet* 197 (1921): 1113–1117.

Hutchinson, John. *Pedigree of Disease: Six Lectures on Temperament, Idiosyncrasy and Diathesis*. London: Churchill, 1884.

"Irish Prospects." *Economist*, October 31, 1846.

"Is Asparagus Wholesome?" *Lancet* 167 (1906): 1405–1406.

Ishizaka, K., H. Tomioka, and T. Ishizaka. "Mechanism of Passive Sensitization. I. Presence of IgE and IgG Molecules on Human Leukocytes." *Journal of Immunology* 105 (1970): 1459–1467.

Ishizaka, Kimishige, Teruko Ishizaka, and M. Hornbrook. "Physicochemical Properties of Reaginic Antibody IV. Presence of a Unique Immunoglobulin as a Carrier of Reaginic Activity." *Journal of Immunology* 97 (1966): 75–85.

Jackson, Mark. *The Age of Stress: Science and the Search for Stability*. Oxford: Oxford University Press, 2013.

——. *Allergy: The History of a Modern Malady*. London: Reaktion, 2006.

——. "'Allergy *con Amore*': *Psychosomatic Medicine* and the 'Asthmogenic Home' in the Mid-Twentieth Century." In *Health and the Modern Home*, edited by Mark Jackson, 153–174. New York: Routledge, 2007.

——. *Asthma: The Biography*. Oxford: Oxford University Press, 2009.

——. *The Borderland of Imbecility: Medicine, Society and the Fabrication of the Feeble Mind in Late Victorian and Edwardian England*. Manchester: Manchester University Press, 2000.

——. "Disease and Diversity in History." *Social History of Medicine* 15 (2002) , 323–340.

——. "'Divine Stramonium': The Rise and Fall of Smoking for Asthma." *Medical History* 54 (2010): 171–194.

——. "'A Private Line to Medicine': The Clinical and Laboratory Contours of Allergy in the Early Twentieth Century." In *Crafting Immunity: Working Histories of Clinical Immunology*, edited by Kenton Kroker, Pauline M. H. Mazumdar, and Jennifer Keelen, 55–76. Aldershot: Ashgate, 2008.

Jackson, Peter. "The Peanut Detectives." BBC News, February 24, 2009. http://news.bbc.co.uk/1/hi/uk/7868115.stm. Accessed November 2, 2013.

食物的心机

James, Robert. *A Medicinal Dictionary; Including Physic, Surgery, Anatomy, Chymistry, and Botany, in all their Branches Relative to Medicine.* London: T. Osborne, 1743.

James, Susan Donaldson. "Weird Food Allergy Stresses Mom, Baffles Doctors." ABC News, April 1, 2013. http://abcnews.go.com/Health/weird-food-allergy-stresses-moms-baffles-doctors/story?id=18843611#.UVsgSo6K420. Accessed October 8, 2013.

Jamieson, Michelle. "Imagining 'Reactivity': Allergy Within the History of Immunology." *Studies in History and Philosophy of Biological and Biomedical Sciences* 41 (2013): 356–366.

Jamieson, W. Allan. "A Discussion of Diet in the Etiology and Treatment of Diseases of the Skin." *BMJ* 1822 (1895): 1351–1356.

Jarrett, E. E., and D. C. Stewart. "Potentiation of Rat Reaginic (IgE) Antibody by Helminth Infection." *Immunology* 23 (1972): 749–755.

Jenkins, J. A., H. Breiteneder, and E. N. Mills. "Evolutionary Distance from Human Homologs Reflects Allergenicity of Animal Food Proteins." *JACI* 120 (2007): 1399–1405.

Jerne, Niels Kaj. "Waiting for the End." *Cold Spring Harbor Symposium on Quantitative Biology* 32 (1967): 591–603.

Johansson, S. G., and H. Bennich. "Immunological Studies of an Atypical (Myeloma) Immunoglobulin." *Immunology* 13 (1967): 381–389.

Jukes, Edward. *On Digestion and Costiveness.* London: Effingham Wilson, 1831.

Junod, Suzanne White. "The Rise and Fall of Federal Food Standards in the United States: The Case of the Peanut Butter and Jelly Sandwich." In *The Food and Drug Administration*, edited by Meredith A. Hickman, 35–48. Hauppauge, N.Y.: Nova Science, 2003.

Kallet, Arthur, and F. J. Schlink. *100,000,000 Guinea Pigs: Dangers in Everyday Foods, Drugs, and Cosmetics.* New York: Vanguard, 1933.

Karbowski, K. "Samuel Auguste Tissot (1728–1797): His Research on Migraine." *Journal of Neurology* 233 (1986): 123–125.

Kaufman, William. "Some Psychosomatic Aspects of Food Allergy." *Psychosomatic Medicine* 16 (1954): 10–40.

Keating, M. U., R. T. Jones, N. J. Worley, C. A. Shively, and J. W. Yunginger. "Immunoassay of Peanut Allergens in Food-Processing Materials and Finished Foods." *JACI* 86 (1990): 41–44.

Keirns, Carla. "Better Than Nature: The Changing Treatment of Asthma and Hay

Fever in the United States, 1910–1945." *Studies in History and Philosophy of Biological and Biomedical Sciences* 34 (2003): 511–531.

Kellogg, John Harvey. "Good Health Question Box." *Evening Public Ledger* (Philadelphia) , November 16, 1917, December 31, 1917.

Kemp, A. S., C. M. Mellis, D. Barnett, E. Sharota, and J. Simpson. "Skin Test, RAST, and Clinical Reactions to Peanut Allergens in Children." *Clinical Allergy* 1 (1985): 73–78.

Kemp, S. F., and R. F. Lockey. "Peanut Anaphylaxis from Food Cross-Contamination." *JAMA* 275 (1996): 1636–1637.

Kennedy, A. M. "A Note on Food Allergy." *BMJ* 3729 (1932): 1167–1169.

Kernberg, Paulina F. "The Problem of Organicity in the Child: Notes on Some Diagnostic Techniques in the Evaluation of Children." *Journal of the American Academy of Child Psychiatry* 8 (1969): 517–541.

Kessler, Walter R. "Food Allergy." *Pediatrics* 21 (1958): 523–525.

Kinney, Vilma. *Theron Grant Randolph, M.D., 1906–1995: A Bibliography: 60 Years of Published Works.* Self-published, 1997.

Knicker, William T. "Is the Choice of Allergy Skin Testing Versus In Vitro Determination of Specific IgE No Longer a Scientific Issue?" *Annals of Allergy* 62 (1989): 373–374.

Knoll, J. E., M. L. Ramos, Y. Zeng, C. C. Holybrook, M. Chow, S. Chen, S. Maleki, A. Bhattacharya, and P. Ozias-Akins. "TILLING for Allergen Reduction and Improvement of Quality Traits in Peanut (Arachis Hypogaea L.) ." *BMC Plant Biology* 11 (2011): 81–99.

Kost, J. *Domestic Medicine.* Cincinnati: Melick and Bunn, 1868.

Kotulak, Ron. "Henrotin Hospital Closing Set." Chicago Tribune, October 2, 1986.

Krampner, Jon. *Creamy and Crunchy: An Informal History of Peanut Butter, the All-American Food.* New York: Columbia University Press, 2013.

Krimsky, Sheldon. *Hormonal Chaos: The Scientific and Social Origins of the Environmental Endocrine Hypothesis.* Baltimore: Johns Hopkins University Press, 2000.

Kristof, Nicholas D. "Arsenic in Our Chicken?" *New York Times*, April 4, 2012. http://www.nytimes.com/2012/04/05/opinion/kristof-arsenic-in-our-chicken.html?_r=1&ref=global-home. Accessed April 9, 2012.

Kroker, Kenton. "Immunity and Its Other: The Anaphylactic Selves of Charles Richet." *Studies in History and Philosophy of Biological and Biomedical Sciences* 34 (2003): 273–296.

Kroker, Kenton, Pauline M. H. Mazumdar, and Jennifer Keelen. "Editor's Introduction." In *Crafting Immunity: Working Histories of Clinical Immunology*, edited by Kenton Kroker, Pauline M. H. Mazumdar, and Jennifer Keelen, 1–16. Aldershot: Ashgate, 2008.

Kroll-Smith, Steve, and H. Hugh Floyd. *Bodies in Protest: Environmental Illness and the Struggle over Medical Knowledge*. New York: New York University Press, 1997.

Kuhn, Thomas. *The Structure of Scientific Revolutions*. Chicago: University of Chicago Press, 1962.

Kutchins, Herb, and Stuart A. Kirk. *Making Us Crazy: DSM: The Psychiatric Bible and the Creation of Mental Disorders*. New York: Free Press, 1997.

Lack, Gideon, Deborah Fox, Kate Northstone, and Jean Golding. "Factors Associated with the Development of Peanut Allergy in Childhood." *NEJM* 348 (2003): 977–985.

Laidlaw, George Frederick. *The Treatment of Hay Fever by Rosin-Weed, Ichtyhyol and Faradic Electricity, with a Discussion of the Old Theory of Gout and the New Theory of Anaphylaxis*. New York: Boericke & Runyon, 1917.

Laing, R. D. *The Divided Self: An Existential Study in Sanity and Madness*. London: Tavistock, 1960.

Lake, Wayne A. "Review of Clinical Ecology." *Annals of Allergy* 37 (1976): 444.

Lamson, R. W. "So-Called Fatal Anaphylaxis in Man: With Especial Reference to the Diagnosis and Treatment of Clinical Allergies." *JAMA* 93 (1929): 1775–1778.

Laroche, Guy, Charles Richet Fils, and François Saint-Girons. *Alimentary Anaphylaxis (Gastro-intestinal Food Allergy)*. Translated by Mildred P. Rowe and Albert H. Rowe. Berkeley: University of California Press, 1930.

Latham, Arthur. "An Address on Some Aspects of Bronchial Asthma." *Lancet* 199 (1922): 261–263.

Laufer, M. W., and W. E. Denhoff, "Hyperkinetic Behavior Syndrome in Children." *Journal of Pediatrics* 50 (1957): 463–474.

Laufer, M., W. E. Denhoff, and G. Solomons. "Hyperkinetic Impulse Disorder in Children's Behavior Problems." *Psychosomatic Medicine* 19 (1957): 38–49.

Lawrence, Christopher, and George Weisz. "Medical Holism: The Context." In *Greater Than the Parts: Holism in Biomedicine*, 1920–1950, edited by Christopher Lawrence and George Weisz, 1–22. New York: Oxford University Press, 1998.

Lear, Linda. *Rachel Carson: Witness for Nature*. London: Allen Lane, 1998.

Lebovidge, J. S., H. Strauch, L. A. Kalish, and L. C. Schneider. "Assessment of Psychological Distress Among Children and Adolescents with Food Allergy."

JACI 124 (2009): 1282–1288.

Le Souëf, P. N., J. Goldblatt, and N. R. Lynch. "Evolutionary Adaptation of Inflammatory Immune Responses in Human Beings." *Lancet* 356 (2000): 142–144.

Levenstein, Harvey A. *Fear of Food: A History of Why We Worry About What We Eat.* Chicago: University of Chicago Press, 2012.

———. *Paradox of Plenty: A Social History of Eating in Modern America.* New York: Oxford University Press, 1993.

———. *Revolution at the Table: The Transformation of the American Diet.* New York: Oxford University Press, 1988.

Liebermann, Phil. "Is Peanut Antigen in Vaccines?" American Academy of Allergy, Asthma and Immunology, Ask the Expert. http://www.aaaai.org/ask-the-expert/peanut-antigen-in-vaccines.aspx. Accessed November 28, 2013.

Liezmann, Christiane, Burghard Klapp, and Eva M. J. Peters. "Stress, Atopy and Allergy." *Dermatoendocrinology* 3 (2011): 37–40.

Lindsay, J. C. "Food Anaphylaxis." *CMAJ* 16 (1926): 58.

Liveing, Edward. "Observations on Megrim or Sick-Headache." *BMJ* 588 (1872): 364–366.

———. *On Megrim, Sick-Headache, and Some Allied Disorders.* London: Churchill, 1873.

Lo, Vivienne, and Penelope Barrett. "Cooking Up Fine Remedies: On the Culinary Aesthetic in a Sixteenth-Century Chinese *Materia Medica.*" *Medical History* 49 (2005): 395–422.

Lockey, Stephen D. "Allergic Reactions Due to Dyes in Foods." Speech presented to the Pennsylvania Allergy Society, Autumn 1948.

———. "Allergic Reactions Due to FD&C Dyes Used as Coloring and Identifying Agents in Various Medications." *Bulletin* Lancaster [Pa.] General Hospital, September 1948.

———. "Allergic Reactions Due to FD. and C. Yellow No. 5, Tartrazine, an Aniline Dye Used as a Coloring and Identifying Agent in Various Steroids." *Annals of Allergy* 17 (1959): 719–721.

———. "Drug Reactions and Sublingual Testing with Certified Food Colors." *Annals of Allergy* 31 (1973): 423–429.

———. "Reactions to Hidden Agents in Foods, Beverages and Drugs." *Annals of Allergy* 29 (1971): 461–466.

———. "Sensitizing Properties of Food Additives and Other Commercial Products."

食物的心机

Annals of Allergy 30 (1972): 638–641.

Logan, J., and D. Saker. "The Incidence of Allergic Disorders in Cancer." *New Zealand Medical Journal* 52 (1953): 210–212.

Loveless, M., R. Dorfman, and L. Downing. "Statistical Evaluation of the Leucopenic Index." *Journal of Allergy* 9 (1938): 321–344.

Loveless, Mary Hewitt. "Reactions to Dextrose." *JAMA* 145 (1951): 666.

Lowell, Francis C., and Irving W. Schiller. "Editorial: It Is So—It Ain't So." *Journal of Allergy* 25 (1954): 57–59.

Löwy, Ilana. *Between Bench and Bedside: Science, Healing, and Interleukin-2 in a Cancer Ward.* Cambridge, Mass.: Harvard University Press, 1996.

——. "On Guinea Pigs, Dogs and Men: Anaphylaxis and the Study of Biological Individuality, 1902–1939." *Studies in History and Philosophy of Biological and Biomedical Sciences* 34 (2003): 399–423.

Lucretius. De Rerum Natura. Translated by Alban Dewes Winspear. New York: Russell, 1956.

——. *On the Nature of the Universe.* Translated by R. E. Latham. Revised by John Godwin. 1951. London: Penguin, 1994.

Lynch, N. R., M. C. Di Prisco-Fuenmayor, and J. M. Soto. "Diagnosis of Atopic Conditions in the Tropics." *Annals of Allergy* 51 (1983): 547–551.

Macalpine, Ida, and Richard Hunter. "The 'Insanity' of King George III: A Classic Case of Porphyria." *BMJ* 1 (1966): 65–71.

Mackarness, Richard. *Chemical Victims.* London: Pan Books, 1980.

——. *Eat Fat and Grow Slim.* Garden City, N.Y.: Doubleday, 1959.

——. *Not All in the Mind: How Unsuspected Food Allergy Can Affect Your Body AND Your Mind.* London: Pan Books, 1976.

Mackay, W. D. "The Incidence of Allergic Disorders and Cancer." *British Journal of Cancer* 20 (1966): 434–437.

Mackenzie, Stephen. "The Inaugural Address on the Advantages to Be Derived from the Study of Dermatology." *BMJ* 1830 (1896): 193–197.

Magendie, François. *Lectures on the Blood.* Philadelphia: Haswell, Barrington, and Haswell, 1839.

Marsh, Michael M. "Elimination Diets as a Diagnostic Tool." In *Food Allergy and Intolerance,* edited by Jonathan Brostoff and Stephen J. Challacombe, 817–829. 2nd ed. London: Saunders, 2002.

——. "Intestinal Pathogenetic Correlates of Clinical Food Allergic Disorders." In *Food Allergy and Intolerance,* edited by Jonathan Brostoff and Stephen J.

Challacombe, 267–275. 2nd ed. London: Saunders, 2002.

Martin, E. G. "Predisposing Factors and Diagnosis of Rectal Cancer: A Discussion of Allergy." *Annals of Surgery* 102 (1935): 56–61.

Martin, Emily. *Flexible Bodies: Tracking Immunity in American Culture from the Days of Polio to the Age of AIDS*. Boston: Beacon Press, 1994.

Maslova, Ekaterina, Charlotta Granström, Susanne Hansen, Sesilje B. Petersen, Marin Strøm, Walter C. Willet, and Sjurdur F. Olsen. "Peanut and Tree Nut Consumption During Pregnancy and Allergic Disease in Children—Should Mothers Decrease Their Intake? Longitudinal Evidence from the Danish National Birth Cohort." *JACI* 130 (2012): 724–732.

Matless, David. "Bodies Made of Grass Made of Earth Made of Bodies: Organism, Diet, and National Health in Mid-Twentieth-Century England." *Journal of Historical Geography* 27 (2003): 355–376.

May, Charles D. "Food Allergy: A Commentary." *Pediatric Clinics of North America* 22 (1975): 217–220.

——. "Food Allergy: Lessons from the Past." *JACI* 69 (1982): 255–259.

——. "Food Sensitivities: Facts and Fancies." *Nutrition Reviews* 42 (1984): 72–78.

"May Be Allergic to In-Laws." *Los Angeles Evening Herald-Express*, March 7, 1950.

Mayer, Jean. "Better Labeling Laws Are Needed." Pittsburgh Post-Gazette, June 5, 1972. Mayes, Rick, and Adam Rafalovich. "Suffer the Restless Children: The Evolution of ADHD and Paediatric Stimulant Use, 1900–1980." *History of Psychiatry* 18 (2007): 435–457.

McCann, Donna, Angelina Barrett, Alison Cooper, Debbie Crumpler, Lindy Dalen, Kate Grimshaw, Elizabeth Kitchin, Kris Lok, Lucy Porteous, Emily Prince, Edmund Sonuga-Barke, John O. Warner, and Jim Stevenson. "Food Additives and Hyperactive Behaviour in 3-Year-Old and 8/9-Year-Old Children in the Community: A Randomised, Double-Blinded, Placebo-Controlled Trial." *Lancet* 370 (2007): 1560–1567.

McGinn, Dave. "Air Canada Told to Create Nut-Free Buffer Zones." *Globe and Mail (Toronto)*, October 19, 2010. http://www.theglobeandmail.com/life/the-hot-button/ air-canada-told-to-create-nut-free-buffer-zones/article1764118/. Accessed March 1, 2012.

Mennell, Stephen. *All Manners of Food: Eating and Taste in England and France from the Middle Ages to the Present*. 2nd ed. Urbana: University of Illinois Press, 1996. Merrill, Richard A. "Food Safety Regulation: Reforming the Delaney Clause." Annual Review of Public Health 18 (1997): 313–340.

Metchnikoff, Elie. *The Prolongation of Life: Optimistic Studies*. Edited by P. Chalmers Mitchell. New York: Knickerbocker Press, 1908.

Meyers, Deborah A., and David G. Marsh. "Report on a National Institute of Allergy and Infectious Diseases–Sponsored Workshop on the Genetics of Total Immunoglobulin E Levels in Humans." *JACI* 67 (1981): 167–170.

Micale, Mark S. *Approaching Hysteria: Disease and Its Interpretations*. Princeton, N.J.: Princeton University Press, 1995.

Micale, Mark S., and Roy Porter, eds. *Discovering the History of Psychiatry*. Oxford: Oxford University Press, 1994.

Mikulak, Michael. *The Politics of the Pantry: Stories, Food, and Social Change*. Montreal: McGill-Queen's University Press, 2013.

Millar, John. *Observations on the Asthma and the Hooping Cough*. London: T. Cadel, 1769.

Miller, Hyman, George Piness, and Willard F. Small. "Allergic Eczema of Infancy and Childhood: Application of Skin Testing." *California and Western Medicine* 54 (1941): 267–269.

"Minimal Brain Dysfunction." *Lancet* 302 (1973): 487–488.

Mitchell, John H., Charles A. Curran, William F. Mitchell, Iola Sivon, and Ruth Myers. "Personality Factors in Allergic Disorder." *Journal of Allergy* 18 (1947): 337–340.

Mitchell, Piers D. "Retrospective Diagnosis and the Use of Historical Texts for Investigating Disease in the Past." *International Journal of Paleopathology* 1 (2011): 81–88.

Mitman, Gregg. *Breathing Space: How Allergies Shape Our Lives and Landscapes*. New Haven, Conn.: Yale University Press, 2007.

———. "Natural History and the Clinic: The Regional Ecology of Allergy in America." *Studies in History and Philosophy of Biological and Biomedical Sciences* 34 (2003): 491–510.

Moore, Merle W. "More Stress on Education in Allergy." *Journal of Allergy* 31 (1959): 42–45.

Morgan, Helen. *You Can't Eat That! A Manual and Recipe Book for Those Who Suffer Either Acutely or Mildly (And Perhaps Unconsciously) from Food Allergy*. New York: Harcourt, Brace, 1939.

Moria, H., I. Nomura, A. Matsuda, H. Saito, and K. Matsumoto. "Gastrointestinal Food Allergy in Infants." *Allergology International* 62 (2013): 297–307.

Mosby, Ian. "'That Won-Ton Soup Headache': The Chinese Restaurant Syndrome,

MSG, and the Making of American Food, 1968–1980." *Social History of Medicine* 22 (2009): 133–151.

"Most Food Allergies Traceable, Says Doctor." Los Angeles Examiner, March 7, 1950. Moulin, Anne Marie. *Le dernier langage de la médicine: Histoire de l'immunologie de Pasteur et Sida*. Paris: Presses Universitaires de France, 1991.

Muñoz-Furlong, Anne, and A. Wesley Burks. *Food Allergy and Atopic Dermatitis*. Fair- fax, Va.: Food Allergy Network, 1992.

Muñoz-Furlong, Anne, and Robert S. Zeiger. *Off to School with Food Allergies*. Fairfax, Va.: Food Allergy Network, 1992.

Murphy, Michelle. *Sick Building Syndrome and the Problem of Uncertainty: Environmental Politics, Technoscience, and Women Workers*. Durham, N.C.: Duke University Press, 2006.

National Institute of Allergy and Infectious Diseases (NIAID) . "Report of the Expert Panel on Food Allergy Research." June 30 and July 1, 2003. http://www.niaid. nih. gov/about/organization/dait/documents/june30_2003.pdf. Accessed March 1, 2012.

National Peanut Council of America. *Peanuts: The Insidetory*. Alexandria, Va.: National Peanut Council of America, 1993.

Nestle, Marion. *Food Politics: How the Food Industry Influences Nutrition and Health*. Berkeley: University of California Press, 2002.

Newman, Kara. *The Secret Financial Life of Food: From Commodities Markets to Supermarkets*. New York: Columbia University Press, 2013.

"News and Notes." *JAMA* 282 (1963): 207.

Nilsson, K., H. Bennich, S. G. Johansson, and J. Pontén. "Established Immunoglobulin Producing Myeloma (IgE) and Lymphoblastoid (IgG) Cell Lines from an IgE Myeloma Patient." *Clinical and Experimental Immunology* 7 (1970): 477–489.

"Notes and Gleanings." *New York Times*, July 13, 1913.

Nutton, Vivian. "Galen and the Traveller's Fare." In *Food in Antiquity*, edited by John Wilkins, David Harvey, and Mike Dobson, 359–370. Exeter: University of Exeter Press, 2003.

"NY Lawsuit Says Airline Endangered Child with Peanut Allergy." June 3, 2008. eTN: Global Travel Industry News. http://www.eturbonews.com/2823/ny-lawsuit-says-airline-endangered-child-pean. Accessed March 1, 2012.

Oddy, Derek J. *From Plain Fare to Fusion Food: The British Diet from the 1890s to the 1990s*. Woodbridge: Boydell Press, 2003.

Ogawa, M., S. Kochwa, C. Smith, K. Ishizaka, and O. R. McIntyre. "Clinical Aspects of IgE Myeloma." *NEJM* 281 (1969): 1217–1220.

Ogilvie, B. M. "Reagin-Like Antibodies in Animals Immune to Helminth Parasites." *Nature* 204 (1964): 91–92.

Oldbach, David W., Robert E. Richard, Eugene N. Borza, and R. Michael Benitez. "A Mysterious Death." *NEJM* 338 (1998): 1764–1769.

Orgel, H. Alice. "Genetic and Developmental Aspects of IgE." *Pediatric Clinics of North America* 22 (1975): 17–32.

Oriel, G. H. *Allergy*. London: Bale and Danielsson, 1932.

Orrego, Fernando, and Carlos Quintana. "Darwin's Illness: A Final Diagnosis." *Notes and Records of the Royal Society* 22 (2007): 23–29.

"Ossett Café Owner 'Warns' Customers She Is Black." BBC News, July 10, 2013. http://www.bbc.co.uk/news/uk-england-leeds-23260860. Accessed July 18, 2013.

Ott, Katherine. *Fevered Lives: Tuberculosis in American Culture Since 1870.* Cambridge, Mass.: Harvard University Press, 1999.

Parnes, Ohad. "'Trouble from Within': Allergy, Autoimmunity, and Pathology in the First Half of the Twentieth Century." *Studies in History and Philosophy of Biological and Biomedical Sciences* 34 (2003): 425–454.

Paulley, J. W. "The Death of Albert Prince Consort: The Case Against Typhoid Fever." *Quarterly Journal of Medicine* 86 (1993): 837–841.

Penichet, Manuel L., and Erika Jensen-Jarolim. *Cancer and IgE: Introducing the Concept of AllergoOncology.* Totowa, N.J.: Humana Press, 2010.

Piness, George, and Hyman Miller. "Allergic Manifestations in Infancy and Childhood."*Archives of Pediatrics* 42 (1925): 557–562.

Pirquet, Clemens von. "Allergie." *Münchener Medizinische Wochenschrift* 30 (1906): 1457–1458.

———. *An Outline of the Pirquet System of Nutrition*. Philadelphia: Saunders, 1922.

Platts-Mills, T. A. "Allergy in Evolution." *Chemical Immunology and Allergy* 96 (2012): 1–6.

Pollard, Gail. "Practical Application and Hazards of Dietary Management in Food Intolerance." In *Food Allergy and Intolerance*, edited by Jonathan Brostoff and Ste- phen J. Challacombe, 907–919. 2nd ed. London: Saunders, 2002.

Portier, Paul, and Charles Richet. "De l'action anaphylactique de certains venins." *CR Societé biologie* 54 (1902): 170–172.

Povar, R. "Food Allergy in Dogs (A Preliminary Report) ." *Journal of the American Veterinary Medical Association* 111 (1947): 61–63.

Pratt, Edward L. "Food Allergy and Food Intolerance in Relation to the Development of Good Eating Habits." *Pediatrics* 21 (1958): 642–648.

"President Signs Epinephrine Incentive Bill." News 4 San Antonio, November 14, 2013. http://news4sanantonio.com/news/features/top-stories/stories/president-signs-epinephrine-incentive-bill-5724.shtml. Accessed November 21, 2013.

Purvis, Andrew. "Just What the Patient Ordered." *Time*, May 28, 1990.

Radetsky, Peter. *Allergic to the Twentieth Century: The Explosion in Environmental Allergies—From Sick Buildings to Multiple Chemical Sensitivity.* Boston: Little, Brown, 1997.

Randolph, Theron G. "Allergic Type Reactions to Industrial Solvents and Liquid Fuels;" "Allergic Type Reactions to Mosquito Abatement Fogs and Mists"; "Allergic Type Reactions to Motor Exhaust"; "Allergic Type Reactions to Indoor Utility Gas and Oil Fumes"; "Allergic Type Reactions to Chemical Additives of Foods and Drugs"; "Allergic Type Reactions to Synthetic Drugs and Cosmetics." *Journal of Laboratory and Clinical Medicine* 44 (1954): 910–914.

——. "Allergy as a Causative Factor of Fatigue, Irritability, and Behavior Problems of Children." *Journal of Pediatrics* 31 (1947): 560–572.

——. "Both Allergy and Clinical Ecology Are Needed." *Annals of Allergy* 39 (1977): 215–216.

——. *Environmental Medicine: Beginnings and Bibliographies of Clinical Ecology.* Fort Collins, Colo.: Clinical Ecology, 1987.

——. "Human Ecology and Susceptibility to the Chemical Environment." *Annals of Allergy* 19 (1961): 518–540, 657–677, 779–799, 908–929.

——. *Human Ecology and Susceptibility to the Chemical Environment.* Springfield, Ill.: Thomas, 1962.

——. "Ingredients of Bread: Testimony in the Matter of a Definition and Standard of Identity for Bread and Related Products." Docket No. FDC-31 (b) , Before the Administrator, Federal Security Agency, August 3, 1949.

Randolph, Theron G., and R. W. Moss. *Allergies: Your Hidden Enemy.* Winnipeg: Turnstone Press, 1980.

Rapp, Doris J. *Allergies and the Hyperactive Child.* New York: Fireside, 1979.

Rappaport, Ben Z. "President's Address." *Journal of Allergy* 25 (1954): 274–278.

Rappaport, Helen. *Magnificent Obsession: Victoria, Albert, and the Death That Changed the Monarchy.* New York: St. Martin's Press, 2012.

Raspail, François-Vincent. *Domestic Medicine.* London: Weale, 1853.

Ratner, Bret. "Diagnosis and Management of the Allergic Child." *JAMA* 96 (1931): 570–575.

"Reagin and IgE." *Lancet* 291 (1968): 1131–1132.

Richet, Charles. "An Address on Ancient Humorism and Modern Humorism." *BMJ* 2596 (1910): 921–926.

——. *L'anaphylaxie*. Paris: Librairie Félix Alcan, 1912.

——. "Foreword." In *Alimentary Anaphylaxis (Gastro-intestinal Food Allergy)*, by Guy Laroche, Charles Richet Fils, and François Saint-Girons. Translated by Mildred P. Rowe and Albert H. Rowe. Berkeley: University of California Press, 1930.

——. "Nobel Prize Lecture." December 11, 1913. http://www.nobelprize.org/nobel_prizes/medicine/laureates/1913/richet-lecture.html. Accessed July 8, 2013.

——. "Preface." In *Metapsychical Phenomena*, by J. Maxwell. London: Duckworth, 1905.

——. *Traites de métapsychique*. Paris: Librairie Félix Alcan, 1922.

Ring, J., and M. Möhrenschlager. "Allergy to Peanut Oil—Clinically Relevant?" *Journal of the European Academy of Dermatology and Venereology* 21 (2007): 452–455.

Rinkel, Herbert J. "Gastro-Intestinal Allergy: Concerning Mimicry of Peptic Ulcer Syndrome by Symptoms of Food Allergy." *Southern Medical Journal* 27 (1934): 630–663.

——. "Role of Food Allergy in Internal Medicine." *Annals of Allergy* 2 (1944): 115–124. Rinkel, Herbert J., Theron G. Randolph, and Michael Zeller. Food Allergy. Springfield, Ill.: Thomas, 1951.

Rohrbacher, David. "Why Didn't Constantius II Eat Fruit?" Classical Quarterly 55 (2005): 323–326.

Rojido, G. Mario. "One Hundred Years of Anaphylaxis." *Allergología e immunología clínica* 16 (2001): 364–368.

Rolleston, Humphrey. *Idiosyncrasies*. London: Kegan Paul, Trench, Trumpner, 1927.

Rosenau, Milton J., and John F. Anderson. "A Review of Anaphylaxis with Especial Reference to Immunity." *Journal of Infectious Diseases* 5 (1908): 85–105.

——. *Studies upon Hypersusceptibility and Immunity*. Washington, D.C.: Government Printing Office, 1906.

Rosenberg, Charles E. *Explaining Epidemics and Other Studies in the History of Medicine*. Cambridge: Cambridge University Press, 1992.

——. "Pathologies of Progress: The Idea of Civilization at Risk." *Bulletin of the History of Medicine* 72 (1998): 714–730.

Rosenberg, E. B., S. H. Polmar, and G. E. Whalen. "Increased Circulating IgE in

Trichinosis." *Annals of Internal Medicine* 75 (1971): 575–578.

Rosner, David, and Gerald Markowitz. "Industry Challenges to the Principle of Prevention in Public Health." *Public Health Reports* 117 (2002): 508–509.

Rous, Trevor, and Alan Hunt. "Governing Peanuts: The Regulation of the Social Bodies of Children and the Risks of Food Allergies." *Social Science and Medicine* 58 (2004): 825–836.

Rowe, Albert H. *Clinical Allergy Due to Foods Inhalants, Contactants, Fungi, Bacteria, and Other Causes: Manifestations, Diagnosis, and Treatment.* London: Baillière, 1937.

———. *Elimination Diets and the Patient's Allergies: A Handbook of Allergy.* London: Kimpton, 1941.

———. "Food Allergy: Its Manifestations, Diagnosis, and Treatment." *JAMA* 91 (1928): 1623–1631.

———. "Gastrointestinal Food Allergy: A Study Based on One Hundred Cases." *Journal of Allergy* 1 (1929–1930): 172–177.

Rowe, Albert H., and Albert Rowe Jr. *Food Allergy: Its Manifestations and Control and the Elimination Diets, a Compendium with Important Consideration of Inhalant (Especially Pollen), Drug, and Infectant Allergy.* 1931. Springfield, Ill.: Thomas, 1972.

Rowe, Albert H., Albert Rowe Jr., and E. James Young. "Bronchial Asthma Due to Food Allergy Alone in Ninety-Five Patients." *Allergy Abstracts* 24 (1959): 1158–1162.

Roy, K. M., and M. C. Roberts. "Peanut Allergy in Children: Relationships to Health-Related Quality of Life, Anxiety, and Parental Stress." *Clinical Pediatrics* 50 (2011): 1045–1051.

Royal College of Physicians/British Nutrition Foundation. "A Report on Food Intolerance and Food Aversion." *Journal of the Royal College of Physicians* (London) 18 (1984): 83–123.

Russell, William John. *Domestic Medicine and Hygiene.* London: Everett, 1878.

Ryan, Andrew. "Cheers from the (No) Peanut Gallery." June 12, 2011. Boston.com. http://articles.boston.com/2011–06–12/lifestyle/296504 82_1_peanut-allergy-cracker-jack-fenway-park. Accessed March 1, 2012.

Saavedra-Delgado, Ana Maria. "François Magendie on Anaphylaxis (1839)." *Allergy Proceedings* 12 (1991): 355–356.

Sakula, Alex. "Henry Hyde Salter (1823–1871): A Biographical Sketch." *Thorax* 40 (1985): 887–888.

Salter, Henry Hyde. *On Asthma: Its Pathology and Treatment*. London: Churchill, 1860.

———. "On Some Points in the Therapeutic and Clinical History of Asthma." *Lancet* 72 (1858): 470–473.

———. "On the Aetiology of Asthma." *BMJ* 132 (1859): 538–540.

Sampson, Hugh A. "Peanut Oral Immunotherapy: Is It Ready for Clinical Practice?" *JACI: In Practice* 1 (2013): 15–21.

Sampson, Hugh A., Louis Mendelson, and James A. Rosen. "Fatal and Near-Fatal Anaphylactic Reactions to Food in Children and Adolescents." *NEJM* 327 (1992): 380–384.

Samter, Max. "On the Impossible." *Journal of Allergy* 31 (1960): 88–94.

———. "Presidential Address." *Journal of Allergy* 41 (1960): 88–94.

Samter, Max, and R. F. Beers Jr. "Concerning the Nature of Intolerance to Aspirin." *Journal of Allergy* 40 (1967): 281–293.

Satin, Morton. *Death in the Pot: The Impact of Food Poisoning in History*. New York: Prometheus Books, 2007.

Saul, Leon J. "The Relations to the Mother as Seen in Cases of Allergy." *Nervous Child* 5 (1946): 332–338.

Schleimer, Robert. "Message from the Division Chief." Northwestern University, Feinberg School of Medicine. http://www.medicine.northwestern.edu/divisions/allergy-immunology-0. Accessed September 25, 2013.

Schloss, Oscar M. "A Case of Allergy to Common Foods." *American Journal of Diseases of Children* 3 (1912): 341–362.

Schlosser, Eric. *Fast Food Nation: The Dark Side of the All-American Meal*. New York: Houghton Mifflin, 2001.

Schmeck, Harold M., Jr. "Doctors Seek Keys to Defenses of the Body." *New York Times*, December 29, 1972.

Schneider, Wilmot F. "Psychiatric Evaluation of the Hyperkinetic Child." *Journal of Pediatrics* 26 (1945): 559–570.

Schofield, Alfred T. "A Case of Egg Poisoning." *Lancet* 171 (1908): 716.

Schroeder, C. R. "Cow's Milk Protein Hypersensitivity in a Walrus." *Journal of the American Veterinary Medical Association* 83 (1933): 810–815.

Schuster, David. *Neurasthenic Nation: America's Search for Health, Happiness, and Comfort, 1869–1920*. New Brunswick, N.J.: Rutgers University Press, 2011.

Scrinis, Gyorgy. *Nutritionism: The Science and Politics of Dietary Advice*. New York: Columbia University Press, 2013.

Scull, Andrew. *Museums of Madness: The Social Organization of Insanity in Nineteenth-Century England*. London: Allen Lane, 1979.

Seale, Clive. *Media and Health*. London: Sage, 2002.

"Selfish Flyer Almost Kills Nut Allergy Girl on Plane." *Metro*, August 15, 2014, 7.

Selye, Hans. *The Stress of Life*. London: Longman, Green, 1957.

Settipane, Guy A. "Anaphylactic Deaths in Asthmatic Patients." *Allergy Proceedings* 10 (1989): 271–274.

Shambaugh, George F. "Ahead of Their Time." *Archives of Otolaryngology* 79 (1964): 118–119.

Shannon, W. Ray. "Demonstration of Food Proteins in Human Breast Milk by Anaphylactic Experiments in Guinea Pigs." *American Journal of Diseases of Childhood* 22 (1921): 223–231.

———. "Neuropathic Manifestations in Infants and Children as a Result of Anaphylactic Reaction to Foods Contained in Their Dietary." *American Journal of Disease of Children* 24 (1922): 89–94.

Shemesh, Eyal, Rachel A. Annuziato, Michael A. Ambrose, Noga L. Ravid, Chloe Mullarkey, Melissa Rubes, Kelley Chuang, Mati Sicherer, and Scott H. Sicherer. "Child and Parental Reports of Bullying in a Consecutive Sample of Children with Food Allergy." *Pediatrics* 131 (2013): e10–e17.

Sherman, William B. "Presidential Address." *Journal of Allergy* 29 (1958): 274–276.

Shiekh, Aziz. "Oral Immunotherapy for Peanut Allergy." *BMJ* 341 (2010): 264.

Shore, Offley Bohun. *Domestic Medicine*. Edinburgh: Nimmo, 1866.

Shorter, Edward. A *History of Psychiatry: From the Era of the Asylum to the Age of Prozac*. New York: Wiley, 1997.

———. "Multiple Chemical Sensitivity: Pseudodisease in Historical Perspective." *Scandinavian Journal of Work, Environment, and Health* 23 (1997): 35–42.

Sicherer, Scott H., Terence J. Furlong, Anne Muñoz-Furlong, A. Wesley Burks, and Hugh A. Sampson. "A Voluntary Registry for Peanut and Tree Nut Allergy: Characteristics of the First 5149 Registrants." *JACI* 108 (2001): 128–132.

Siena, Kevin. "Introduction." In *Sins of the Flesh: Responding to Sexual Disease in Early Modern Europe*, edited by Kevin Siena, 7–29. Toronto: Centre for Reformation and Renaissance Studies, 2005.

Silverman, Chloe. *Understanding Autism: Parents, Doctors, and the Understanding of a Disorder*. Princeton, N.J.: Princeton University Press, 2013.

Silverstein, Arthur. *A History of Immunology*. 2nd ed. London: Elsevier/Academic Press, 2009.

食物的心机

Simon, Michele. *Appetite for Profit: How the Food Industry Undermines Our Health and How to Fight Back*. New York: Nation Books, 2006.

Simoons, Frederick J. *Eat Not This Flesh: Food Avoidances in the Old World*. 1961. West- port, Conn.: Greenwood Press, 1981.

Sinclair, John. *The Code of Health and Longevity*. Edinburgh: Constable, 1807.

Sippy, Bertram J. "The Sippy Treatment for Gastric Ulcer." *Journal of the National Medical Association* 16 (1924): 105–107.

Skoner, D., D. Gentile, R. Bush, M. B. Fasano, A. McLaughlin, and R. E. Esch. "Sublingual Immunotherapy in Patients with Allergic Rhinoconjunctivitis Caused by Ragweed Pollen." *JACI* 125 (2010): 660–666.

Smith, Andrew F. *Eating History: 30 Turning Points in the Making of American Cuisine*. New York: Columbia University Press, 2009.

——. *Peanuts: The Illustrious History of the Goober Pea*. Champaign: University of Illinois Press, 2002.

Smith, David F., and Jim Phillips. "Food Policy and Regulation: A Multiplicity of Actors and Experts." In *Food, Science, Policy, and Regulation in the Twentieth Century*, edited by David F. Smith and Jim Phillips, 1–16. London: Routledge, 2000.

Smith, Gwen, and Karen Eck. "Teen Food Allergy Deaths: Lessons from Tragedy." *Allergic Living*, Summer 2006. http://allergicliving.com/index.php/2010/07/02/food-al- lergy-teen-tragedies/. Accessed November 26, 2013.

Smith, Matthew. *An Alternative History of Hyperactivity: Food Additives and the Feingold Diet*. New Brunswick, N.J.: Rutgers University Press, 2011.

——. *Hyperactive: The Controversial History of ADHD*. London: Reaktion, 2012.

——. "Psychiatry Limited: Hyperactivity and the Evolution of American Psychiatry." *Social History of Medicine* 21 (2008): 541–559.

Söderqvist, Thomas. *Science as Autobiography: The Troubled Life of Niels Jerne*. Translated by David Mel Paul. New Haven, Conn.: Yale University Press, 2003.

Southgate, M. Therese. "The Cover: Victor C. Vaughan." *JAMA* 283 (2000): 848.

Spain, Will C. "Book Review of *Food Allergy*." *Quarterly Review of Biology* 28 (1953): 97–98.

Speer, Frederic. "Allergic Tension-Fatigue in Children." *Annals of Allergy* 12 (1954): 168–171.

——. "The Allergic Tension-Fatigue Syndrome." *Pediatric Clinics of North America* 1 (1954): 1029–1037.

——. "The Allergic Tension-Fatigue Syndrome in Children." *International Archives of*

Allergy and Applied Immunology 12 (1958): 207–214.

——. "Food Allergy in Childhood." *Archives of Pediatrics* 75 (1958): 363–369.

——. "Historical Development of Allergy of the Nervous System." *Annals of Allergy* 16 (1958): 14–20.

——. "Is Allergy Extinct?" *Annals of Allergy* 2 (1967): 47–48.

——. "What Is Allergy?" *Annals of Allergy* 34 (1975): 49–50.

St. George, Donna. "Helen Morgan Brooks, 85, a Poet and Teacher for Many Years." *Philadelphia Inquirer*, October 19, 1989. http://articles.philly.com/1989–10–19/news/26115824_1_poetry-collection-poems-family-and-love. Accessed August 8, 2013.

Strachan, D. "Hay Fever, Hygiene, and Household Size." *BMJ* 299 (1989): 1259–1260.

Strain, James E. "Biographical Sketches of the First Editorial Board and Those Who Have Edited *Pediatrics*." *Pediatrics* 102 (1998): 191–193.

Strauss, Alfred A., and Heinz Werner. "Disorders of Conceptual Thinking in the Brain-Injured Child." *Journal of Nervous and Mental Disease* 96 (1942): 153–172.

"The Strawberry Season and Its Lessons." *Lancet*, June 20, 1908, 1786.

Sturdy, Steve. "Looking for Trouble: Medical Science and Clinical Practice in the Historiography of Modern Medicine." *Social History of Medicine* 24 (2011): 739–759.

Sugarman, A. A., D. L. Southern, and J. F. Curran. "A Study of Antibody Levels in Alcoholic, Depressive, and Schizophrenic Patients." *Annals of Allergy* 48 (1982): 166–171.

Sydenham, Thomas. *The Whole Works of That Excellent Practical Physician, Dr.Thomas Sydenham*. Translated by John Pechey. 9th ed. London: J. Darby, 1729.

Talbot, Fritz B. "Asthma in Children Ⅱ: Its Relation to Anaphylaxis." *Boston Medical and Surgical Journal* 175 (1916): 191–195.

——. "The Relation of Food Idiosyncrasies to the Diseases of Childhood." *Boston Medical and Surgical Journal* 179 (1918): 285–288.

Tauber, Alfred I. *The Immune Self: Theory or Metaphor?* Cambridge: Cambridge University Press, 1994.

Taylor, S. L., W. W. Busse, M. I. Sachs, J. L. Parker, and J. W. Yunginger. "Peanut Oil Is Not Allergenic to Peanut-Sensitive Individuals." *JACI* 68 (1981): 372–375.

Taylor, S. L., and S. L. Hefle. "Foods as Allergens." In *Food Allergy and Intolerance*, edited by Jonathan Brostoff and Stephen J. Challacombe, 403–412. 2nd ed. London: Saunders, 2002.

食物的心机

"Teenage Bully Pushes the Limit at Lunch." news.com.au, June 14, 2006. http://www.childfoodallergy.com/archives/2006/06/teenage_bully_p.html. Accessed November 26, 2013.

Thomson, Spencer. *A Dictionary of Domestic Medicine and Household Surgery.* London: Griffin, 1859.

Thorpe, Susan J., Bernard Fox, Alan Heath, William Egner, and Dina Patel. "The Third International Standard for Serum IgE." World Health Organization. http://www.who.int/biologicals/BS_2220_Candidate_Preparation.pdf. Accessed October 22, 2013.

Timimi, Sami, and Begum Maitra. "ADHD and Globalization." In *Rethinking ADHD: From Brain to Culture*, edited by Sami Timimi and Jonathan Leo, 203–217. Basingstoke: Palgrave Macmillan, 2009.

Tocantins, Leandro M. "William Waddell Duke: Notes on the Man and His Work." *Blood* 1 (1946): 455–457.

Tomasi, Thomas B. "The Discovery of Secretory IgA and the Mucosal Immune System." *Immunology Today* 13 (1992): 416–418.

Tomasi, Thomas B., Jr., E. M. Tan, A. Solomon, and R. A. Pendergast. "Characteristics of an Immune System Common to Certain External Secretions." *Journal of Experimental Medicine* 121 (1965): 101–124.

Tuft, Louis. *Clinical Allergy.* Philadelphia: Saunders, 1937.

———. "Correspondence." *Journal of Allergy* 27 (1956): 293–294.

Tullman, Mark J. "Overview of the Epidemiology, Diagnosis, and Disease Prevention Associated with Multiple Sclerosis." *American Journal of Managed Care* 19 (2013): S15–20.

Turner, James S. *The Chemical Feast: The Ralph Nader Study Group Report on Food Protection and the Food and Drug Administration.* New York: Grossman, 1970.

Turner, Michelle C. "Epidemiology: Allergy History, IgE, and Cancer." *Cancer Immunology, Immunotherapy* 62 (2012): 1493–1510.

Uncle Sam, M.D. "Health: Hay Fever, Asthma, Hives, Etc." *Ogden (Utah) Standard*, August 10, 1920.

"The Underprivileged Child: Where Are We in Pediatric Allergy?" *Journal of Allergy* 19 (1961): 1196–1197.

Underwood, Emily. "Gut Microbes Linked to Autism-Like Symptoms in Mice." *Science Now*, December 5, 2013. http://news.sciencemag.org/biology/2013/12/gut-microbes-linked-autismlike-symptoms-mice. Accessed December 11, 2013.

Ure, D. M. "Negative Association Between Allergy and Cancer." *Scottish Medical*

Journal 14 (1969): 51–54.

Van Leeuwen, W. Storm. *Allergic Diseases: Diagnosis and Treatment of Asthma, Hay Fever, and Other Allergic Diseases.* Philadelphia: Lippincott, 1925.

Van Metre, T. E., Jr., N. F. Adkinson Jr., L. M. Lichtenstein, M. R. Mardiney Jr., P. S. Norman Jr., G. L. Rosenberg, A. K. Sobotka, and M. D. Valentine. "A Controlled Study of the Effectiveness of the Rinkel Method of Immunotherapy for Ragweed Pollen Hay Fever." *JACI* 65 (1980): 288–297.

Vaughan, Victor C. "Further Studies of the Protein Poison." *JAMA* 67 (1916): 1559–1562.

——. "The Protein Poison and Its Relation to Disease." *JAMA* 61 (1913): 1761–1764.

Vaughan, Warren T. "Allergic Migraine." *JAMA* 88 (1927): 1383–1386.

——. *Allergy: Strangest of All Maladies.* London: Hutchinson, 1942.

——. "Food Allergens: Leukopenic Index, Preliminary Report." *Journal of Allergy* (1934): 601.

——. "Minor Allergy: Its Distribution, Clinical Aspects, and Significance." *Journal of Allergy* 5 (1935): 184–196.

——. *Practice of Allergy.* 3rd ed. London: Kimpton, 1954.

——. *Strange Malady: The Story of Allergy.* New York: Doubleday, Doran, 1941.

Viner, Russell. "Putting Stress in Life: Hans Selye and the Making of Stress Theory." *Social Studies of Science* 29 (1999): 391–410.

Voorsanger, William C., and Fred Firestone. "Vaccine Therapy in Infectious Bronchitis and Asthma." *California and Western Medicine* 36 (1929): 336–340.

Wagner, Richard. *Clemens von Pirquet: His Life and Work.* Baltimore: Johns Hopkins University Press, 1968.

Waickman, Francis J. "Food Allergy/Sensitivity Diagnosed by Skin Testing." In *Food Allergy and Intolerance,* edited by Jonathan Brostoff and Stephen J. Challacombe, 831–836. 2nd ed. London: Saunders, 2002.

Waldie, Paul. "Air Canada Told to Provide Nut-Free Zones." *Globe and Mail* (Toronto), January 7, 2010.

Warner, John Harley. "From Specificity to Universalism in Medical Therapeutics: Transformation in the Nineteenth-Century United States." In *Sickness and Health in America: Readings in the History of Medicine and Public Health*, edited by Judith Walzer Leavitt and Ronald S. Numbers, 87–101. 3rd ed. Madison: University of Wisconsin Press, 1997.

Wender, Paul H. *Minimal Brain Dysfunction in Children.* New York: Wiley-Interscience, 1971.

Whalen, Elizabeth M., and Frederick J. Stare. *Panic in the Pantry: Food Facts, Fads, and Fallacies.* New York: Athenaeum, 1975.

White, Cleveland. "Acneform Eruptions of the Face: Etiologic Importance of Specific Foods." *JAMA* 103 (1934): 1277–1279.

White, J. Michael. "Fatal Food Allergy." *CMAJ* 139 (1988): 8.

Wide, Leif. "Clinical Significance of Measurement of Reaginic (IgE) Antibody by RAST." *Clinical Allergy* 3 (1973): 583–595.

Willan, Robert. *On Cutaneous Diseases.* Vol. 1. Philadelphia: Kimber and Conrad, 1809.

Willis, Thomas. *Pharmaceutice Rationalis: or an Exercitation of the Operations of Medicine in Humane Bodies.* London: T. Dring, C. Harper and J. Leigh, 1679.

"With What We Must Contend." *Annals of Allergy* 19 (1961): 193–195.

Withers, Orval R. "The Allergist as a Clinician." *Journal of Allergy* 29 (1958): 277–282.

Withers, Thomas. *A Treatise on the Asthma.* London: G. G. J. and J. Robinson and W. Richardson, 1786.

Wodehouse, P. "Preparation of Vegetable Food Proteins for Anaphylactic Tests." *Boston Medical and Surgical Journal* 175 (1916): 195–196.

Woods, Angela. *The Sublime Object of Psychiatry: Schizophrenia in Clinical and Cultural Theory.* Oxford: Oxford University Press, 2011.

Worboys, Michael. *Spreading Germs: Disease Theories and Medical Practice in Britain, 1865–1900.* Cambridge: Cambridge University Press, 2000.

"A Word to the Non-Medical Public." *New York Times*, July 12, 1854.

World Health Organization. *Mental Health Atlas.* Geneva: World Health Organization, 2011.

Young, Allan. *Harmony of Illusions: Inventing Post-Traumatic Stress Disorder.* Princeton, N.J.: Princeton University Press, 1995.

Young, Michael C., Anne Muñoz-Furlong, and Scott H. Sicherer. "Management of Food Allergies in Schools: A Perspective for Allergists." *JACI* 124 (2009): 175–182.

Yunginger, J. W., K. G. Sweeney, W. Q. Sturner, L. A. Giannadrea, J. D. Teigland, M. Bray,

P. A Benson, J. A. York, L. Biedrzcki, D. L. Squillace, and R. M. Helm. "Fatal Food-Induced Anaphylaxis." *JAMA* 260 (1988): 1450–1452.

Yunginger, John W., and Gerald J. Gleich. "The Impact of the Discovery of IgE on the Practice of Allergy." *Pediatric Clinics of North America* 22 (1975): 3–15.